U0114633

從疾病到人心

中古醫療社會史再探

于賡哲　著

前　言

　　歷史是切實存在的，不僅僅是一種"描述"。筆者願意當一個"前"後現代主義的歷史學研究者，並不認為歷史書寫完全是互為文本的語言學上的建構，而是認為任何建構必然有書寫者真實而且無法自我把控的因素滲透其中，揣摩字裏行間的"真實"仍然是史學的重要任務，這裏當然包括醫療社會史的研究。

　　不過，後現代主義史學的某些主張筆者是完全贊成的，比如他們對以歐洲為中心的"宏大敘述"的反對，映射到醫療社會史的領域內，應該就是對以維薩里以後近現代醫學為中心的敘事的反對。這句話並不是反對"科學"，筆者所反對的是圍繞傳統醫學是不是科學而展開的研究。這樣的研究，無論正方、反方，內心裏衡量傳統醫學樣貌的標準都是近現代醫學，或者對鏡貼花黃，或者顧其一點不及其餘，並且直接影響了醫療社會史研究領域內問題的建構和研究旨趣（例如本書第一章所展現的諸多"被塑造"的命題，第五章所展現的學界對古代衛生問題的敘述）。醫療社會史研究應該反對的是進步主義史觀，尤其是綫性發展的進步史觀，更多注重非中心、非精英和非理性的要素。學者的研究更多的應該是一種展示，即對史料話語權外醫者、病者生存狀態、思維模式的展示，圍繞醫學所產生的文化形態的展示。不應該過早地做價值判斷。

　　本書從"導論"開始，一直貫徹的就是這樣的思想和方法。在進步主義史觀的拉扯之下，傳統醫學的樣貌已經扭曲，本書的宗旨之一就是把它從"科學還是迷信"的窠臼中拉回來。在中國特有的史官體系和學術價值評判體系下，中古時代觀察醫學的視角更多的是"他視角"，本書要展現的是史料話語權之下"他視角"是如何塑造傳統醫學的，以及"我視角"下醫者對社會的抗爭、服從和模塑。這裏面不做現代價值觀下的定論，更多的是一種解剖與展示。但所展示的不是靜態，而是與醫學有關的各種社會因素分層、糾纏、融合的過程。

史學研究是波浪形前進的。自司馬遷以來，宏大敘事與微觀研究一直在交替出現；即便是近代以來，這樣的現象依舊存在。這不以意識形態為轉移，而是人類思維的普遍規律。擺脫史料話語權的中心主義，揣摩史料中"主觀意識表達"之外的無意識心態才是目下當務之急。在這個過程中，微觀研究不可或缺，甚至是目前的主要任務之一。在此筆者與諸位讀者分享幾幅圖畫，1900 年德國巧克力公司 Hildebrands 繪製的"暢想 21 世紀"明信片，這裏直觀、生動地展示了什麼是"主觀意識表達"之外的無意識心態。

在這組明信片裏，1900 年的畫家預測了 21 世紀個人飛行器、水上行走、遠程直播、私人飛艇等"高科技"產品的誕生。虛構與遐想是主題，

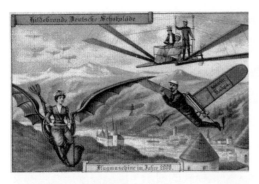
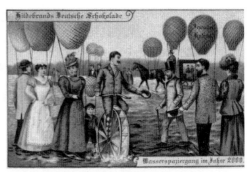
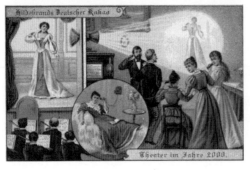
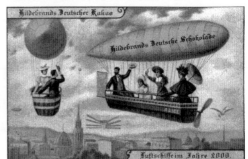

而服裝、器具依舊離不開 1900 年的基本樣貌。如果將這些這組圖片視為史料，那麼“高科技產品”可以被視為史料書寫者刻意表達的顯性要素，那些依舊離不開 1900 年時代特色的服裝、器具就是書寫者無法脫離的隱性要素，甚至可以稱為無意識的表達。皮之不存，毛將焉附，史料如何被建構，哪些是主觀的顯性因素，哪些是書寫者無法掌控而造成無意識表達的客觀隱性因素，擺脫以某種醫學為中心的中心化、理想化和普遍化，這是現代版的微觀史學應該做的。尤其是中古時期的醫療社會史，在這個寫本依舊佔據絕對主流的時期，非醫者的“他視角”是研究所依據的主要史料角度，對於這種史料的批判剖析依然任重道遠。

醫療與社會，從史學視角來看是相輔相成、互為表裏的。從來沒有一門自然學科像醫學這樣與普羅大眾的生活息息相關，也從來沒有一門自然學科像醫學這樣受到人的主觀因素的影響。尤其在只有經驗醫學、實踐醫學的古代更是如此。五代馮道以前的時代，是一個有印刷術而尚未進入印刷時代的時期，什麼樣的史料容易留存，什麼樣的史料會被淘汰，淘汰它們的主觀和客觀因素是什麼，而這種篩選如何模塑我們的歷史觀？這樣的研究不是大魚大肉，但是如同咂弄魚頭一般有滋有味。本書對於目前醫療社會史研究中問題建構的研究、對於南方風土研究的期待、對於民間醫學與官方醫學分野的研究、對於唐宋壁畫中醫學的缺位和進入的研究都試圖展現這一點。分層，展現的是秦漢以來的醫學和影響醫學、疾病觀、醫患關係的社會固有面貌；融合，展現的是中古社會各種階級升降、士大夫價值觀變化、主流文化圈拓展、政治力量介入在醫療領域內引發的變化。這種變化的背後本身就孕育著近世化的色彩。而這種變化客觀存在，需要的是我們的解讀。

在這種解讀中，對思維模式的把握毫無疑問是一種重要的手段。本書第七章對“氣”概念泛化和普適化的研究、第八章對於性病對青樓文化的影響都試圖展現這一點。在近代科學進入之前，中國傳統的思維模式正如馮友蘭〈中國哲學中之神秘主義〉所說：“個人與‘全’合而為一；所謂主觀客觀、人我內外之分，俱已不存。”這種非理性直覺並不注重凝成概念和觀念，而是把握變動不居的、不著形象的整體真實，打破了概念的限制和語言的固定。[1]主客一體相通，構成了一種動態整體框架。所以氣和五行就成為傳統醫學的理論載體。當然，放眼全球史，這種形而上學的思維不是一個地區、一種文化所獨有，但是中國傳統思維自有其特點與持久力，至今影響尚存。並且這種思維模式在漫長的歷史進程中幫助國人潛移默化地吸納和解釋外來事物，包括疾病與醫療行為。這也就從側面解釋了為什麼中國傳統文化包括涉醫文化很少出現斷層式發展的“揚棄”，而更多的是進兩步退一步的漸變。

　　醫療社會史的研究，一方面要順應史學發展的大趨勢，另一方面又有著自己的發展規律和節奏。由醫到社會，由社會到醫，由疾病到人心，由人心到疾病的被表述，這個動態的過程值得深入探討，值得努力。

1　張岱年、成中英等：《中國思維偏向》，中國社會科學出版社，1991 年，第 190 頁。

目錄

導論 分層與融合

——漢宋之間醫療史研究回顧與展望

　　我們如何閱讀？史料文字不是平面的，而是立體的，從任一個角度切入觀察，都會有不同的維度和感受。尤其在史料如此匱乏的中古醫療社會史研究領域內，幾乎九成以上的切入視角都是醫者之外的第三者視角，即所謂"他視角"。體會文字背後的動機，把握史料表面意圖與真實根基之間的微妙關係，在史料話語權掌握者的筆下體會醫學、疾病對思維模式的影響，應該是研究中古醫療社會史的重要手段。在此謹以中古醫療史研究的回顧與展望作為本書的導論。

　　無論是西漢的平民時代向東漢以後的世家門閥社會的轉化，還是至今尚有討論餘意的唐宋變革，核心內容都是階層的升降、博弈、融合、分裂，而這一切在史料中突出表現為政治形態和觀念、思想、學術、文學的變化，但這只是中國傳統史料性質所決定的"展示"罷了。在這些史料的字裏行間，歷來屬末技的醫學和"君子不齒"的醫者階層亦有變化的軌跡可以揣摩，這也涉及本書的研究模式與旨趣。唐宋變革論中，中古時代承上啟下的地位並非僅是時間軸簡單排序的結果而已。這是一個分層的時代，但是又是一個分層逐漸開始融合的時代：世家門閥政治開始向官僚政治轉變（顯然這是一個不僅涉及唐宋的問題）；士大夫階層由厭醫向好醫轉變，但是仍然堅守"鬻技"底綫，一直到宋代儒醫這個兼容各個分層的特殊人群的出現；醫學文本的受眾由特定人群向全民轉變，進而帶來醫籍本身的變化；醫學本身的目的兼有上古神仙思想的殘餘和後世現實主義的色彩；官方醫學在中古時期居於弱勢，到了宋代則通過校正醫書局和局方強勢介入民間醫療，由此帶來醫學思想、組織的巨變。篇幅有限，備述以上問題幾無可能，謹以數例說明這種醫療史的分層現象，展現學界研究的若干主脈。

首先來看古代醫者定位中的"我視角"與"他視角"。醫者的自我定位以及社會對其的定位，毫無疑問是影響醫學發展走向的重要因素。[1]醫學的定位自然有一個絕對標準——是否可以蠲除人體疾病痛苦。但是上古及中古醫者的自我定位似乎並不是從純技術視角出發，在醫者始終不掌握社會話語權的背景下，定位成為醫者的千年疑難。漢宋之間醫者的定位經歷過兩個階段，即道之醫、儒之醫。陳元朋系統論述過這種觀點："就傳統中國醫學的傳承而言，大抵可分為'巫醫'、'道醫'、'儒醫'三個階段。春秋以前，醫學大抵是操在'巫'的手中，此即三階段中的'巫醫'階段；戰國以迄秦漢，'醫'則開始以'方士'的身份，出現在歷史的舞台上。漢末魏晉以來的醫學傳承，基本上是隨著兩漢以來神仙方術的逐漸變化為道教，而操於道士與崇奉道教的世家大族之手；從傳承者的身份與信仰層面觀之，則大體可視為'道醫'為主的醫學傳承階段。然自宋代以降，'儒醫'則逐漸成為醫學傳承的主流。"[2]陳元朋的觀點是建立在"實"的基礎之上，即認定醫者的主流的確是操縱於近道之醫或近儒之醫的手中。然而，在前印刷術時代，史料文本話語權始終操縱於非醫階層手中，近道還是近儒，實際上是一種文本的解讀。我們可以看到馬王堆、居延、武威醫書或醫簡中只關心具體病症和處方的醫人，也可以在眾多傳世文獻中解讀出將醫道上升為道家或者儒家的努力。士、農、工、商四個階層裏，醫者毫無疑問

---

1 陳邦賢曾將研究分為三類，第一類就是醫家地位的歷史。見氏著：《中國醫學史·緒言》，商務印書館，1937年，第2頁。日本早期醫史專家富士川游曾將各個時代醫學家地位的研究列為醫史研究的三大任務之一，這三個任務包括：(1)醫學知識的歷史；(2)醫學家在社會中的地位；(3)疾病的歷史。見氏著：《日本醫學史》，東京日新書院，1941年，第4頁。

2 陳元朋：〈宋代的儒醫——兼評 Robert P. Hymes 有關宋元醫者地位的論點〉，《新史學》1995年第6卷第1期，第179—203頁。

被人定義為工，但醫者中具備知識分子身份者卻往往不甘於此，擁有話語權的人也會出於各種目的對醫人進行形象模塑，所以導致醫者定位始終在隨著時代價值觀的改變而搖擺不定。

先秦醫者的定位，似乎只有通過"他視角"才可得以展現。戰國前無私家著述之說由羅根澤提出[1]，似應為確論，醫者也不例外。在醫巫不分的時代（例如殷商），醫者的角色是依託於巫者的。在甲骨文中就反映為一切疾病的病由診斷、治療均操於巫者之手，西周時期亦無大的改觀。《漢書·藝文志》中的一段話值得關注："方技者，皆生生之具，王官之一守也。……蓋論病以及國，原診以知政。"[2]這段話常被後世醫者引以為傲，但其背景卻值得玩味。這是醫者自己的定位，還是其他人給予醫者的定位？金仕起在〈晉平公病案新考："論病以及國"傳統的一則個案分析〉中指出："晉平公兩度發病，卜、醫、卿相先後提出的致病之由，主要有二：一、鬼神禍祟；二、體氣壅滯。鬼神禍祟，與晉人忘其祖典、荒廢國之常祀有關。體氣壅滯，則與平公出入不時、妻取同姓、內御不省、德薄淫聽，違犯封建禮俗、破壞封建體制有關。說明人君之身為國家、天下之具體而微的認識，以及封建時代的禮俗、倫理是當時卜、醫、卿相的普遍共識，也是'論病以及國'傳統所以形成的主要基礎。"[3]在〈論病以及國：周秦漢唐方技與國政關係的一個分析〉中，他又探討了劉歆與揚雄之間有關方技是不是通人事之變的爭論，並指出這場爭論所代表的思想大大影響了唐宋時期對醫學的態度。[4]

方技與人事甚至天變的關係，實來自中國萬物一體的固有思想，馮友

從疾病到人心——中古醫療社會史再探

---

1 羅根澤：〈戰國前無私家著作說〉，載《古史辨》第四冊，上海古籍出版社，1982年，第8—68頁。

2 （漢）班固：《漢書》卷三〇《藝文志》第十，中華書局，1962年，第1780頁。

3 金仕起：〈晉平公病案新考："論病以及國"傳統的一則個案分析〉，《新史學》2003年第1期，第1頁。

4 金仕起：〈論病以及國：周秦漢唐方技與國政關係的一個分析〉，台灣大學博士學位論文，2003年。

蘭〈中國哲學中之神秘主義〉："在此境界中，個人與'全'合而為一；所謂主觀客觀、人我內外之分，俱已不存。"[1]成中英將這種機械化的整體思維稱為"非理性直覺"，他指出："非理性直覺就是不掌握概念、觀念，也不凝成概念和觀念，而是把握變動不居的、不著形象的整體真實，打破了概念的限制和語言的固定。"[2]它們展現在"天人合一"大框架內，主客一體相通，構成了一種動態整體框架。通過道、氣、太極之屬將一切聯繫在一起，在這種思想之下，上至治國，下到治病、祛盜賊猛獸、保持家庭和睦的"術"是相通的。這種醫與政的連帶"宏大敘事"似與後世儒醫思想適相神肖，但是還是有本質的不同，它主要來自士大夫階層，更像他們在借醫說事，秉承的更像是上古的醫巫不分思想，對於醫者地位、醫學思想等各方面都沒有明顯促進。杜正勝在為金仕起著《中國古代的醫學、醫史與政治：以醫史文本為中心的一個分析》所寫序言裏指出，周秦之際方技與政事緊密連接，由醫道可以直指國君得失，但隨後古道絕斷，"執技以事上者"流落為社會底層，從此與政治無緣，"遺憾中國終於成為專業不具權威的社會，一切唯政治權力馬首是瞻"。[3]這種由至高地位的滑落，毫無疑問其根本原因就在於原先的所謂"崇厚"完全是"他視角"的表述，興也由"他"，衰也由"他"，醫學價值的依附傾向十分明顯。

《輔行訣臟腑用藥法要佚書》："隱居（陶弘景）曰：凡學道輩，欲求永

1　馮友蘭：《三松堂學術文集》，北京大學出版社，1984 年，第 49 頁。

2　張岱年、成中英等：《中國思維偏向》，中國社會科學出版社，1991 年，第 190 頁。

3　金仕起：《中國古代的醫學、醫史與政治：以醫史文本為中心的一個分析》，台北元照出版公司，2010 年，第 2 頁。

年，先須袪疾。"[1] 先秦及至隋唐時期的醫學功能還曾經依附於神仙學說，被視為成仙的預備階段，祝平一說："醫療、養生乃至成仙都是醫史傳統的一部分。"[2] 林富士指出："早期道教還進一步將其醫療活動和其仙道理論、神仙思想結合成為一體。強調生命短暫，不應困於俗世的功名利祿以致為老病所苦，應該積極修道，學習各種道法，以醫治自己的疾病，作為成就仙道的初階。"[3] "初階"的概念對醫學發展的影響十分巨大。首先，時人觀念中將服食、煉丹原料視為上品，這一點以東漢《神農本草經》上、中、下三品劃分為標誌。它所代表的漢魏醫藥分類體系是道家或者有道家思想者所為，明顯是以服食、長生成仙為目的的。這種分類法對中國藥材分類產生了長久的影響。其次，醫人地位也受到巨大的影響，道教徒、煉丹家地位崇重，而一般的醫人卻遭到蔑視，可以說，此時醫家的地位表述仍然是通過"他視角"，而這個"他視角"此時來自佔上風的道家。這方面對於醫學發展尤其是醫學理論內部建構的影響十分顯著，基於這個視角的醫學本身目的的研究，對醫療服務的對象、醫者地位、醫患關係的研究都是頗有價值的。

試舉一例：古代中國醫學比較西方醫學最大特點之一就是世俗化，隨著"成仙"與"治病"兩者的剝離，世俗醫人遠離了宗教團體的支持，生

1 河北威縣張偓南氏舊藏敦煌文書：〈輔行訣臟腑用藥法要佚書〉，《敦煌醫藥文獻輯校》，江蘇古籍出版社，1998年，第170頁。有關該文書的真偽曾有爭議，馬繼興、張政烺、李學勤認為該書不是偽造，但也不是陶弘景所著，馬繼興認為成書於北宋，張政烺、李學勤認為可能是陶弘景的仰慕追隨者編輯而成。但是新西蘭註冊中醫羅鴻聲在個人博客上發表〈一本忽悠了中醫界40年的偽書〉，認為此文是現代偽造。張如青在回應這段學術公案之後說："此書確係託名之偽書，但絕非近代或者今人的偽作，而是梁至五代末陶氏後人摘錄其說的著作。"（張如青：〈絲綢之路醫藥研究的回顧與展望〉，《"絲路醫藥"學術論壇暨〈中醫藥文化〉第二屆工作坊論文集》，上海中醫藥大學科技人文研究院，2017年11月，第2頁。）
2 祝平一：〈宋明之際的醫史與儒醫〉，《"中央研究院"歷史語言研究所集刊》2006年第77本第3分，第408頁。
3 林富士：〈中國早期道士的醫者形象：以《神仙傳》為主的初步考察〉，《世界宗教學刊》2003年第2期，第1頁。

存往往靠患者市場。學界公認中國傳統醫患關係中患者始終是主動方。那麼這種醫患關係與世俗化有無關係？尤其比較歐洲中世紀那種醫療掌握於教會之手、患者居於被動地位的狀況，不禁令人產生疑問：世俗化對醫學思想和診療手段有多大影響？被動等待患者召喚的情況下，"醫"的涵蓋範圍在哪裏？有多少人能被納入醫患關係範圍內？傳統醫學富有人情味、縝密、缺乏社會整體效率的辨證施治究竟與這種分層有無關係？進而還可以推及醫學諸多方面。

以往研究多重所謂官方醫學。這種思維模式可謂一以貫之，目前中古醫療史的研究多把視綫投向官醫，若考量到史料的集中程度和系統性，這一點可以理解，但絕不是應該提倡的。按筆者看來，中古時期所謂官方、民間醫學的區分是一個人為製造的問題，學界在這個問題上呈現兩極：一個是和歷史學大多數問題一樣，偏重官方和上層社會，尤其是上、中古時段，這是前印刷術時代史料話語權偏差的結果，也是中國自古以來官本位社會的曲折反映。甚至連詞彙也受到這種思想的影響。[1] 要說官方曾把持醫學的話，那也是在無私學可言的春秋以前，就中古而言，起碼在宋代以前，

導論 分層與融合——漢宋之間醫療史研究回顧與展望

---

1 張宗棟〈醫生稱謂考〉(《中華醫史雜誌》1990 年第 3 期，第 138—147 頁) 一文將古人對醫人的稱謂分為褒義與貶義：褒義者如國醫、國手、儒醫、名醫、神醫、醫仙、哲醫、老醫、通醫、妙醫、高醫、高手、明醫、隱醫、道醫、善醫、奇手、賢醫、上醫、良醫等；貶義者如庸醫、庸手、戕醫、妄醫、俗醫、時醫、福醫、凡醫、矢醫、里醫、市醫、衙推、愚醫、下醫等。同時根據醫學的分科，醫生的稱謂種類也很多，如周代分疾醫、食醫、瘍醫等，扁鵲則 "隨俗為變"，"過邯鄲，聞貴婦人，即為帶下醫。過雒陽，聞周人愛老人，即為耳目痹醫。來入咸陽，聞秦人愛小兒，即為小兒醫"。唐太醫署設有醫師、醫工、針工、按摩師、按摩工等。而流動在民間為廣大人民治病的醫生，被稱為走方醫、江湖醫、遊醫、遊方之醫、草澤醫、草澤醫人、澤醫、鈴醫、民醫、走醫、下走醫、中醫等。醫人的稱謂雖然種類繁多，但是我們看到其中比較流行的幾種——諸如醫生、大夫、郎中、衙推等——都與官職有關。"醫生" 這一稱謂或許與太醫署 "醫學生" 有關係，至於 "大夫"，《宋代文化史大辭典》："'大夫' 為宋代對醫生的稱呼，北宋末醫官官階有大夫、郎中等十四階，南宋又續增數階。時人遂尊稱醫生為 '大夫'，後世沿稱之。" 還有 "郎中"，《宋代文化史大辭典》："宋代對醫生的稱呼。北宋政和二年以後，翰林醫官院有 '和安郎'、'成和郎' 和 '保安郎' 的官階，官場或遂以前代可稱郎官為郎中的慣例，稱翰林醫官為郎中。而民間受此影響，稱一般醫生亦為郎中。" 相關問題請看看宋麗華、于賡哲：〈中古時期醫人的社會地位〉，《唐史論叢》第 13 輯，三秦出版社，2011 年，第 234—249 頁。

並不存在真正意義上的官方醫學。同時也有人認為，民間醫學始終是主流，所謂“官方醫學”是被動從屬的，只能在某些領域憑藉行政資源佔有優勢。[1]

這裏涉及一個怎樣理解醫學文本價值的問題，醫學文本有上層社會和基層社會的區別。醫學文本首先是傳授醫學知識所用，這一點不需要討論，但此外的作用呢？李建民認為：“中國醫學是‘以文本為核心’的醫學。《內經》、《難經》等‘經’在漢代或許還稱不上所謂‘經典’，但無疑具有‘正典’概念下的‘規範’或‘標準’意義。典籍在此有著‘社群規範性的功能’……也就是說，醫學文本具有建立師徒系譜、區別我群與他群的作用。”[2] 但筆者的看法可能與李先生有不同，筆者認為：多數中古傳世醫學文獻例如《千金方》、《外台秘要》等寫作對象是上層社會，而非師徒相授的教材，而醫者與上層人士之間，起碼在唐前期以前是談不上同屬“我群”的。醫者撰述的目的，是為了引起上層人士對醫學的重視。然而文本形成之後，其價值是由閱讀者決定的，對於今人來說，目視所及多為官方組織與上層社會史料，容易導致研究的側重。但是就文本本身而言，其實還應該看到，每每有出土文獻或者其他考古發現時，總是能展現一種傳世文本之外的世界，例如龍門藥方洞，以及居延、黑海、敦煌、吐魯番出土醫書（簡）大多具備這樣的特點：重藥方，重操作，輕理論；篇幅短小，經常自創醫學術語，無不展現與傳世醫學文獻不同的撰寫和“接受”心理；而且高度崇古輕今。[3] 甚至包括官方用以普及藥方的“榜示”、刻碑等手段，所注重的仍是實用性和易傳播。這是當時技術條件所致，而這種現象說明的確存在一個傳世文本之外的世界，這種上、下落差究竟帶來了什麼樣的影響，研究尚嫌薄弱。

但也有學者認為，簡單以上層與下層、官方與民間來區分醫療各階層

1　參見本書第二章〈由《天聖令》復原唐《醫疾令》看唐代官民醫學分層〉。

2　李建民：《生命史學——從醫療看中國歷史》，復旦大學出版社，2008 年，第 6 頁。

3　于賡哲：〈“然非有力，不能盡寫”——中古醫籍受眾淺論〉，《陝西師範大學學報（哲學社會科學版）》2008 年第 1 期，第 78—87 頁。

是有失偏頗的。李建民指出："關於古代醫療心態及思考的記錄，事實離不開知識精英留下的文獻。醫者也是廣義的'士'（知識分子）。透過這些層次不一的技術之士所記錄的醫學知識，很難說即是'下層'人民的真實反映，特別對醫療知識的整理、系統化以及進一步從事智性上的融會（intellectual coherence）的工作，往往繫乎一二人之心，也許我們應該在'精英與大眾'（elites and masses）的上層、下層虛構，尋求一個大多數及主流的'中層'醫療心態及其實踐。"[1]陳昊對此表示贊同："醫學史研究近三十年的路徑，都在嘗試顛覆歷史書寫中原有的權力關係，從而發掘不同歷史敘述的路徑，以病人顛覆醫者的權力，以女性顛覆男性的權力，以民眾信仰顛覆精英知識，以勞工階層顛覆精英階層，以少數族群或種族的文化顛覆強勢族群和種族的文化。但是在文本轉向之後，這些顛覆也都需要回答一個基本的歷史學問題，即如果依據的歷史記載都是歷史中掌握權力者所書寫，那麼現代的研究者是否有可能在此之上書寫出'弱者'和'他者'的歷史？……那麼要如何同時顛倒文本和社會的權力關係，嘗試找到一種具有反思性的歷史書寫？既不是滿足於歷史文本中既有的敘事，又不蠻橫的'一味向下'，而成為空洞的批判。"[2]

這樣的問題的提出是非常有意義的，但是從實踐來看，似乎也只有在僅將"醫"看作是觀察窗口的時候才能暫時迴避對於醫的價值判斷。這就又回到了醫療史研究的"原問"上，醫療史的研究目的究竟與醫學自身的發展有無關係？幾千年來對醫學發展起到至關重要作用的是民間的實踐，還是上層社會的"身體體驗"？在維薩里（Andreas Vesaliua）之前，沒有哪個民族的醫學不是實踐性的，即便是《內經》的出現也沒有改變中國醫學靠實踐而非理論進步的基本形態。實踐離不開社會背景，近百年的研究始終矚目於上層社會，醫學自身發展要素和游離於其周圍的社會要素往往

1　李建民：《發現古脈——中國古典醫學與數術身體觀》，社會科學文獻出版社，2007 年，第 3 頁。
2　陳昊：〈讀寫之間的身體經驗與身份認同——唐代至北宋醫學文化史述論〉，北京大學博士學位論文，2011 年，第 248—249 頁。

是自下而上發揮作用的，甚至"中間"形態的醫者極有可能並不存在。在醫學等而下之的時代，要麼從考古資料、出土文獻來把握基層醫者和患者的心態（例如上述敦煌、吐魯番涉醫文書的特點），要麼從醫者的攀附、迴避、申明來揣摩當時醫學的社會地位與發展趨勢。如果說"歷史記載都是歷史中掌握權力者所書寫"，所以就懷疑現代的研究者是否有可能在此之上書寫出"弱者"和"他者"的歷史，那麼百年以來從貞人所書寫的甲骨文研究商代社會、從正史研究農民問題、從男性書寫的史料裏研究婦女問題就都變成鏡中花水中月了。

把這一切理解為"顛覆"是不正確的，因為這不是顛覆，而是從掌握史料話語權者的字裏行間體會決定他的筆觸的思想動機和社會基礎，畢竟沒有人可以拔著自己的頭髮離開地球，任何史料都有時代的烙印，多種社會因素的影響深入骨髓，潛移默化地影響所謂的"書寫"，對這些因素的分析是完全有必要並且事實證明是可行的。所以，從"上"的史料看"下"在方法上是沒有問題的，僅僅數年的"一味向下"還遠遠不夠。史學研究的一個任務就是在成於"權力者"手中的史料中體會、把握"弱者"和"他者"的歷史，這不僅是醫療史的課題。"上"的歷史是顯性的，"下"的歷史是需要爬梳替他們彰顯的，唯有如此，才能接近完整的社會形態。這也是國內目前很多學者心心念念的後現代主義史學的宗旨。

唐代一度曾經限制技術出身（包括醫官）者，規定官位不得過五品。程錦〈唐代醫療制度研究〉一文對於這個現象有自己的看法，她認為："至神功元年敕，又限定各色伎術官升遷不得超過本色任官的最高位。即，天文至太史令，音樂至太樂鼓吹署令，醫術至尚藥奉御，就到了仕途的上限，不得進一步向本色外升遷。追求升遷是大多數入仕者的自然慾望，神功元年敕又保證了不讓伎術人在功名官位的慾望中迷失正途，流失於從政的空間裏去。一般把神功元年敕令看作對各類伎術人任官的限制。但從制度建設的角度來看，本色出身本色任官，這不過是對官員任用制度的規範。首先，地位高低只是一個相對的概念，就是在整個國家的官僚系統中，正五品下的尚藥奉御地位也並不算低。即使要提高伎術人的地位，從制度的角度也只能是提高伎術官的官品級，而不是讓醫術人、音聲人等去‘同中書門下平章事’。其次，敕令所限制的是‘本色出身’，而非所有的醫術人，如孟詵等非醫術出身者自然別論。”[1] 同時她認為：“柳澤批評彭君慶‘邪巫小道’，說睿宗‘輕用名器’。也只是柳澤個人的論調，至多也是代表了一部分人的論調。‘邪巫小道’並不是國家制度對醫人的定位。而人們往往把有一定關係的兩回事混為一回事。”[2] 對此筆者有不同看法：以當時人的人生出口而言，做官，做大官是不二之選，甚至也不是什麼丟人的事情，更不是邪路。官府要是有“不讓伎術人在功名官位的慾望中迷失正途，流失於從政的空間裏去”或者“要保持住此類專門人才，就需要使其成為一種轉遷途徑有限的身份”，那就意味著官府未能擺脫將其視為僕役廝屬的觀念，“學而優則仕”，則意味著未能將其視為真正的“學”，正如《漢書》卷九二〈樓護傳〉所記載的那樣：“護誦醫經、本草、方術數十萬言，長者咸愛重之。共謂曰：‘以君卿之材，何不宦學乎？’”說到底，限制醫官品級之提升、不將其歸為士人就是徹底的歧視。所以前揭李建民語也只能以“廣義的士”概括醫者身份。

對於分層的把握，可以理解宋代以後醫學發展的真正意義。印刷術時代史料的普及化和平民化[3]、人生思想的實用主義傾向、神仙道的沒落其實都對中古醫學發展產生巨大影響，尤其是儒醫、局方的出現，意義重大，要說有“中間”的話，儒醫、局方似乎標誌著士大夫的醫學與平民醫學的合流、官方醫學與民間醫學的契合，而且也是“心理”的一次整頓。一般認為宋代醫學進步之處在於：1. 官方醫療機構由州一級普及到縣一級；2. 校正醫書局的成立；3. 惠民局的設立和《局方》的出現。以上可參看梁其姿〈宋

1　程錦：〈唐代醫療制度研究〉，中國社會科學院研究生院碩士論文，2008 年，第 92—93 頁。
2　同上，第 106—107 頁。
3　有關印刷術普及後對於社會心理、文化傳播的巨大影響，可參看錢存訓：〈印刷術在中國傳統文化中的功能〉，載氏著《中國書籍、紙墨及印刷史論集》，香港中文大學出版社，1992年，第 231—244 頁。辛德勇：〈論中國書籍雕版印刷技術產生的社會原因及其時間〉，《中國典籍與文化論叢》第 16 輯，2014 年，第 168—178 頁。

元明的地方醫療資源初探〉[1]、陳元朋〈兩宋的醫事制度及其社會功能〉[2]、劉淑芬〈唐、宋時期僧人、國家和醫療的關係——從藥方洞到惠民局〉[3]、張哲嘉〈官方醫學分科與醫學發展：以北宋疾病分類與傷寒研究為綫索〉等[4]。

　　其實宋代尤其官方對於醫學的推動仍然可以被看作對中古時代種種分層的或繼承，或摒棄，或整合。比如儒醫的崛起問題。儒醫是對中古時代"士人"與"醫者"、"鬻技"與"醫學愛好"諸多分層的一次整合，宋代儒醫秉承唐後期士人階層對醫學的愛好，但突破了鬻技的心理障礙，從而帶來了醫人階層乃至醫學的巨變。陳元朋[5]、余新忠、祝平一的研究可看作是構成階梯化的態勢，陳元朋對於儒醫的崛起、地位的論述完整而清晰，余新忠則懷疑"不為良相，便為良醫"是否出自范仲淹之口，同時指出了宋元時期醫人社會地位的抬升到了明清時期則陷入停滯。[6]祝平一〈宋明之際的醫史與儒醫〉的研究也非常值得關注，他對於"文本"價值高度重視，認為文本是儒醫用來標榜自身、利用話語權邊緣化其他醫者的利器："宋代以降，隨著印刷術的普及，醫學知識隨文本流傳之勢，益不可擋，其他各種依賴心傳口授的技術卻有漸被排擠的現象。"[7]同時又使得其他文人可以憑藉對文本的利用滲透其邊界，挑戰其權威："'儒醫'如醫之資來自研讀醫學文本，或宣稱掌握了醫學經典的精髓。他們強調文本知識的重要，並邊緣

1　梁其姿：〈宋元明的地方醫療資源初探〉，載張國剛主編《中國社會歷史評論》第三卷，中華書局，2001 年，第 219—237 頁。

2　陳元朋：〈兩宋的醫事制度及其社會功能〉，《史原》第 20 期，1997 年，第 263—316 頁。

3　劉淑芬：〈唐、宋時期僧人、國家和醫療的關係——從藥方洞到惠民局〉，載李建民主編《從醫療看中國史》，聯經出版事業股份有限公司，2008 年，第 145—202 頁。

4　張哲嘉：〈官方醫學分科與醫學發展：以北宋疾病分類與傷寒研究為綫索〉，"疾病的歷史"會議論文，2000 年 6 月。

5　陳元朋：〈宋代的儒醫——兼評 Robert P. Hymes 有關宋元醫者地位的論點〉，《新史學》1995 年第 6 卷第 1 期，第 179—203 頁。

6　余新忠：〈"良醫良相"說源流考論——兼論宋至清醫生的社會地位〉，《天津社會科學》2011 年第 4 期，第 121—131 頁。

7　祝平一：〈宋明之際的醫史與儒醫〉，《"中央研究院"歷史語言研究所集刊》2006 年第 77 本第 3 分，第 413 頁。

化了其他不依賴文本的醫療傳統。而在商業出版較前代普及的情況下，'儒醫'無法壟斷文本知識，其他的醫者和文人亦能掌握文本知識而自稱儒醫，甚或有文人自認研讀醫學典籍的能力高於醫者，反以自己的文本知識與醫者頡頏。文本知識因此成為雙面刃，一方面使儒醫能隔離其他醫者，卻也使文人學士永遠得以滲透其邊界，挑戰其權威，儒醫因而無法排除其他醫者，壟斷醫療市場；社會上亦無任何標準能確認儒醫成員的身份。"[1]他還藉助《續資治通鑒長編》中記載的范祖禹反對道士校道書的事例指出，宋代儒上信心滿滿，認定儒學深入其他知識領域具有無可置疑的正當性。[2]儒醫和儒學的全面介入使得中國醫者階層發生了巨大變化，"宋元以降到明初，世醫和儒醫之界域混淆。'家世儒醫'的現象相當普遍。從元到明初，地方醫學實為此輩人安身之所。正是因為有地方醫學為基地，某些佔據地方醫學的世家可以延綿不斷。而且可以由此業醫、業儒，在醫學與儒業中互相遷轉"[3]。

儒醫的出現毫無疑問是金元時期醫學理論獲得突破性發展的基礎。而它同時也是對"分層"的一次整合，這一點是諸位研究者自己沒有意識到的，它將幾種本不兼容的層級糅合為一體，應該說折射出醫學發展的內在要求，而且這其中大概也有所謂"唐宋變革論"題中應有之義。內藤湖南與宮崎市定早就論述過階級升降是此時社會主要特徵，而宋代士人積極入世的精神和科舉失意者從醫的轉向正是醫人階層價值得以抬升的基礎，正如包弼德《斯文：唐宋思想的轉型》裏所指出的，宋代知識分子由從相信皇帝和朝廷擁有最終的權威，轉向相信個人可以自主地變化這個世界。"不為良相，便為良醫"就是最好的體現。而且需要提請注意的是，這是前文所提到的上古至中古早期那種"論病以及國"思想的再度復甦，只是"他視角"這次轉變為以儒醫為主角的"我視角"，這是應該引起重視的現象。

1　祝平一：〈宋明之際的醫史與儒醫〉，《"中央研究院"歷史語言研究所集刊》2006 年第 77本第 3 分，第 402 頁。相關論述又見第 410 頁。

2　同上，第 419 頁。

3　同上，第 430 頁。

學界似很少有從這個角度研究問題的力作。

局方問題應該說是另一個"分層融合"的例證,以往視角一般落在官方如何推動醫學等方面,幾乎已是定論,茲不贅舉。但局方之意義恐怕不僅在於此。中古官方醫學是比較弱勢甚至從屬民間醫學的,[1]《局方》透過行政力量和印刷術等技術手段使得官—民、士—醫等各種分層得以糅合,並且具備很強的可操作性,這是前所未有的變化,正如元代醫學家朱震亨所云:"《和劑局方》之為書也,……自宋迄今,官府守之以為法,醫門傳之以為業,病者恃之以立命,世人習之以成俗。"[2]大約一直要到元、明時期地方醫學的崛起,才使這種情況得以改觀。范家偉《北宋校正醫書局新探——以國家與醫學為中心》有令人耳目一新的觀點,他從《太平惠民和劑局方》超常使用大量香藥入手,聯繫宋代市易務制度,指出惠民局初衷"不是惠澤百姓,在神宗朝,太醫局不隸太常寺,與改善醫學教育亦無多大關係。熙豐變法下所設修合賣藥所,只是配合市易法而出現"[3]。設置初衷既然如此簡單甚至功利化,那麼局方出現後的洛陽紙貴就更加令人深思:簡便、易操作使得民眾對其推崇備至,那麼又是什麼力量使得醫家也對其產生依賴?這是不是醫者內部狀況決定的?宋濂《文憲集》卷八〈送戴原禮還浦陽序〉:"夫醫之為道,本於《素問》。內經其學,一壞於開元,再壞於大觀,習俗相仍,絕不知究其微指,唯執一定之方,類刻舟而求劍者。"唐開元年間玄宗下令推廣《廣濟方》,大觀年間《和劑局方》釐定卷帙,這段話直指醫者由此放棄理論之研討,一味依靠成方。大觀年以後醫學理論是向上發展的,而民間的確又有過於倚重局方、輕理論的現象,該如何解釋?這恐怕應該是所謂分層研究的另外一個課題。它是不是又在暗示著,文本之外的普通醫人階層依舊和普通民眾一樣追求簡便易操作?局方一統江山為何與儒醫的崛起呈現負相關?這些都是亟待解答的。

1　參見本書第二章〈由《天聖令》復原唐《醫疾令》看唐代官民醫學分層〉。

2　(元)朱震亨:《局方發揮》,人民衛生出版社,1956年,第1頁。

3　范家偉:《北宋校正醫書局新探——以國家與醫學為中心》,中華書局(香港)有限公司,2014年,第258頁。

中古至宋是各種階層劇烈升降、融合的時代，醫學自身出現了適應不同層級的發展樣態。就階級而言，有上層社會醫學與下層社會醫學的區別，有了這樣的視角，就有利於解讀傳世文本和出土民間文本之間的區別，也可以看到醫學人士由受抑到逐步與儒合流，以及醫學知識的低門檻和文本傳統所導致的各階層對醫的滲透，還有以局方為標誌的官方醫學與民間醫學的漸行漸近。

　　就理念層面而言，有宗教醫學與世俗醫學的區別；就醫學功用而言，有醫國醫政、長生成仙與醫病的區別。有了這樣的視角，就有助於理解本草學之起源、分類，有助了解傳統醫學存在意義的前後變化，有利於了解與西方迥異的中國醫患關係模式的形成。

　　就地域而言，有主流文化圈對非主流文化圈的形象模塑，以及由此帶來的基於文化歧視所產生的地域疾病觀，有了這樣的視角，就有助於了解掌握於主流文化圈之手的文本對南方描述的虛與實，以及北人觀點逐漸被"馴化"的原因。此外還有性別分層等等。

　　如果說這些問題有一個共同點的話，那就是它們都是前印刷術時代文本自身的"分層"所帶來的，所以視角問題是研究的關鍵，唯有恰當的視角才能消除傳世文本自身局限，體會把握寫作者和閱讀者的心態，並領悟這種心態的時代背景。而且，唯有將視角延伸到宋代，聯繫到所謂唐宋變革，聯繫到宋代文化的平民化和知識的下移，聯繫到技術手段（以印刷術為代表）對種種分層的影響，中古醫療史研究才會有更高的境界。

第一章 樹木與森林

——西學視角下的醫學史研究

　　本章闡述的是在西學東漸背景下，國人對中國古典醫學的重新審視和闡釋。丁福保〈歷代醫學書目序〉有云："西人東漸，餘波撼蕩，侵及醫林，此又神農以後四千年以來未有之奇變也。"[1] 這個過程中，古典醫學的本來面貌已經受到一定程度的扭曲，今人對於古典醫學的理解實際上是以西學為視角重新包裝、闡釋的結果，傳統醫學界在這種對象化了的鏡像關係中認同、模塑自身。這裏特別強調一下——本章所使用的"古典醫學"一詞指的是在歐洲近代醫學進入之前（也包括歐洲近代醫學已經進入但尚無明顯影響力的時期）的中國傳統醫學，現代人習用的"中醫"或"國醫"等詞出現於清末，是對應"西醫"一詞的產物，當古典醫學被叫作"中醫"或"國醫"的時候，它實際上已經受到西醫潛移默化的影響。為了分清"原版"的傳統醫學和這種受到西學洗禮的"中國之醫學"，筆者建議學界以"古典醫學"稱呼前者。

　　本章所說的歐洲近現代醫學指的是維薩里（Andreas Vesalius）之後建立在實證主義基礎上的醫學，而非中世紀醫學，明代至鴉片戰爭之前，西方醫學已通過傳教士等渠道滲入中國，但其中不少屬中世紀醫學。[2] 這種醫學對

1　丁福保：〈歷代醫學書目序〉，轉引自陳邦賢：《中國醫學史》，商務印書館，1937 年，第 257 頁。

2　何兆武：〈明末清初西學之再評價〉，《學術月刊》1999 年第 1 期，第 24—29 頁，第 35 頁。

中國醫學影響不大，最多起到"補白"作用，尚不至於引發國人思維模式的改變。

本章所要闡明的一個觀點是——在西學強大壓力下，即便是古典醫學的擁護者也在不自覺中受到了西方醫學的巨大影響，從而形成了如此的思維模式：在對西醫強大壓力進行反彈的時候，傳統醫界實際上是在照著西醫的樣式反覆闡明自身的"科學性"，在站到西醫對面的同時也成為其映像（abbildung），從而反證了西醫的統治力。尤其在五四新文化運動之後，全社會對"科學"宗教般的崇拜更使得傳統醫界不得不對自己與"科學"不一致的地方作出"科學"的解釋（國人對科學的絕對崇拜比西人更甚）。而實際上古典醫學自有其發展邏輯，"對鏡貼花黃"終究不是真面目。本章將結合幾個具體問題，並結合學界研究成果來闡發這個觀點。這些問題概括起來可以尋找到一根主綫，即西學鏡像問題，但這些問題並不能涵蓋所有方面，只是一個破題而已。

本章不是學術史的回顧，而是對社會有關古典醫學整體觀念的研究，尤其在對西學反彈的過程中，參與者並非只有知識分子。所以本章會同時兼顧學界觀點與普通民眾的觀念。

一、醫巫不分

我們首先舉一個非常明顯的例子——古典醫學的"迷信"問題。不可諱言的是，中國古典醫學從未與巫術徹底分離。孔德（Auguste Comte）總結人類認識有三個歷史階段，即神學階段、形而上學階段、實證科學階段，在中國古典醫學領域其實只完成了前兩個階段（形而上學階段以《黃帝內經》確定陰陽五行基礎醫學理論為標誌），而後一個階段某種程度上來說是西學強加的結果。耐人尋味的是，在"科學"強大的輻射力下，對這個問題的態度出現了兩種傾向：一是簡單的否定和迴避，二是將巫術療法問題歸結為心理治療。兩種傾向的背後動機都是向"科學"的靠攏。前者割裂自身非科學部分，後者闡釋自己非科學部分的科學涵義。

傳統醫史界一些人諱言醫巫不分的歷史，而反對中醫者更是抓住這一點不放。早期醫學史專門著作（如陳邦賢《中國醫學史》、謝觀《中國醫學源流論》等）對此尚有客觀論述，但到了 1950—1980 年代，隨著唯物主義史觀佔據統治地位，傳統醫界更熱切盼望擺脫這段歷史。例如《聖濟總錄》（人民衛生出版社，1962 年版）將原書中將近七萬字的咒禁術資料刪除，再例如人民衛生出版社 1955 年版《千金翼方》雖然保留了〈禁經〉內容，但是在〈內容提要〉中特地提醒讀者："由於受歷史條件所限，書中有一些不當之處，希望讀者正確對待。"[1] 而這樣的提示在那個年代幾乎是出版界的慣例，不僅是醫學，在古代農學、天文學等著作的現代版本中也常常出現。

一直到 1980 年代，才重新開始出現對咒禁、祝由的系統研究。而研究者也多數將闡釋咒禁、祝由的心理慰藉作用（即科學性成分）作為研究主旨，為此廖育群指出："咒禁療法作為古代醫學的一部分，亦同樣是在竭盡全力、想方設法利用一切'可被利用的力'去實現治療的目的。兩者的區別僅僅在於，只有當選擇的'外力'是客觀存在的'自然之力'，並確實能夠作用於對象物體時，才能形成醫學的技藝；如果選擇的'外力'或轉移途徑為虛幻時，即形成巫術的治療方法。"[2] 因此他反對將咒禁術看作是古代版的"心理治療"，認為咒禁術一開始針對的就是疾病本身，而非通過心理作用治療疾病。這種邏輯的基礎是巫術是偽科學，但是卻是在探索事物的客觀規律，並認為人力可以通過一些手段（即各種法術）影響、干預這些規律，從而使巫術更加接近"科學"。

丹皮爾（W. C. Dampier）說："巫術對宗教的關係和對科學的關係如何，仍然是一個爭論的問題"，但是"無論這三者的實在關係如何，巫術好像終歸是宗教與科學的搖籃"。[3] 詹·喬·弗雷澤（James George Frazer）的態度更為堅決："無論在任何地方，只要交感巫術是以其地道、純粹的形式出現，它就認定：在自然界，一個事件總是必然地和不可避免地接著另一

1 （唐）孫思邈：《千金翼方》，人民衛生出版社，1955 年，第 1 頁。

2 廖育群：〈中國古代咒禁療法研究〉，《自然科學史研究》1993 年第 4 期，第 379 頁。

3 〔英〕W. C. 丹皮爾著，李珩譯，張今校：《科學史——及其與哲學和宗教的關係》，商務印書館，1975 年，第 479 頁。

20

事件發生，並不需要任何神靈或人的干預。這樣一來，它的基本概念就與現代科學的基本概念相一致了。……它們（指巫術與科學）都認定自然的運轉過程是固定不變的，既不可能用說服和哀求，也不可能用威脅和恐嚇來稍加改變。"[1]

這裏中國的醫史研究者難免產生疑問：咒禁、祝由術怎麼解釋？難道它們不是靠威脅、恐嚇某些致病鬼祟來達到治療效果嗎？弗雷澤對此也有解釋：

> 巫術和科學都當然地認為，自然的進程不取決於個別人物的激情或任性，而是取決於機械進行著的不變的法則。不同的是，這種認識在巫術是暗含的，而在科學卻毫不隱諱。儘管巫術也確實經常和神靈打交道，它們正是宗教所假定的具有人格的神靈，但只要它按其正常的形式進行。它對待神靈的方式實際上就和它對待無生物完全一樣，也就是說，是強迫或壓制這些神靈，而不是像宗教那樣去取悅或討好它們。因此，巫術斷定，一切具有人格的對象，無論是人或神，最終總是從屬那些控制著一切的非人力量。任何人只要懂得用適當的儀式和咒語來巧妙地操縱這種力量，他就能夠繼續利用它。[2]

古典醫學就是如此，它的指導思想和手段從來都是形而上學的產物，這裏面已經孕育著科學的萌芽，即通過人力探索並影響事物客觀規律，哪一部分是巫術、哪一部分是"科學的"，完全是現代人的分割。人為割裂古典醫學與巫術的關係，或者一再強調巫術療法中的"科學性"，實際上都是徒勞無益的。古典醫學脫胎於巫術，也從未打算與巫術分離，更多的是一種並行狀態。[3] 古人焉知今人對於"科學"的定義？

如果研究者對於一些巫術療法的逐漸淘汰感到興奮，那他們應該看

1　〔英〕詹・喬・弗雷澤著，徐育新等譯：《金枝》，大眾文藝出版社，1998年，第75、79頁。
2　〔英〕詹・喬・弗雷澤著，徐育新等譯：《金枝》，大眾文藝出版社，1998年，第79頁。
3　于賡哲：〈唐代醫療活動中咒禁術的退縮與保留〉，《華中師範大學學報（人文社會科學版）》2008年第2期，第61—68頁。

到——還有同樣多的物理、化學療法被淘汰。古人沙汰某項療法，絕非根基於其科學與否，而是純粹出於療效，對於某項巫術療法的質疑只是針對該療法本身，古人並不會將其上升到針對所有的巫術療法。堅持認為古典醫學自身有醫巫分離能力的學者常喜歡引用扁鵲對於"信巫不信醫"的指責，但是他們邏輯的出發點，仍然是扁鵲嘴中的"醫"即我們今人所理解的"醫"，其實扁鵲之後的醫身上仍然兼有很多巫術的殘餘，沒有外來文化的刺激是難以擺脫的。所謂巫術療法中的科學性成分並不足以滿足對中醫"科學化"的裝飾，因為它與科學的暗合無非是經驗積累的產物，從未上升到科學實證主義那種以範疇、定理、定律歸納總結現實世界各種現象本質規律的層面。傳統醫學的醫巫分離問題某種程度上是一個偽問題，討論者即便意見完全相左也有一個共同點——他們在以西醫為標準衡量古典醫學。

二、標還是本

中西醫的標、本問題是另一個引人注目的問題。目前社會上有一個根深蒂固的觀念，即所謂"中醫治本，西醫治標"，亦即說西醫有急救之效，而中醫則注重根本，以追求人體的陰陽、氣血平衡為目的，從而根除病根。殊不知這又是在西醫的壓迫下所產生的觀念。在中國古代思想中陰陽平衡是哲學指導，適用於各種學科。古典醫學所強調的陰陽平衡不過是順從這種世界觀，而非刻意強調的特色。

所謂標、本原本就是古典醫學的概念，《東垣先生試效方》卷一："夫治病者，當知標本。以身論之，則外為標，內為本，陽為標，陰為本。故六腑屬陽為標，五臟屬陰為本，此臟腑之標本也。又五臟六腑在內為本，各臟腑之經絡在外為標，此臟腑經絡之標本也。更人身之臟腑、陰陽、氣血、經絡，各有標本也。以病論之，先受病為本，後傳流病為標。"[1]此處的標與本實際上是有機的整體，可以說在無西醫進入之前，古典醫學標本兼治，從未專以治本相標榜，《素問·至真要大論篇》："氣有高下，病有遠

1 （金）李杲：《東垣先生試效方》卷一，明刻本。

從疾病到人心——中古醫療社會史再探

近，證有中外，治有輕重，適其至所為故也。……近者奇之，遠者偶之；汗者不以奇，下者不以偶；補上治上制以緩，補下治下制以急；急則氣味厚，緩則氣味薄，適其至所。"[1] 所以古典醫學藥物有大、小、緩、急、奇、偶之分，治標還是治本，在古典醫學時代無非是治病的不同環節而已，《東垣先生試效方》卷一："凡治病者，必先治其本，後治其標。若先治其標，後治其本，邪氣滋甚，其病益畜；若先治其本，後治其標，雖病有十數證，皆去矣。" 所以治標、治本可視病情輕重緩急分別實施，同卷："治主以緩，緩則治其本。……治客以急，急則治其標。"[2] 以《儒門事親》、《本草綱目》為代表的很多醫書也專門列有"急方"和"緩方"，多數情況下兩者分別對應"標"與"本"。故標本之說原本是古典醫學內部的事情，其內部原本就有些醫人存在只治標不治本的缺陷。李東垣《蘭室秘藏》卷上："凡醫者，不理脾胃，及養血安神，治標不治本，是不明正理也。"[3] 張景岳《景岳全書》卷三〈論時醫〉："時醫治病，但知察標，不知察本，且常以標本藉口，曰急則治其標，緩則治其本，是豈知《內經》必求其本之意？故但見其所急在病，而全不知所急在命，此其孰可緩也？孰當急也？孰為今日之當急？孰為明日之更當急也？緩急既不知，則每致彼此誤認，尚何標本為言乎！"[4] 如此則與西醫分擅勝場，完全是中醫學界的"防禦"手段，蓋因中藥在調理、將養方面確有心得經驗，故專力於此，將"治標"一名"轉讓"給了西醫。

與此類似的還有另一個社會觀念，即所謂西醫擅長治急病，中醫擅長治慢性病，這個觀念在民眾中根深蒂固。西醫自然不會承認這一點，按照西醫看來，中國古典醫學的慢性病和"治癒"定義與西醫不同，並較少有對療效的全程跟蹤，所謂治癒的判斷並未根植於檢驗觀察和數據依據。而西醫對慢性病也有很多應對手段，例如外科手術等。實際上這種說法和標

1　《黃帝內經素問》卷二二，《四部叢刊》影明翻宋本。

2　（金）李杲：《東垣先生試效方》卷一，明刻本。

3　（金）李杲：《蘭室秘藏》卷上，明《古今醫統正脈全書》本。

4　（明）張介賓：《景岳全書》卷三〈論時醫〉，《文淵閣四庫全書》本。

本之說一樣，完全是清代以來古典醫學面對西醫之後產生的說法，《皇朝經世文統編》卷九九〈中西醫學異同考〉："抑纏綿久疾，中醫所長；危急暴病，西醫所長。何也？久病宜和劑，于消不貴乎近功；新病當急攻，金石可期其速效。是中西醫理各有所長也。"[1]西醫初入中國時給民眾帶來的震撼之一，就是其療效之速，尤其是外科手術和化學藥物的立竿見影，使得古典醫學的療效速度相形見絀。中醫學界開始迴避療效緩急問題，轉而強調中醫在治療慢性病方面的療效，也就是說中醫基本退出了"急效"這塊陣地，起碼在一般民眾心目中是如此。

但考諸史籍我們會發現，古典醫學原本也以急效神速為貴。葛洪有《肘後救卒方》（《肘後備急方》），"卒"即通"猝"，以急救標榜。氏著《抱朴子內篇》卷一五〈雜應〉敘述了他撰寫《肘後》的初衷："（前代醫書）余究而觀之，殊多不備，諸急病其尚未盡，又渾漫雜錯，無其條貫，有所尋按，不即可得，……余所撰百卷，名曰《玉函方》，皆分別病名，以類相續，不相雜錯。其《救卒》三卷，皆單行徑易，約而易驗，籬陌之間，顧眄皆藥，眾急之病，無不畢備，家有此方，可不用醫。"[2]唐張文仲著有《隨身備急方》，北宋校正醫書局版本《千金方》改名《備急千金藥方》，亦以救"急病"為旨。敦煌 S.9987《備急單驗藥方卷》亦有"備急"二字，且其中的一句話值得關注："求刊之巖石，傳以救病，庶往來君子錄之以備急用。"[3]《太平廣記》卷八六"抱龍道士"條引〈野人閒話〉："諸人皆以醫卜為業，救人疾急，知人吉凶，亦近於道也。"[4]孫思邈有如此總結："故有湯藥焉，有針灸焉，有禁咒焉，有符印焉，有導引焉。斯之五法，皆救急之

1　（清）邵之棠輯：《皇朝經世文統編》卷九九《格物部五·醫學·論養生》，光緒辛丑年上海寶善齋石印本，第 3 函第 7 冊第 7 頁。

2　（晉）葛洪著，王明校釋：《抱朴子內篇校釋》，中華書局，1985 年，第 272 頁。

3　中國社會科學院歷史研究所、中國敦煌吐魯番學會敦煌古文獻編輯委員會、倫敦大學亞非學院合編：《英藏敦煌文獻（漢文佛經以外部分）》第十三卷 S.9987B₂V《〔備〕急單驗藥方卷並序》，四川人民出版社，1995 年，第 7 頁。

4　（宋）李昉等編，汪紹楹點校：《太平廣記》，中華書局，1961 年，第 561—562 頁。

術也。"[1] 此處所列舉的是當時五種治療手段，孫氏專以"救急之術"概括之，此五法適用於急性、慢性疾病，但是卻總以"救急"為名，至於醫籍中以"神效""速效""立效"為名的藥方更是多到不勝枚舉。可以說，在未受到西醫衝擊之前，古典醫學對急性、慢性病並無刻意區別對待，而對療效則是追求立竿見影。可是西醫的進入使得原先一切以速效、神效為名的傳統醫療手段相形見絀，故中醫逐漸退出了急救領域。用"慢"與"急"來區別中西醫，純粹是近一百餘年的事情。

"標"與"本"，"慢"與"急"，它們能成為中西醫的區別標誌，且被民眾廣泛接受，實際上蘊含著兩方面的信息，一方面是對西醫快速療效的承認，一方面是對中醫價值的重新闡釋。但不論如何，此階段內的中醫已經歷了一番洗禮，其形象已與古典醫學時代有了明顯區別。

另外還有所謂"西醫辨病，中醫辨證"的說法，邏輯與上述兩個問題基本一致。茲事體大，請容以後再考。

三、被遺忘的外科手術

近百餘年來國人對於中國古代手術的重新審視，也可以反映本章所論述的問題。面對西學的侵迫，中醫界不僅有迎合和迴避，也有信心的重建，研究者們不自覺地將中醫的成就與西醫加以比對，尤其喜於發掘其中與現代醫學理念相契合的個案，並以此作為中國傳統醫學成就的象徵。外科手術問題即是個典型。關乎此，拙著《疾病如何改變我們的歷史》中設有專章討論[2]，為了敘述之完整，特將主要內容介紹如下：民國以來歷次反對中醫的浪潮中，都有人質疑華佗外科術的真實性，陳寅恪也曾懷疑華佗外科術是一個脫胎於印度神話故事的傳說。[3] 但是考古發現證實中國遠古時期就

1　（唐）孫思邈著，李景榮等校釋：《千金翼方校釋》，人民衛生出版社，1998 年，第 440 頁。

2　于賡哲：《疾病如何改變我們的歷史》第十章〈神醫的代表華佗和中醫外科術〉，中華書局，2021 年，第 231—266 頁。

3　陳寅恪：〈三國志曹沖華佗傳與佛教故事〉，《寒柳堂集》，生活·讀書·新知三聯書店，2001 年，第 179 頁。

已經存在外科手術，目前在國內考古中已經發現開顱術案例三十多起，[1] 在山東廣饒傅家村大汶口文化遺址 392 號墓發現的一個有明顯手術痕跡的顱骨將我國開顱手術歷史上推到 5000 年前，而 1991 年在新疆鄯善縣蘇貝希村發掘距今約 2500 年的古代墓葬時發現的一具男性乾屍，則有腹腔外科手術的痕跡。[2] 這促使我們重新審視華佗外科手術的真實性，筆者相信華佗外科術是真實的存在。

懷疑論者的基本邏輯是這樣的——古人解剖學不發達，焉敢對人體動刀？筆者認為，正是因為對人體結構和外科手術危險性的一無所知，才使得上古人類敢於對人體動刀，"初生牛犢不怕虎"之謂也。但也正是因為療效有限並有極大風險，古人才逐漸放棄外科手術，轉向更為保守的湯藥針灸。這也解釋了華佗外科術的歷史命運——華佗健在的時候腹腔外科手術已然是醫家另類。約定型於漢代的《黃帝內經》及成書於六朝的《八十一難經》雖然談到了各種人體數據，但均未記載這種"刳破腹背，抽割積聚"[3] 的腹腔外科手術。華佗在外科手術方面取得的成就隨著其身亡而失傳。六朝就已開始對華佗外科術的否定，久而久之人們開始懷疑此事的真實性，宋代葉夢得《玉澗雜書》認為人體不可"破裂斷壞"，否則"氣"（應指中醫所謂"真氣"）無所含，則"形"亦不復存在。[4]《靈樞·壽夭剛柔》："形與氣相任則壽，不相任則夭。"[5] 葉氏或即以此為據，此可視為今世民眾"動手術傷元氣"觀念之濫觴。

可以說從華佗身後一直到西學東漸之前，華佗外科術基本上已經躺在故紙堆中無人顧及。但是西醫的外科成就令國人震驚之餘恍然大悟：原來華佗外科術有存在的可能！而華佗外科術的歷史顯然比近代西醫外科術為

1　韓康信、譚婧澤、何傳坤：《中國遠古開顱術》，復旦大學出版社，2007 年，第 65 頁。

2　徐永慶、何惠琴：《中國古屍》，上海科技教育出版社，1996 年，第 23—24 頁。

3　（南朝宋）范曄：《後漢書》卷八二〈華佗傳〉，中華書局，1965 年，第 2736 頁。

4　（宋）葉夢得撰，徐時儀整理：《玉澗雜書》，載朱易安、傅璇琮等主編《全宋筆記》第二編第九卷，大象出版社，2006 年，第 368 頁。

5　河北醫學院校釋：《靈樞經校釋》卷二〈壽夭剛柔〉，人民衛生出版社，2009 年，第 115 頁。

早，故國人立即指認西醫外科術實出於華佗術，故華佗是外科鼻祖，例如鄭觀應《盛世危言》、王仁俊《格致古微》、許克勤《中西醫理孰長論》、邵之棠《皇朝經世文統編》卷九九《格物部‧中西醫學異同考》等均持此看法。時至今日，很多報章甚至專業論文、教材仍持相似觀點，華佗外科術經歷了被推崇 —— 被懷疑、被遺忘 —— 再度被推崇的馬鞍型歷程，而後面這個高峰，實際上是面對西方醫學外科手術成就時，國人在華佗身上重新認識自己、重新建立自信的結果。相較而言，筆者認為那個馬鞍型歷程的中間部位更值得深思。假如沒有弘揚傳統醫學的需求，就不會有近百年來對華佗外科術事跡的推崇，因為按照中國傳統醫學發展的脈絡自然發展的話，華佗外科術將繼續被視為神怪傳說，永遠塵封在故紙堆中。耐人尋味的是，國人近百年來對華佗的推崇，首先是因為西醫外科成就使其重新確認了華佗外科術的真實性，其次是因為華佗外科術諸要素與西醫暗相契合，這等於是完成了一次小規模的建立在西學話語權基礎上的民族自信重建。

　　古典醫學好比是一片樹林，熱心保護"傳統文化"者實際上在不自覺地接受西方文化的影響，以"彼有我亦有"的心態，對照著西學這面鏡子，揮斧在古典醫學這片樹林裏砍下了自己中意的樹幹，紮成了他們心目中的"傳統醫學"形象，其實背後那片更茂密的樹林才能反映古典醫學的真實面貌。

四、醫學分科

　　醫學分科的問題也有類似現象。由於分科是醫學精細化、專業化的象徵，所以歷來被看作是醫學進步之體現。面對西醫分科之精密，國人往往強調中國醫學分科之古老，例如《周禮‧天官》中的"食醫、疾醫、瘍醫、獸醫"劃分法就經常被人所引用，由此滋生自豪感。其實，古典醫學之分科並無一定之標準，或以疾病種類劃分，或以治療手段劃分。[1]

1　張哲嘉：〈官方醫學分科與醫學發展：以北宋疾病分類與傷寒研究為綫索〉，"疾病的歷史"會議論文，2006 年 6 月，第 1 頁。

筆者將歷史上主要的醫學分科排列成表：

表 1-1　中國古代醫學分科擇要表

序號	時代	出處	分科							
1	西周[1]	周禮·天官	食醫、疾醫、瘍醫、獸醫							
2	隋	隋書	醫、按摩博士、祝禁							
3	唐	天聖令復原唐令	醫生					針生	按摩生	咒禁生
			體療	瘡腫	少小	耳目口齒	角法			
4	唐	千金翼方·針灸	針、灸、藥、禁咒							
5	唐	千金翼方·禁經	湯藥、針灸、禁咒、符印、導引							
6	唐	通典	醫、針灸、按摩、咒禁							
7	唐	六典	醫					針	按摩	咒禁
			體療	瘡腫	少小	耳目口齒	角法			
8	宋元豐年間	天聖令·宋醫疾令	大小方脈、針科、灸科、眼科、風科、瘡腫科、咽喉科、口齒科、產科、禁科、金鏃科、傷折科							
9	宋元豐年間	中書備對	大方脈、風科、小方脈、眼科、瘡腫兼折傷、產科、口齒兼咽喉科、針兼灸科、金鏃兼書禁科							
10	宋崇寧年間	宋會要輯稿	方脈科			針科			瘍科		
			大方脈	小方脈	風　產	針灸　口齒	咽喉　眼　耳	瘡腫	傷折　金瘡	書禁

1　有關《周禮》的作者和成書年代古來眾說紛紜，司馬光、張載、二程、洪邁、羅璧、康有為、廖平、顧頡剛以及近年來陳連慶、彭林等先生都有自己的看法，多數認為具體作者不可考，成書年代或認為在戰國，或認為在秦，或認為在西漢，本章從彭林先生觀點，即成書於西漢初年。（彭林：《〈周禮〉的主體思想與成書年代研究》，中國社會科學出版社，1991年。）

序號	時代	出處	分科
11	元太祖至元二十二年	元典章	大方脈雜醫科、小方脈科、風科、產科兼婦人雜病、眼科、口齒兼咽喉科、正骨兼金鏃科、瘡腫科、針灸科、祝由書禁科
12	元惠宗至元年間	世醫得效方	大方脈、小方脈、風科、產科兼婦人雜病科、眼科、口齒兼咽喉科、正骨兼金鏃科、瘡腫科
13	明初	明史	大方脈、小方脈、婦人、瘡瘍、針灸、眼、口齒、接骨、傷寒、咽喉、金鏃、按摩、祝由
14	明隆慶年間	大明會典	大方脈、小方脈、婦人、外科、針灸、眼、口齒、正骨、傷寒、咽喉、痘疹
15	清初	太醫院志	大方脈、小方脈、傷寒科、婦人科、瘡瘍科、針灸科、眼科、齒科、咽喉科、正骨科、痘疹科
16	清嘉慶二年	太醫院志	大方脈、小方脈、傷寒科、婦人科、瘡瘍科、針灸科、眼科、咽喉口齒科、正骨科
17	清道光二年	太醫院志	大方脈、小方脈、傷寒科、婦人科、瘡瘍科、眼科、咽喉口齒科、正骨科
18	清同治五年	太醫院志	大方脈、小方脈、外科、眼科、口齒科

　　表格中完全按照診療手段進行劃分的有第2、4、5、6項，兼有診療手段和疾病種類的有第1、3、7、8、9、10、11、12、13、14、15、16、17、18項。可以說在宋以前，分科並無一定標準。

　　上表所列，大多為歷朝歷代官方機構公佈的分科標準，並不代表全部。國人（包括部分專業研究者）對官方機構情有獨鍾，這個現象估計有兩個原因：第一，和中國歷史上的大部分問題一樣，古典醫學的分科以官方記載最為詳盡、系統，容易吸引視綫；第二，在官本位社會裏，容易產生"官方＝權威""官方＝代表"的觀念。實則官方有官方體系，但是民間似乎並不買賬，甚至事實上民間體系的影響可能更大，而與官方迥然不同。這在本書第二章將詳細論述，此不贅言。

　　可以說，古典醫學的發展與分科與否固然有關，但分科並非決定性的因素，而且古典醫學的分科——尤其是民間的分科，似乎更能印證古典醫學發展中的弊端，即醫療保密現象，很多醫人的"專業"並非是出自技術專門化的需求，而是因為古典醫學執業者行業保密現象嚴重，故難以按照普遍標準進行分科，且教育途徑單一化（以師徒、父子相授為主，學校教育為輔），造成很多醫人對其他技術的無知。有關這個問題，筆者《唐代疾病、醫療史初探》第三、四章進行過專門的討論，此不贅言。

所以說，分科的問題之所以引起現代人的關注，實際上還是出於為古典醫學正名的需求。擺脫來自官方機構的迷霧之後我們可以發現——古典醫學分科始終沒有定規，民間分科處於一種自發的狀態，我們肯定其"早"的同時，也要看到這種斷續化、碎片化的分科與中國歷史上很多的發明創造一樣，影響力不如想像的大。建議研究者應堅持"點、綫、面結合"的原則，要明瞭古典醫學曾經達到過的高度（所謂各個"點"），又要顧及古典醫學"經驗科學"的特色以及私相傳授的教育模式（所謂"綫"），還要考慮這項技術是否得到發揚光大，是否轉化成公共技術或制度。

五、藥典抑或百科全書

有關唐代《新修本草》[1]一書身份的問題，也是一個典型例證。打開中國期刊網，輸入"藥典"，我們會看到許許多多的文章將唐《新修本草》稱為"世界上第一部藥典"。這已經成為醫史學界多數人的共識。但這其實又是受了西醫的影響，因為西醫有《佛羅倫薩處方集》（*Florence Formulaiton*，1498 年）以及《紐倫堡藥典》（*Nurnberg pharmacopoeia*，1545年）。前者是獲得佛羅倫薩的大學與醫學院許可出版的醫藥處方集。後者原名為《巫師製藥法》（*Pharmacorum Con iciendorum Ratio*，或稱 *vuilqo vocant Dispensatorium*），於 1545 年出版於紐倫堡，由瓦列里烏斯·科德烏斯（Valerius Cordus）多方搜集資料編纂而成，而最主要的來源則是蓋倫的行醫經驗。在紐倫堡暫住期間，他將自己的著作拿給了醫學院以及醫學會

1 （唐）蘇敬等撰，尚志鈞輯校：《唐·新修本草》，安徽科學技術出版社，1981 年。

的醫師們閱讀。該書詳細記錄了各類藥用樣本的收集和保存、偽劣藥、代用藥、藥物的重量和尺寸，以及大量的藥物配方。紐倫堡市議會採納了醫師們的建議，使得這部書成為議會管轄範圍內的權威用藥指導。[1] 這些藥典大大促進了西醫用藥的規範化，提高了療效，現代各國均有具備法定性質的藥典。也正因為如此，藥典成了西醫的重要組成部分和象徵。將《新修本草》稱為 "世界上第一部藥典"，毫無疑問是為了增加民族自豪感和中醫的 "科學規範化" 色彩。

但是仔細審視《新修本草》，我們會發現它的藥典身份完全是根基於西學概念的誤判。《辭海》如此定義 "藥典"："記載藥品標準的典籍。一般由政府主持編纂，頒佈施行。我國藥典收載療效肯定的中西藥品和製劑，並規定其標準規格和檢驗方法，作為藥品生產、檢驗、供應、使用和管理的依據。我國最早的藥典是唐代《新修本草》。"[2] 作為一部藥典，需要具備三個特徵：第一，政府、議會頒佈制定（也可能是行業公會）；第二，規範化；第三，法定性。

但是我們考諸《新修本草》，發現這三項之中只有第一項吻合，其餘均不吻合，《新修本草》不具備藥典的基本要素。

第一，政府制定。《新修本草》是唐政府制定的，這一點毫無疑問。但是政府制定此書的目的並非給全社會提供用藥規範，而是為了滿足大一統帝國對於藥材知識的渴望。《唐會要》卷八二〈醫術〉："顯慶二年，右監門府長史蘇敬上言陶（宏）〔弘〕景所撰《本草》事多舛謬，請加刪補。……至四年正月十七日撰成。及奏，上問曰：'《本草》行來自久，今之改修，何所異也？' 于志寧對曰：'舊《本草》是陶弘景合《神農本經》及《名醫別錄》而注解之。弘景僻在江南，不能遍識藥物，多有紕謬。其所誤及《別錄》不書四百有餘種。今皆考而正之。本草之外，新藥行用有效者復百餘

第一章 樹木與森林——西學視角下的醫學史研究

---

1 〔英〕"The Evolution of the Pharmacopoeia," the *British Medical Journal*, 1898. p. 1827.

2 舒新城主編：《辭海》，上海辭書出版社，1989 年，第 662 頁。

種，今附載之。此所以為勝也。'"[1]

　　唐政府修撰《新修本草》實在是為了彌補漢代以來《神農本草經》和六朝時期《本草經集注》的不足。從漢代一直到唐貞觀時期，《神農本草經》還是藥界權威，但其缺點也是顯而易見的——此書編纂者缺乏官方背景，故遊歷、見識均有限，導致《神農本草》所載藥物產地呈現出這樣的特點——圍繞洛陽和長安，藥物產地呈放射形分佈，司隸校尉部及其毗鄰州郡所出藥物已經接近《本草經》藥物總數的三分之二。越是偏遠地方，地名範圍越大，而藥物卻越來越少。[2]可見其作者大約是長年生活在兩京一帶。而南朝陶弘景《本草經集注》是在《神農本草》和《名醫別錄》基礎上修撰而成，但由於時代背景和陶弘景閱歷的關係，《本草經集注》問題多多，尤其是所搜集的藥材偏於江南一隅，更是為人所詬病。唐代一統天下，故有編纂新本草以適應大帝國形勢的需求。從于志寧的奏對可以看出來，唐人已經有了足夠的知識儲備，不但可以辨前人所失，更可以為編纂新本草奠定基礎。從《新修本草》編纂者名單可以看出：編纂過程集中了很多醫界才俊，[3]收錄藥材大大多於前揭兩書，且有二十六卷圖畫，繪有藥材的標準圖形。但是僅靠政府制定這個特徵，就能說明它是藥典嗎？

　　第二，法定性。筆者認為《新修本草》不具備法定性。首先，《本草》這個名字說明唐政府是將其視為《神農本草經》、《本草經集注》的延續，與具備法律效應的令式均不同。其次，我們在《新修本草》裏找不到任何具備強制性規定的字眼，一部並無強制性的藥典有何意義？其三，唐代只

1　（宋）王溥：《唐會要》卷八二〈醫術〉，中華書局，1955 年，第 1522—1523 頁。按，"陶弘景"，此影印本作"陶宏景"，以下皆逕改，不再一一出註。

2　參見王家葵等：〈《神農本草經》藥物產地研究〉，《中華醫史雜誌》2000 年第 1 期，第 14—18 頁。

3　有關編纂者可以參看程錦：〈唐代醫官選任制度探微〉，載榮新江主編《唐研究》第 14 卷，北京大學出版社，2008 年，第 291—305 頁。樊波：〈新出唐《陸敬道墓誌》疏證〉，《碑林集刊》第 11 輯，陝西人民美術出版社，2005 年，第 109—113 頁。陳昊：〈讀寫之間的身體經驗與身份認同——唐代至北宋醫學文化史述論〉，北京大學博士學位論文，2011 年。黃正建：〈唐六尚長官補考——兼論李令問、井真成墓誌〉，載呂建中、胡戟主編《大唐西市博物館藏墓誌研究》，陝西師範大學出版社，2013 年，第 108—128 頁。

有針對中央和地方各州官方醫療管理的制度，從無對全社會醫藥界進行管理的規定。《唐律疏議》中雖然有一系列有關醫藥的條文，但主要針對的是宮廷和合御藥失誤、民間以藥物毒人或者醫療失誤等行為，並無規範用藥之標準，屬事後追責式管理。或有言：《唐律疏議》早於《新修本草》。但問題在於自《唐律疏議》開始唐政府就無規範全社會用藥的意圖，此後歷次修法均沿襲這個思路。換言之，唐代民間醫藥界基本是自由的，《新修本草》即便對用藥有所規定，也最多限於官方機構內部，而官方機構在唐代醫藥事業所佔比重很小。[1]歐洲除了政府之外，還有行業公會也會對醫藥事業進行管理與規範，但是顯然中國缺乏這樣的組織，尤其是中古時期。

第三，規範化問題。《新修本草》當然會對唐代醫藥事業有裨益。筆者理解的"規範化"，某種程度上來說就是標準化。但《新修本草》對於藥材的闡釋，最多被唐代醫界看作是學理層面的問題，而非高高在上的標準；既然如此，就可以各抒己見。以《千金翼方》為例，《新修本草》撰成於顯慶四年（659），而《千金翼方》按照傳統說法是孫思邈晚年作品，孫氏卒於永淳元年（682），故他看過《新修本草》應當是毫無疑問的，在《千金翼方》雜病部分有很多內容與《新修本草》吻合，可資明證。《千金翼方》卷二至卷四是本草部分，多抄自《本草經集注》等，卻對《新修本草》的"謹案"之後文字多有忽視，而"謹案"之後的文字恰恰是唐人增補《本草經集注》的文字，也是《新修本草》精華所在，但是孫氏很明顯有自己的選擇。假如《新修本草》是"藥典"，那麼它何以對《千金翼方》的本草論述毫無"規範力"可言？

再例如人參，《新修本草》卷六云："今潞州、平州、澤州、易州、檀州、箕州、幽州、媯州並出。"[2]然陸羽《茶經·一之源》："亦猶人參，上者生上黨，中者生百濟、新羅，下者生高麗。有生澤州、易州、幽州、檀州

---

1 參看于賡哲：《唐代疾病、醫療史初探》第二章，中國社會科學出版社，2011年，第21—38頁。

2 （唐）蘇敬等撰，尚志鈞輯校：《唐·新修本草》卷六《草部上品之上卷·人參》，安徽科學技術出版社，1981年，第161頁。

者，為藥無效。"[1] 他的認識是否有誤暫且不論，《新修本草》所云的澤州、易州、幽州、檀州之參在陸羽筆下皆 "無效"，可見民間自有認識，並不受官方影響。

事實上，連官方自身，也沒有將《新修本草》視為 "規範"。例如時間晚於它的《大唐六典》《通典》《元和郡縣圖志》有關貢物藥材產地的記錄，均與《新修本草》有很多不同，拙著《唐代疾病、醫療史初探》第五章〈唐代藥材產地與市場〉對此已有論述，茲不贅。由此可見，《新修本草》更準確地來說是一部官方修訂的藥材百科全書，它從制定之初就無為社會提供規範的意圖，既然如此，也就不應該被稱為 "藥典"。對此 Paul U. Unschuld 就發表過類似的看法，他說："中國歷史學家曾多次斷言，《新修本草》代表著中國的第一部藥典，同時也是世界上最早的藥典。他們指出，中國第一部藥典的出現比西方領先了 800 年，後者是由紐倫堡城邦於 1547 年出版了第一部藥典，這是他們所謂的優勢。然而這種論斷是毫無依據的，這也表現出他們對《紐倫堡藥典》一無所知。而《紐倫堡藥典》則是第一部由醫師與藥師共同要求，嚴格依照官方標準修訂的藥物使用指南。"[2] 此言近是。

本章所談到的這幾個問題綜合起來，可以看出古典醫學的真實面貌與清晚期以來國人的認識有很大不同。清晚期以來，無論是古典醫學的衛護者還是西醫的仰慕者，都無法迴避這樣一個事實——心境決定眼界，他們已經被西醫所代表的 "科學" 光環所籠罩，無論是強調古典醫學的價值，還是對古典醫學進行否定，抑或強調古典醫學某些領域是開闢先河並超越西醫之上，發言者心目中都有一個鏡子，即西醫以及它所代表的 "科學"。與西方不同，國人至今少有對科學本身的質疑與批判，科學在中國儼然是終極真理，新文化運動之後尤其如此。故衛護中醫者在古典醫學中尋找科

1　（唐）陸羽等著，宋一明譯註：《茶經譯註（外三種）》，上海古籍出版社，2017 年，第 6 頁。

2　〔德〕Paul U. Unschuld, *Medecine in China: A History of Pharmaceutics*, California, University of California Press, 1986: 47.

學要素，對與科學不符者或者迴避，或者闡釋其內含的科學性。反對中醫者自不待言，必然是以西醫為標準衡量、批判中醫，例如余雲岫之《靈素商兌》。出於對科學的敬畏，在惲鐵樵《群經見智錄》出版之前，中醫界竟無人可做有力之辯護，而惲鐵樵的"聰明"就在於他超越了科學範疇之外，強調傳統醫學之臟腑不同於現代解剖學之臟腑，強調中醫有關內臟的論述所重的是臟腑與功能活動、病理變化之間的整體聯繫，"故《內經》之五藏，非血肉之五藏，乃四時之五藏"[1]。惲的辯護"開啟了一片空間，讓後來的中醫家們脫開'臟腑解剖是否有誤'的糾纏，發展臨床有用的'臟象（藏相）學說'"[2]。因此可以說，惲鐵樵的策略就是與"科學"保持一定距離，強調並維護中醫的世界觀。但是他本人也曾經說："居今日而言醫學改革，必須與西洋醫學相周旋。所謂與西洋醫學相周旋，初非捨己從人之謂。假使中醫有演進之價值，必須吸收西醫之長，與之化合，以產生新中醫，是今日中醫必循之軌道。"[3]這位衛護中醫的主將也認為未來新中醫是與西醫"化合"的產物，此言非虛，但看"走中西醫結合的道路"即可知。在這種背景下，對於古典醫學歷史的研究也在自覺不自覺之中受到了科學的壓力，研究者在很多問題上是以西醫為鏡，對古典醫學進行重新的闡釋。須知古典醫學發展之路在被西醫打斷之前，有自己的發展軌跡，若要認識其真實面貌，必須擺脫這種西醫鏡像思維模式，以"了解之同情"的心態重新審讀古史。

本章所探討的每一個問題幾乎都可以做成大文章，而且還有很多問題沒有談到，這些絕非筆談小小篇幅可以備述。正如開篇所說，本章只是個破題，希望可以引發學界共鳴，從而還古典醫學一個真實面貌，一個也許有缺陷但卻更真切的面貌。

1　惲鐵樵：《群經見智錄》，學苑出版社，2007 年，第 113 頁。
2　區結成：《當中醫遇上西醫：歷史與省思》，生活・讀書・新知三聯書店，2005 年，第 78 頁。
3　惲鐵樵：《藥盦醫學叢書》，第二輯之二，第 4 頁，第一輯之二，第 2 頁，章巨膺醫家發行，1948 年。

第二章　由《天聖令》復原唐《醫疾令》

看唐代官民醫學分層

2006 年，中華書局出版《天一閣藏明鈔本天聖令校證　附唐令復原研究》[1] 一書。《天聖令》是宋天聖年間（1023—1031）官方整理頒佈的法令文獻，其中復原了唐代的《醫疾令》，由此，學界得以對唐代的醫療制度展開進一步研究，此書出版對於唐史學界的意義無庸贅言。目前關於各項唐令的研究已經成果頗豐，本章欲就其中《醫疾令》若干有待發覆的問題發表管見，並嘗試對唐代官方與民間醫學分層與融合進行剖析。

本章所說的唐代"官方醫學"，是指以尚藥局、藥藏局、太醫署等為主的中央醫療機構和地方醫療機構（含醫療及醫學教育兩大事務）為主導的醫學事務。官方機構的組成、使命、行政需求是決定相關法令內容的首要因素。由於官方醫療機構有特定的旨趣，故在所關心的醫學問題上有所側重，與民間稍有不同。另外，官方掌握著更多的醫療資源，故其行事手段與民間亦有區別（詳見後文）。所謂"民間醫學"，指的是官方醫學之外的其他醫療、醫學教育事務，這裏不僅包括了基層民間的事務，也包括士大夫階層涉醫事務。士大夫階層雖然具有官方色彩，但其所涉足的醫學仍然與民間醫學沒有什麼區別。在唐前期，士大夫秉承魏晉遺風，熱衷服食，對醫學則比較冷淡。至唐中後期，隨著服食之風的衰落，養生醫學逐漸興

1　天一閣博物館、中國社會科學院歷史研究所《天聖令》整理課題組校證：《天一閣藏明鈔本天聖令校證　附唐令復原研究》，中華書局，2006 年。以下引用《天聖令》復原唐《醫疾令》諸條均出自本書。

起，士大夫階層流行撰寫、交換"信方"，這些信方絕大多數來自民間生活中的醫學經驗積累。[1] 在交流過程中，大量涉及士大夫的醫學信息保留於史料，從而在歷史記憶中保持強勢；但很難由此認為存在一個游離於民間與官方之間的"士大夫醫學"。縱觀中國醫學史，唐代醫學還是以經驗積累為主，理論相對較為薄弱，具有較高文化水準的士大夫階層此時還是以吸收基層民間醫學經驗為主，全面介入醫學理論研究是宋代以後的事情，至金元時期醫學理論突飛猛進的發展，就與儒醫階層密切相關。[2] 而唐代士大夫在醫學思想和實踐方面並未自成一統，因此可以說，唐代並不存在真正意義上的士大夫醫學。故本章所說的"民間"，包含基層民眾和士大夫階層。當然，與民眾相比，士大夫階層能更多地從官方醫學受惠，更方便地獲得官方醫療資源。

20 世紀以來的內史研究，過於注重官方醫學，多數醫學史論文、教材等談到醫學組織、醫療從業人員時均以官方為重點，這其實是受到了史料話語權的影響，史籍中有關官方醫學的記載相對比較完備，民間醫學史料則相對零亂和寡少。而且中國古代是官本位社會，在人們的意識中，"官方"似乎不言而喻地意味著權威和"代表性"，但實際上，唐代官方醫學無力也無意代表社會醫學全貌。《天聖令‧醫疾令》的整理出版意味著官方醫學增添了更多、更完整的史料，藉此增強對於醫事制度的研究是必要的，《唐研究》第 14 卷集中發表的三篇相關文章（陳登武〈從《天聖‧醫疾令》看唐宋醫療照護與醫事法規〉、張耐冬〈唐代太醫署醫學生選取標準〉、程錦〈唐代醫官選任制度探微〉）均屬此類。其中程錦是《醫疾令》的整理者，更以此為核心寫成碩士學位論文〈唐代醫療制度研究〉。令與制度的關係自然是最緊密的，但是對於醫療社會史研究者來說，令文不僅僅是紙面制度，背後所透露出來的各種醫療社會史信息更值得注意。正因為官方醫學有著與民間醫學不同的旨趣，故在技術、結構諸多方面和民間醫學保持

1　參見于賡哲：〈唐代的醫學教育及醫人地位〉，《魏晉南北朝隋唐史資料》第 20 輯，武漢大學出版社，2003 年，第 155—165 頁。

2　賈得道：〈試論中國醫學史的分期問題〉，《中華醫史雜誌》1980 年第 1 期，第 58 頁。

著有聯繫又有所區別的狀態，自成一統。故而本章試圖在討論某些醫事制度之餘，就唐代社會疾病觀、時代主流醫療技術對於令文的影響等問題展開論述，並由此論證唐代官方醫學能否代表社會醫學全貌，希冀以此為《天聖令·醫疾令》的研究增添更加豐富的內容，也由此提請學界更加注重民間醫療史的研究。

一、官方醫學教育體系內博士、學生出身問題

《天聖令·醫疾令》反映出，唐代中央官方醫學教育機構內的學生包括醫生、針生、按摩生、咒禁生、藥園生、女醫。前四者大致上是按照所學醫療技術的不同劃分的，且均有入流機會；藥園生則僅是藥園師的助手和後備力量，看起來沒有入流的機會，與前四者有區別；女醫主要是服務於宮廷，程錦有專文探討[1]，茲不贅。

除《天聖令》記載的各種學生之外，東宮系統內大概也有自己的醫學生。《唐代墓誌彙編》萬歲通天 017 號〈大周故珍州榮德縣丞梁君墓誌銘並序〉記載墓主是"左春坊別教醫生"[2]，左春坊屬東宮系統，為太子服務的藥藏局就歸其統轄[3]，內中既然有比擬尚藥局和太醫署的藥藏局，那麼出現比擬太醫署醫學生的"醫生"也不奇怪，只是"別教"的具體狀態尚不清楚。

本章欲就官方醫學機構中學生身份所反映出來的唐代醫學"官學—家學"問題發表管見。下面羅列《天聖令》中復原唐《醫疾令》（簡稱"復原唐令"）相關各條加以分析。

復原唐令第 1 條："諸醫生、針生、按摩生、咒禁生，先取家傳其業，次取庶人攻習其術者為之。" 此條宗旨在於規範醫學各科學生取捨範圍，諸生皆先取有家學淵源者，這是官方醫學教育機構"服從"於醫界慣例之

1　程錦：〈唐代女醫制度考釋——以唐《醫疾令》"女醫"條為中心〉，載榮新江主編《唐研究》第 12 卷，北京大學出版社，2006 年，第 53—71 頁。

2　周紹良主編，趙超副主編：《唐代墓誌彙編》，上海古籍出版社，1992 年，第 900 頁。

3　（宋）歐陽修、宋祁：《新唐書》卷四九〈百官志〉，中華書局，1975 年，第 1293 頁。

從疾病到人心——中古醫療社會史再探

反映。古代醫學屬方伎，世代從業為其行業慣例，《禮記·曲禮下》："醫不三世，不服其藥。"唐孔穎達註云："擇其父子相承至三世也，是慎物調齊也。"[1]晉葛洪《抱朴子內篇》："醫多承襲世業。"[2]唐孫思邈《千金翼方》："方今醫者……各承家技。"[3]可以說中國古代醫家絕大多數為家學傳世或者師徒相授，唐代有名之醫者很多出身於醫學世家。[4]唐代官方醫學雖然是中國古代醫學史之亮點，但對其作用不宜高估，其規模、辦學指向均較為狹窄。此條唐令反映出唐太醫署在選拔學生方面首選有家學淵源者，可見學校教育模式並未對全社會醫學教育模式產生衝擊，相反還要首先服從於中國傳統醫學傳統教育模式。

復原唐令第9條："諸有私自學習、解醫療者，召赴太醫署，試驗堪者，聽準醫、針生例考試。"此條反映出唐代官方醫療機構的開放性，它在自己的教育體系之外，注意從社會上吸納有私學、家學功底者，准許他們直接超越學校教育階段，與醫、針生共同參加遴選，補充醫療機構之不足。不僅學生如此，負責教育的博士人選亦有此種現象。

復原唐令第11條："諸教習《素問》、《黃帝針經》、《甲乙》博士，皆案文講說，如講五經之法。私有精達此三部者，皆送尚書省，於流內比校。"可見博士之選亦重視社會人群，尤重精於醫學理論書籍者。地方醫官的來源在唐令中屢有體現。

復原唐令第29條："諸州醫生，有業術優長、效驗無失，情願入仕者，本州具述以聞。凡名醫子弟試療病，長官莅覆三年，有驗者以名聞。"第

第二章　由《天聖令》復原唐《醫疾令》看唐代官民醫學分層

1　（清）阮元校刻：《十三經注疏·禮記正義》卷五〈曲禮下〉，中華書局，2009年，第2745頁。

2　（晉）葛洪著，王明校釋：《抱朴子內篇校釋》卷一五〈雜應〉，中華書局，1985年，第272頁。

3　（唐）孫思邈著，李景榮等校釋：《千金翼方校釋》，人民衛生出版社，1998年，第440頁。

4　參見范家偉：《六朝隋唐醫學之傳承與整合》，香港中文大學出版社，2004年；廖育群：《中國古代科學技術史綱·醫學卷》，遼寧教育出版社，1996年；于賡哲：〈唐代的醫學教育及醫人地位〉，《魏晉南北朝隋唐史資料》第20輯，武漢大學出版社，2003年，第155—165頁；陳昊：〈晚唐翰林醫官家族的社會生活與知識傳遞——兼談墓誌對翰林世醫的書寫〉，《中華文史論叢》2008年第3期。

30 條："諸州醫博士、助教，於所管戶內及停家職資內，取醫術優長者為之。軍內者仍令出軍。若管內無人，次比近州有處兼取。皆州司試練，知其必堪，然後銓補，補訖申省。其學生取人，依太醫署。若州在邊遠及管夷獠之處，無人堪習業者，不在置限。"有關這兩條令文反映出唐代地方醫官的選拔制度，程錦〈唐代醫療制度研究〉已有論述，此不贅。值得注意的是，在第 29 條中，令文除了醫生入仕的規定之外，還特別強調"名醫子弟"可以直接參加遴選，"有驗者以名聞"，這還是在官方體系之外強調注意吸納有家學功底者。第 30 條則強調各州醫博士、助教的選拔也要注意轄地百姓、前職前官、軍中醫術高超者，可以看到官方醫療體系對於當時醫者世代從業、重視家學的行業規則的尊重與服從。事實上，唐代有名的醫人基本無出身官方醫學教育機構者，《舊唐書·方伎傳》記載有醫人甄權、甄立言、宋俠、許胤宗、孫思邈、張文仲、李虔縱、韋慈藏、孟詵[1]，《新唐書·方技傳》記載的醫人有甄權、許胤宗、張文仲、宋俠、李虔縱、韋慈藏（孫思邈、孟詵入〈隱逸傳〉）[2]，以上諸人無一人有明確證據證明其出身於官方醫學教育。

從官方醫學生人數之有限亦能看出其對社會不可能產生重大影響，《新唐書》卷四五〈選舉志〉記載：

> 方其盛時，著於令者，納課品子萬人，諸館及州縣學六萬三千七十人，……太醫藥童、針咒諸生二百一十一人，……凡此者，皆入官之門戶。[3]

所謂"盛時"，當距《醫疾令》時代不遠，中央太醫署醫學生人數約相當於諸館及州縣學生人數三百分之一。縱使加上地方醫學生人數，總數亦

1 （後晉）劉昫等：《舊唐書》卷一九一〈方伎傳〉，中華書局，1975 年，第 5089—6012 頁。

2 （宋）歐陽修、宋祁：《新唐書》卷二〇四〈方技傳〉，中華書局，1975 年，第 5799—5800 頁；卷一九六〈隱逸傳〉，第 5596、5599 頁。

3 （宋）歐陽修、宋祁：《新唐書》卷四五〈選舉志下〉，中華書局，1975 年，第 1180 頁。

相當有限。《玉海》卷一一二〈唐醫學〉中關於有關於地方醫博士、醫學博士、醫學生設廢重建過程，比兩《唐書》更為詳細精當：

> 貞觀三年置醫藥博士及學生。開元元年改醫藥博士為醫學博士，諸州置助教，寫《本草》《百一集驗方》藏之。未幾，博士學士皆省，僻州少藥者如故。二十七年復置醫學博士，掌州境處療。永泰元年復置醫學博士，三都學生三十人，都督府、上中州各有助教一人、三人，都督府、上州二十人，中下州十人。[1]

醫學生人數的寡少，決定其作用只是滿足官方醫療任務，對於全社會醫學教育的影響必然有限。即便是有限的人數，其中也不乏另有打算者。如前引《唐代墓誌彙編》萬歲通天 017 號〈大周故珍州榮德縣丞梁君墓誌銘並序〉可做例證：

> 起家任唐朝左春坊別教醫生……究農皇之草經，研葛洪之藥錄。術兼元化，可以滌疲痾；學該仲景，因而升上第。屬龍庭月滿，鹿塞塵驚。命將出師，千金之費愈廣；飛芻挽粟，萬里之糧宜繼。君戶庭不出，鞍甲匪疲，遙同轉輸之勤，遂獲茂公之賞。永隆二年，以運糧勳蒙授上柱國……別敕放選，釋褐調補隱陵署丞……秩滿，俄而上延朝遣，授珍州榮德縣丞。[2]

"左春坊別教醫生"屬東宮系統，具體規制不明，是否與太醫署醫學生享有同樣權益尚不可知，觀此誌銘，似乎墓主醫學生身份無助於其入流，故其必須以轉輸軍糧和贊修乾陵為手段"釋褐"。墓主一生似未以醫為業，或者是成績不足，或者是當年成為醫學生的初衷就是博得出身而已，史料缺乏，無可再考。

1　（宋）王應麟：《玉海》卷一一二〈唐醫學〉，江蘇古籍出版社、上海書店，1990 年，第2069 頁。

2　周紹良主編，趙超副主編：《唐代墓誌彙編》，上海古籍出版社，1992 年，第900 頁。

需要提及的是，中央的選拔與委派始終是地方醫官的重要來源之一，這一點在令文復原過程中有涉及，但未說透。根據《唐會要》卷八二〈醫術〉的記載，貞觀三年、開元十一年及二十七年均曾下達關於設置地方醫博士（醫學博士）、助教的敕文，該卷所載貞元十二年三月十五日敕清楚表明部分醫博士來自地方選拔，有司補擬："貞觀初，諸州各置醫博士。開元中兼置助教，簡試醫術之士，申明巡療之法。比來有司補擬，雖存職員，藝非專精，少堪施用。……宜令長史各自訪求選試，取藝業優長、堪效用者，具以名聞。"[1]同時亦有中央直接委派醫人到地方上任職的例證，唐宣宗曾欲給醫人劉集授予"場官"，柳仲郢對此表示異議："劉集之藝若精，可用為翰林醫官，其次授州府醫博士。"[2]似乎透露出當時唐代官方體系內醫學人才的任命原則——醫術高超者，可用為"翰林醫官"（唐後期之翰林醫官地位相當於唐前期之尚藥局醫官），水平稍次者，委派為地方醫博士。北宋制度，醫學生考試合格後按照成績高下依次授官，"為尚藥局醫師以下職，餘各以等補官，為本學博士、正、錄及外州醫學教授"[3]。宋襲唐制頗多，此條醫官"級差授職"的規定大概也可反映唐制。至於這樣重要的問題為什麼在《天聖令》中沒有明確的表現，估計還是因為宋人修令時的取捨所致。

可以看到，唐代無論是中央還是地方，醫學學生及博士人選均高度重視有家學淵源和世代從業者，這是兩種醫學教育體系互動關係的體現。在這種關係中，官方學校教育體系對具有悠久傳統的民間醫學教育體系（家學、師徒相授為其主要表現方式）表示服從與尊重，並以開放的姿態試圖在自己的體系內對其進行吸納與整合。這其實涉及一個更重要的問題——古代官方醫學的發展能"代表"或者"左右"民間醫學的發展嗎？這是不是一個只有在中國這個傳統的官本位社會裏才能出現的史學問題？在後文中將繼續涉及這一話題。

1 （宋）王溥：《唐會要》卷八二〈醫術〉，中華書局，1955 年，第 1525 頁。
2 （宋）王讜：《唐語林》卷二，上海古籍出版社，1978 年，第 36 頁。
3 （元）脫脫等：《宋史》卷一五七〈選舉志〉，中華書局，1985 年，第 3689 頁。

二、醫學分科問題

如何看待唐代官方醫學"分科"？官方醫學分科能否"代表"民間醫學分科並"反映時代的進步"？

治內史者往往認為官方醫學代表著當時醫學的先進水平，若談分科則必談《周禮·天官·冢宰》之"食醫"、"疾醫"、"瘍醫"、"獸醫"[1]，以此為"西周醫學"水準之象徵。至於《周禮》此類分科究竟是理想制度還是切實舉措等問題，卻少有認真的分析。《史記·扁鵲倉公列傳》有扁鵲"過邯鄲，聞貴婦人，即為帶下醫。過雒陽，聞周人愛老人，即為耳目痹醫。來入咸陽，聞秦人愛小兒，即為小兒醫。隨俗為變"[2]的記載。可見即使如扁鵲這樣的雖醫術精湛且通曉"全科"的名醫，仍需因醫治對象不同而有所側重。唐代醫人亦多有偏重一科者，《千金翼方》："且夫當今醫者，各承一業……或有偏功針刺，或有偏解灸方，或有惟行藥餌，或有專於禁咒。"[3]此為按療法分科，亦有按照疾病種類分科的，例如杜牧《樊川文集》卷一六〈上宰相求湖州第二啟〉記載同州有著名眼醫石公集、周師達；[4]還有專恃一方專治一病者，《唐國史補》卷上："白岑嘗遇異人傳發背方，其驗十全。岑賣弄以求利。後為淮南小將，節度使高適脅取其方，然終不甚效。岑至九江，為虎所食，驛吏收其囊中，乃得真本。太原王昇之寫以傳布。"[5]此人可能無深厚醫學功底，專恃秘方治"發背"一病以牟利。實際上"全科"也好，偏科也好，民間醫學完全以市場需求馬首是瞻，並沒有受到官方醫學分科的影響。張哲嘉指出："現代醫史家一般的論述，假定科數多寡反映了醫學及世運的隆替。如唐代國力抬頭，太醫署的醫學就開始分為四'科'；宋代皇帝特別重視醫學，且頒行醫方、校正醫書流通天下，醫學

1 （清）阮元校刻：《十三經注疏·周禮注疏》，中華書局，2009 年，第 1377—1378 頁。

2 （漢）司馬遷：《史記》卷一〇五《扁鵲倉公列傳》，中華書局，1959 年，第 2794 頁。

3 （唐）孫思邈著，李景榮等校釋：《千金翼方校釋》卷二六〈針灸上〉，人民衛生出版社，1998 年，第 397 頁。

4 （唐）杜牧：《樊川文集》，上海古籍出版社，1978 年，第 245 頁。

5 （唐）李肇：《唐國史補》，上海古籍出版社，1979 年，第 18 頁。

進步，於是就一躍至九科；元代醫生地位最高，甚至遠在儒生之上，所以就又進化成十三科；後來‘封建勢力’開始走下坡，醫學也隨之衰落，所以也逐漸削減科數，一直到同治五年（1866）最後只剩下五科，如此云云。醫學進步與世運攸關，是一個很自然會產生的命題，從中西醫相對地位的變遷來看也似乎成立，很容易為人不假思索就接受。然而如何考其現實，醫學進步如何與科數的進退相關，因果關係又如何等，應該是前述命題成立前需要澄清的要件，卻尚少見有具體的研究。”[1]

唐代醫學其實並無“科”這個名詞。《唐六典》及《天聖令》復原唐令條文中確實涉及分科問題，但很難說這種分科能夠代表唐代醫學分科狀況的全貌。實際上唐代民間醫學的分科並未受到官方醫學的影響，通過復原唐令第 1 條、第 5 條與《千金翼方》的對比可以看出這一點。[2]

表 2-1　復原唐《醫疾令》、《千金翼方·針灸》、《千金翼方·禁經》醫學分科比較

《天聖令》復原唐令								《千金翼方·針灸》				《千金翼方·禁經》				
醫生					針生	按摩生	咒禁生	針法	灸法	藥餌	禁咒	湯藥	針灸	禁咒	符印	導引
體療	瘡腫	少小	耳目口齒	角法												

1　張哲嘉：〈官方醫學分科與醫學發展：以北宋疾病分類與傷寒研究為綫索〉，“疾病的歷史”會議論文，2000 年 6 月。

2　《唐六典》在分科問題上的記載是不夠清晰的，在卷一四“太醫署令條”正文中說：“醫博士掌以醫術教授諸生習《本草》、《甲乙脈經》，分而為業：一曰體療，二曰瘡腫，三曰少小，四曰耳目口齒，五曰角法。”似乎體療、瘡腫、少小、耳目口齒、角法是“諸生”分科，但實際上這是省文的結果，因為緊接著註文中說：“諸醫生既讀諸經，乃分業教習，率二十人以十一人學體療，三人學瘡腫，三人學少小，二人學耳目口齒，一人學角法。體療者，七年成；少小及瘡腫，五年；耳目口齒之疾並角法，二年成。”〔（唐）李林甫等撰，陳仲夫點校：《唐六典》，中華書局，1992 年，第 410 頁。〕可見這種分科指的是“醫生”，與《天聖令》復原唐令相吻合。

從上表可見，唐代官方醫學分科與民間醫學分科並不相似，表格中的雙方存在共同點，但這應該說是時代醫學特點決定的。例如都有"禁咒"，這是唐代醫療活動中多巫術療法的體現；都沒有"外科"，這是外科手術療法在唐代衰落的體現。[1]同時雙方的差異點很明顯，《千金翼方》的分科以療法為標準，而官方分科則兼而有之——在一級劃分上應該說是以療法為標準的，在第二級劃分上，將"醫生"劃分為"體療"等五種，則基本上是以疾病種類為標準，但是所謂"角法"（拔火罐的前身）則又是按照療法分類的。

即便是與唐令同時期編纂的《外台秘要》中，也看不到官方醫學分科的影響，例如所謂"體療"的稱呼在該書中沒有出現，"角法"僅出現一次。《外台秘要》和其他唐代醫書一樣重視"瘡腫"，但是"瘡腫"在本書中不是作為醫學分科名詞，而是作為一種病症的描述散見於各個篇章中。"少小"、"耳目口齒"兩科的情況也與此類似。總之，在唐代民間醫書中很難找到受官方醫學分科影響的證據。整個社會似乎並沒有一個統一的醫學分科標準。這並非唐代獨有的現象，張哲嘉通過對北宋時期官方醫療機構中"產科"的沉浮得出結論："國家設科與否自以行政需求考慮為優先，與醫學進步與否未必需要扯上關係。""風科最後走向衰亡，以及婦人門不受政府分科的約制，自行在民間發展至婦科，所彰顯的是當前一般的論述，亦即所謂政府的分科多寡如何反映了全國的醫學進展相關，是沒有證據的，民間醫學的進展並不受政府的制約。……彼此是各走各路。""分科以後的官方與民間醫學各自發展，要說彼此間有什麼增益或彼此促進的作用，並沒有充分的證據。"[2]

筆者對以上論點深表贊成。可以這麼說——認為官方醫學必然"代表"社會醫學全貌，這是基於官本位思想才會"油然而生"的假設。正如本章

第二章　由《天聖令》復原唐《醫疾令》看唐代官民醫學分層

1　有關外科手術的興衰，參見于賡哲：〈被懷疑的華佗——中國古代外科手術的歷史軌跡〉，《清華大學學報（哲學社會科學版）》2009 年第 1 期，第 82—95 頁。

2　張哲嘉：〈官方醫學分科與醫學發展：以北宋疾病分類與傷寒研究為綫索〉，"疾病的歷史"會議論文，2000 年 6 月，第 5—9 頁。

第一部分所述，唐代官方醫學是"服從"、尊重民間醫學的，若要論兩者之間的影響，後者對前者的影響似乎更大一些。唐令中的醫學分科，既不對民間醫學產生重大影響，也未能對後世官方醫學產生影響，《天聖令·醫疾令》原令文第1條提到宋代醫學分科為"大小方脈、針科、灸科、眼科、風科、瘡腫科、咽喉科、口齒科、產科、禁科、金鏃科、傷折科"[1]，明代官方醫學號稱"醫術十三科"："太醫院掌醫療之法。凡醫術十三科，醫官、醫生、醫士，專科肄業：曰大方脈，曰小方脈，曰婦人，曰瘡瘍，曰針灸，曰眼，曰口齒，曰接骨，曰傷寒，曰咽喉，曰金鏃，曰按摩，曰祝由。"[2]宋、明兩代分科無論數目、名稱均與唐令迥異。可以說，從橫向、縱向兩個角度來衡量，唐代官方醫學分科影響力均不顯著。

作為唐代民間醫學對於官方醫政產生影響的又一例證，還有一個問題需要闡明——自古"針灸"連稱，在唐代官方醫學機構中有"針博士"和"針生"，如**復原唐令第2條："諸在京醫、針博士、助教，選醫人內法術優長者為之，按摩、咒禁博士亦准此。"**[3]有關針生的記載見復原唐令第1、3、4、6、7、8、9、10、13、15條，《唐六典》、《通典》等也有針博士、針生的記載，茲不贅舉。但我們卻找不到"灸博士"或者"灸生"的記載，何故？此蓋因灸法在魏晉隋唐時期屬大眾療法，技術簡單粗獷，甚至可以不循經脈。相比之下針刺療法對技術要求甚高，且帶有一定的風險，故須具備專業技能才可施行。《醫心方》卷二〈灸例法〉引《陳延之》云：

1　天一閣博物館、中國社會科學院歷史研究所天聖令整理課題組校證：《天一閣藏明鈔本天聖令校證　附唐令復原研究》卷二六〈醫疾令〉，中華書局，2006 年，第 315 頁。

2　（清）張廷玉等：《明史》卷七四〈職官志〉，中華書局，1974 年，第 1812 頁。

3　程錦：《唐代醫療制度研究》將此令文修正為"諸太醫署醫博士、助教，選醫人內法術優長者為之。按摩、咒禁博士亦准此"。並認為："其實這是在《唐令》和《養老令》中都存在的一種令文的省文現象，也可以說，是令文的一種敘述方式——對同類事物僅列其中一項或幾項，在意思上已經包括了沒有列出的部分。了解了這種敘述方式，就可以確定，不管是養老《醫疾令》還是唐《醫疾令》，在該條令文規定的內容中，一定包括針博士（助教），但在令文的表述上，可能並不出現'針（博士、助教）'字。"（中國社會科學院研究生院碩士學位論文，2008 年，第 34 頁。）

夫針術，須師乃行，其灸則凡人便施。為師解經者，針灸隨手而
　　行；非師，所解文者，但依圖詳文則可灸。野間無圖，不解文者，但
　　逐病所在便灸之，皆良法。[1]

　　由此可見灸療之特點：1. 對施行者的要求比較低。施行針療法非醫師不
可，而灸療法則是"凡人便施"；2. 手法粗獷。識字者可根據孔穴圖施行灸
法，無圖或者連識字者也沒有，可直接在痛處以艾炷燒灼之。這與後世循
穴位施灸的做法形成強烈對比。灸療法自先秦誕生以來一直如此，唐代亦
不例外，唐代人人接受灸療"洗禮"，不問孔穴，《外台秘要》引蘇恭治療
腳氣病法云："隨痛處急宜灸三五炷即差，不必要在孔穴也……縱《明堂》
無正文，但隨所苦，火艾徹處，痛便消散，此不可不知也。"[2] 這裏明言縱
使醫書中無明文處亦可隨痛處而灸。民間類似做法之普遍甚至導致一個奇
特的、可隨意對應痛處的穴位的誕生——"阿是穴"[3]，與此相對應的是，民
間針刺療法並不流行，蓋因針刺療法需要有精深的取穴能力和手法，技術
含量較高，超出民眾能力範圍，王燾《外台秘要》甚至為此專門"不錄針
法"[4]。直到北宋，隨著民間醫學教育手段進步，民間針刺療法才開始普及，
筆者對此曾撰專文論述，茲不贅。[5] 唐代醫學的這種特點影響到官方醫政，官
方醫學與民間不同，有充足的資源保證孔穴取位教學的進行，故設置針博
士，負責教授針學生，而對於"技術含量"相對較低的灸療法則僅在實踐
中稍加涉及。**復原唐令第 6 條："諸醫、針生，各從所習，鈔古方誦之。其
上手醫，有療疾之處，令其隨從，習合和、針灸之法。"** 制度上不立"灸"

1　〔日〕丹波康賴：《醫心方》，學苑出版社，2001 年，第 243 頁。

2　（唐）王燾：《外台秘要》卷一八〈腳氣上〉，人民衛生出版社，1955 年，第 493 頁。

3　（唐）孫思邈：《備急千金要方》卷二九〈針灸上〉："吳蜀多行灸法。有'阿是'之法，言
　　人有病痛，即令捏其上，若裏當其處，不問孔穴，即得便快，成痛處即云'阿是'，灸刺皆
　　驗，故曰'阿是穴'也。"（人民衛生出版社，1955 年，第 519 頁。）

4　（唐）王燾：《外台秘要》卷三九〈明堂序〉，人民衛生出版社，1955 年，第 1077 頁。

5　于賡哲：〈唐宋民間醫療活動中灸療法的浮沉——一項技術抉擇的時代背景分析〉，《清華
　　大學學報（哲學社會科學版）》2006 年第 1 期，第 62—73 頁。

科，唯獨在實踐中令學生向"上手醫"學習。所謂"上手醫"，據《唐六典》記載出自晉代："晉代以上手醫子弟代習者，令助教部教之。"[1] 指的是有經驗醫人，唐代官制中無此專稱，似沿用其原始含義，為"有經驗高手醫師"之泛稱。醫學生、針學生在教學過程中未有專職"灸博士"或者"灸師"指導，僅在"上手醫"巡療過程中跟隨學習灸法，此處亦提到針法，但值得注意的是，針法是經過針博士、助教理論教習，然後參與臨床實習的，而灸法學習僅在令文中出現這一次，未經理論階段直接進入臨床實習，反映出制定令文者看待針、灸學習繁複程度之輕重差異。

研究者若對這一點不加辨明，僅從令文出現頻次上加以判斷，就會得出"唐代針法流行、灸法不流行"的印象，如前所述，真實情況恰恰相反。唐代官方醫學由於可以集中民間醫學所缺乏的資源，故在針法教學上特別用力，而灸法由於簡單粗獷，故雖然在民間盛行，但是在官方教學中則未加特別留意，這是官方醫學不同於民間醫學的例證之一。

宋代以後，隨著灸療法與針法一樣開始注意經絡孔穴取位，灸療逐漸被納入官方醫學的範圍內。元代官方醫學中有針灸科[2]，明代"醫術十三科"裏也有"針灸"[3]。從這個歷程來看，灸療法是否被納入官方醫學範疇（尤其是理論教學範疇），是灸療法自身技術發展過程所決定的。而這個發展過程，又並不完全取決於醫療技術本身，很大程度上還受到社會醫療資源分配狀況的影響。有關這個問題，請參看筆者前揭文，茲不贅。

綜上，可以看到官方與民間的醫學分科並無統一標準，唐令中的分科僅可看作是官方醫學的行政需求，如果說它能"代表"整個社會醫學的發展形態，還需要更多的證據。看待古代醫學分科的歷史意義，是否分科以及如何分科固然重要，但更重要的是這種分科是否影響到了社會整體醫學

1　（唐）李林甫等撰，陳仲夫點校：《唐六典》卷一四"太常寺太醫署令"條，中華書局，1992年，第410頁。

2　《大元聖政國朝典章》卷三二〈禮部五〉，中華書局，1958年，第7頁。

3　（清）張廷玉等：《明史》卷七四〈職官志〉，中華書局，1974年，第1812頁。

以及醫學歷史的發展。官方醫學分科之所以給研究者留下深刻印象，無非是源自史料話語權導致的偏差。故對《醫疾令》中的醫學分科不可給予過高評價。

三、民間、官方視野中的主要疾病

由於自然環境、生活風俗、人口密度和交通方式、醫學思想等影響人類健康的諸多因素處在不斷變化中，故各個時代都有自己的主要疾病種類，正因為存在著時代的差異，對各個時代主要疾病種類的研究才有了意義，日本早期醫史專家富士川游曾將 "國民常見病" 的研究列為醫史研究的三大任務之一。[1] 就本章所要探討的唐代而言，各種醫書是最易引起研究者關注的，當時醫家較為關心的疾病，是否即為對社會危害很大的疾病？對於某些疾病來說確實如此（例如瘟疫）。但筆者亦曾指出，六朝隋唐醫家的著述，主要對象是士大夫階層，因此對士大夫階層的常見病高度重視，這就會對我們產生一定程度的誤導。[2] 所以不能完全依靠醫書的記載。那麼，是否可以依靠兩《唐書》的《五行志》或者《冊府元龜》等大型官修類書對各種疾疫進行統計呢？這樣做易導致以偏概全，因為瘟疫之外的非傳染性疾病很少被實錄、正史記載，我們不能把 "主要疾病研究" 簡化為 "瘟疫研究"。

要研究這樣的問題，目前主要途徑有三：

第一種途徑，根據傳世文獻、墓誌進行統計分析。李燕捷《唐人年壽研究》第八章〈唐代人口死亡統計與分析〉做過這樣的嘗試，該書根據傳世文獻和墓誌等出土文獻廣泛統計後認為，唐人五種主要死亡原因是人為死亡（43.95%）、腦血管疾病（17.49%）、傳染病（10.31%）、瘡瘍（6.73%）、

1　這三個任務包括：1. 醫學知識的歷史；2. 醫學家在社會中的地位；3. 疾病的歷史，尤其是國民常見病的歷史。參見〔日〕富士川游：《日本醫學史》，東京日新書院，1941 年，第 4 頁。

2　參看于賡哲：〈"然非有力，不能盡寫" —— 中古醫籍受眾淺論〉，《陝西師範大學學報（哲學社會科學版）》2008 年第 1 期，第 78—87 頁。

服長生藥（6.28%）。[1]但必須看到，這個結論不可避免地受到史料來源的限制。正史和其他傳世文獻中有載者，多半是社會精英。正如李燕捷先生自己所說："在死因分類統計中，腦血管疾病是自然死亡中死亡率最高的一種死亡原因……在唐代，腦血管病是官僚階層，尤其是上層社會的高死亡率疾病，但就整個唐代人口而言，腦血管病作為一種高死亡率疾病還缺乏證據。"[2]腦血管病一般與優越生活帶來的營養過剩相聯繫，在傳世文獻中它處於突出的位置，顯然與傳世文獻本身的"階層性"有關。

至於墓誌，作為一種"自我書寫"，確實能反映比傳世文獻更寬泛的人群狀況，但是問題依然存在——很多基層民眾可能無力操辦墓誌。例如，我們在唐人墓誌中很少能發現普通農民，有大量以"處士"為名者，觀其生平，多半也是家境較好者，蓋因一方墓誌大約耗費不菲，且要與文人階層有一定的關聯。嚴耀中在談到墓誌能否反映唐代婦女信仰整體狀況時說："社會下層的女子死了，一般無足夠的財力來隆重喪禮，立碑刻石，更加不可能以重金禮請名家來撰寫墓銘。……因此本文所分析的唐代婦女信佛狀況，基本上只是唐代士族婦女的信佛狀況。"[3]筆者認為這個結論適用於對唐代墓誌的整體評價。由此可以說，唐代墓誌也不能完全、徹底反映民間基層狀況。因此，靠傳世文獻和墓誌碑刻統計唐人疾病的做法有一定的缺陷。

第二條途徑，根據唐人心理進行研究。筆者曾經就此進行過嘗試[4]，敦煌文書中的《新菩薩經》、《勸善經》可以幫助解決這個問題。這兩部佛經屬本土偽經類，自武則天時期開始出現雛形，一直傳抄至宋初，數量眾多。兩部經書名異實同，一般結構是這樣的：第一部分，勸人唸佛行善；第二

1　李燕捷：《唐人年壽研究》表 23，文津出版社，1994 年，第 255 頁。

2　同上書，第 257 頁。

3　嚴耀中：〈墓誌祭文中的唐代婦女佛教信仰〉，載鄧小南主編《唐宋女性與社會》，上海辭書出版社，2003 年，第 470、475 頁。

4　參見于賡哲：〈《新菩薩經》、《勸善經》背後的疾病恐慌——試論唐五代主要疾病種類〉，《南開大學學報（哲學社會科學版）》2006 年第 5 期，第 61—70 頁。

部分，預言今年將有很多疾病，會導致許多人死亡，以至於穀物成熟而無人收割，只有抄寫經文才能免除斯厄；第三部分，以神話傳說烘托經文的神秘性。這兩部經書最大的特點就是體現了時人對於某些種類疾病的恐懼，而且隨著時代的進展，人們還對這些疾病種類進行過"微調"，體現出傳抄者對於這些疾病有著切實的恐懼，並非人云亦云、照貓畫虎。筆者將兩經疾病列表如下：

表 2-2 《新菩薩經》、《勸善經》所列疾病一覽表

經名 內容	《新菩薩經》			《勸善經》
	甲本	乙本	丙本	
病名	第一患死 第二卒死 第三產生死 第四不持齋死 第五肚腸熱死 第六自絞死	第一病死 第二卒死 第三赤眼死 第四腫死 第五產（生）死 第六患腹死	第一瘤病死 第二天行病死 第三卒病死 第四腫病死 第五產生死 第六患腹死 第七血癊死 第八風黃病死 第九水痢死 第十患眼死	第一瘤病死 第二天行病死 第三赤白痢死 第四赤眼病死 第五女人產生死 第六水痢（病死） 第七風病死
寫本編號	S.622	S.3091、S.3442、北 8286、Φ 215	S.407、S.414、S.470、S.521、S.1066、S.1592、S.1689、S.2320、S.2649、S.3126、S.3417、S.3790、S.4479、S.4747、S.5020、S.5060、S.5256、S.5303、S.5654、S.5929、北 8282、北 8283、北 8284、北 8285、P.2668、P.2953、P.3117、P.3857、Дx 00299、Дx 01251+01464、Дx 01609+02035、Дx 01708+02399、Дx 02057、Дx 02586A、Дx 02774+02796B、Дx 10339	S.417、S.912、S.1185、S.1349、S.2853、S.2882、S.3485、S.3792、S.3687、S.3871、S.4739、S.4923、S.5113、S.6265、北 8287、北 8288、北 8289、P.2608、P.2650、P.3036、P.3624、P.3498、Дx 00327+00360+01452+0297、Дx 01246、Дx 01786、Дx 05463

筆者前揭文對這些病名進行過分析和解讀，認為唐人心目中威脅最大的疾病有：1. 傳染病（其中威脅最大的是瘧疾）；2. 心腦血管疾病；3. 消化系統疾病；4. 泌尿系統疾病；5. 難產及其他圍產期疾病；6. 皮膚化膿性疾病；7. 新陳代謝疾病。以上大約就是對普通唐人構成最大威脅的疾病種類。[1]

第三條途徑，根據政府法令進行估計。《醫疾令》、《唐六典》等均記載了唐代中央及地方醫療機構常備藥物，反映當時政府對這些疾病的重視程度。

復原唐令第 25 條："諸太醫署，每歲常合傷寒、時氣、瘧痢、傷中、金瘡諸藥，以備人之疾病者。"

復原唐令第 33 條："諸州於當土所出，有藥草堪療疾者，量差雜職、防人，隨時收採，豫合傷寒、時氣、瘧痢、瘡腫等藥，部內有疾患者，隨須給之。"

復原唐令第 34 條："諸鎮戍、防人以上有疾患者，州量遣醫師救療。若醫師不足，軍人百姓內有解醫術者，隨便遣療。每年申省，下太常寺，量給傷寒、時氣、瘧痢、瘡腫等藥，儲庫安置。若當鎮土地所出者，並自採充。"

《唐六典》中也有類似規定，由此可證此項政策之一脈相承。《唐六典》卷一四 "太醫署令" 條註："（太醫署）每歲常合傷寒、時氣、瘧、痢、傷中、金瘡之藥，以備人之疾病者。" 同書卷三〇 "三府、都護、州縣官吏功曹、司功參軍" 條："凡諸州每年任土所出藥物可用者，隨時收採，以給人之疾患。皆預合傷寒、時氣、瘧、痢等藥，部內有疾患者，隨須給之。"[2]

所謂傷寒，乃自漢代以來人們最重視的疾病之一，包含多種 "外感傷

---

1 兩經出土於敦煌石室，故其是否能代表敦煌以外的中原地區狀況值得分析。兩經寫本中，標註 "貞元十九年" 題記的很多，其餘無題記寫本，除了 S.622 之外，結構、內容均與 "貞元十九年" 寫本類似，可推斷為其變種，也就是說兩經大流行是貞元十九年以後的事情，而此時的敦煌已經陷於吐蕃之手，吐蕃推行吐蕃紀年法，故兩經的原作者應該不是敦煌本地人，而是中原內地人士（他是在武則天時期寫本基礎上改編的），敦煌石室保留的兩經寫本，是輾轉自內地傳入的，其中涉及的病名亦可從側面證實這一點。以上參見于賡哲：〈《新菩薩經》、《勸善經》背後的疾病恐慌——試論唐五代主要疾病種類〉，《南開大學學報（哲學社會科學版）》2006 年第 5 期，第 62—70 頁。
2 （唐）李林甫等撰，陳仲夫點校：《唐六典》，中華書局，1992 年，第 409、748 頁。

寒"傳染病。所謂"時氣"病，大約與《新菩薩經》、《勸善經》中"時行"病相同，具體含義筆者已作探討，此不贅。[1] 至於"瘧痢"，金、元、明、清以來醫書常有此稱呼，《天聖令》復原者的句讀可能受其影響，但實際上唐代醫書中"瘧痢"連讀極其罕見，估計應句讀為"瘧、痢"，即瘧疾和痢疾。[2] 這兩種病在傳世唐代文獻和《新菩薩經》、《勸善經》中常有體現。所謂"傷中"，《素問‧診要經終論篇》云："中膈者，皆為傷中，其病雖愈，不過一歲必死。"[3] 此似指內臟重大疾病。另外，傳統醫學有"三焦"之說，也不排除"傷中"指的是飲食不節，或過食膏粱厚味、嗜酒無度導致的中焦運化失職，有類於今天的消化系統疾病。有急性者，例如《外台秘要》有"酒客熱傷中，吐血不止"的記載[4]，頗似飲酒過度導致的胃部疾病。亦有慢性者，例如《外台秘要》"深師療傷中方"記載傷中症狀為"咳嗽短氣，腸中痛。流飲厥逆，宿食不消"[5]。總之，"傷中"涵蓋疾病種類頗多，但一般與胸腹腔內臟器官有關。

尤其值得玩味的是復原唐令中提到"金瘡"與"瘡腫"藥物。其中"金瘡"類（指戰傷）似非基層民眾所常需，"瘡腫"則多指一般外傷及皮膚疾病，此為基層勞動者常見疾病，但是既然與金瘡類藥物並列為政府常儲藥物，則可能特有所指。前引復原唐令第25、33、34條證明中央及地方官醫對於行軍或服徭役之人負有醫療職責，故藥物之設亦有較強針對性，蓋以"金瘡"對應"行軍"，以"瘡腫"對應"作役"，因此可以說《醫疾令》涉及的藥物儲備制度的出發點仍然是官方需求：傷寒、時氣、瘧疾、痢疾、

1　筆者認為："'天行'又名'時行'，所謂'天行溫疫'實際上是多種急性傳染病的統稱，與傳統醫學廣義的'傷寒'定義（一切外感熱病）近似。"參見于賡哲：〈《新菩薩經》、《勸善經》背後的疾病恐慌──試論唐五代主要疾病種類〉，《南開大學學報（哲學社會科學版）》2006年第5期，第66—67頁。

2　（唐）李林甫等撰，陳仲夫點校：《唐六典》卷一四"太醫署令條"亦出現此二字，陳仲夫正確地將其點讀為"瘧、痢"。（中華書局，1992年，第409頁。）

3　郭靄春主編：《黃帝內經素問校註》，人民衛生出版社，1992年，第210頁。

4　（唐）王燾：《外台秘要》卷二，人民衛生出版社，1955年，第86頁。

5　同上書卷九，第266頁。

傷中等疾病是唐代常見疾病，且多數為傳染病，有發病廣、影響大、後果嚴重的特點，對於政府來說需要預案設防；而"金瘡"受到高度重視，則更是官方醫療機構的職責所在。

總之，《醫疾令》、《唐六典》中有關官方醫療機構預備藥物的規定，可以在一定程度上看作是對於時代主要疾病的應對措施（當然也有其官方醫療的特定指向）。與《新菩薩經》、《勸善經》裏的病名相比對，可以看到雙方頗有類似點，但也有明顯區別，其中的意義值得進一步分析比對。兩相結合，筆者相信有助於"唐代主要疾病種類"的探討。

四、醫學教材中的《新修本草》

從疾病到人心——中古醫療社會史再探

《新修本草》在復原唐令所載教材中具有特殊地位，筆者認為這體現出官方醫學對於民間醫學的資源優勢。

復原唐令第 3 條："諸醫、針生，各分經受業，醫生習《甲乙》、《脈經》、《本草》，兼習《張仲景》、《小品》、《集驗》等方。針生習《素問》、《黃帝針經》、《明堂》、《脈訣》，兼習《流注》、《偃側》等圖，《赤烏神針》等經。"

復原唐令第 4 條："諸醫、針生，初入學者，先讀《本草》、《脈訣》、《明堂》。讀《本草》者，即令識藥形、知藥性；讀《明堂》者，即令驗圖識其孔穴；讀《脈訣》者，即令遞相診候，使知四時浮、沉、澀、滑之狀。次讀《素問》、《黃帝針經》、《甲乙》、《脈經》，皆使精熟。其兼習之業，各令通利。"

這些教材的具體指向，筆者同意程錦〈唐醫疾令復原研究〉及〈唐代醫療制度研究〉中的大部分觀點——《甲乙》指晉皇甫謐《針灸甲乙經》，《脈經》指晉王叔和《脈經》，《本草》指《新修本草》（又名《唐本草》），《小品》指南朝陳延之《小品方》，《集驗方》指姚僧垣《集驗方》，〈明堂〉、〈流注〉、〈偃側〉等應該是一些圖文並茂的人體結構圖、脈絡穴位圖。《赤烏神針》按兩唐書志記載為張子存撰，其人行跡不詳，但可肯定是唐以前人。但筆者不同意程錦將《張仲景》認定為《傷寒論》或者《傷寒雜病論》

的觀點[1]；至於《脈訣》，程錦將其認定為"後世人託王叔和之名而作"，筆者對此亦有異議。[2]

◇◇◇◇◇◇◇◇◇◇◇◇◇◇◇◇◇◇◇◇◇◇◇◇◇◇◇◇◇◇◇◇◇◇◇◇◇◇◇

1 《傷寒雜病論》是張仲景著作原名，在唐以前其"傷寒"部分和"雜病"部分已經分開，各自獨立傳世，唐代無《傷寒雜病論》全帙，必不能以此為教材。同時"張仲景"亦不會指《傷寒論》，令文云"兼習《張仲景》、《小品》、《集驗》等方"，據此可知，此"張仲景"應指醫方，而非《傷寒論》那樣的醫理著作。此令文中醫學生教材的安排實際上是很有層次的，首先是醫理著作《針灸甲乙經》和《脈經》，以明臟腑脈絡，其次是藥學著作《本草》，以明藥理，在此基礎上才能開始臨床治療藥方的學習。既然《張仲景》與《小品》、《集驗》等方書並列，那麼必屬醫方類，而《傷寒論》內容多偏重醫理，顯然不適合放在這裏。張仲景《傷寒雜病論》中"雜病"部分屬醫方類，其主要內容在宋代被整理成《金匱要略方》，唐代無此書名，不過其內容卻早有流傳，筆者認為令文中的"張仲景"極可能指的是《隋書‧經籍志》、《舊唐書‧經籍志》所記載的經過王叔和整理的15卷本《張仲景藥方》，令文中"張仲景"是其簡稱。至於程錦據以為論的宋人林億所稱唐代為醫者皆習張仲景《傷寒》以及唐代王淑所建議的選拔醫人時考張仲景《傷寒論》二道，筆者認為，林億供職於宋校正醫書局，在他的觀念裏，張仲景著作的"雜病"部分早已經失傳，張仲景著作的臨床藥方部分（即"雜病"部分）是本朝翰林學士王洙檢覽蠹簡時偶然發現的，在此之前並沒有流傳（見林億等：《金匱要略方‧序》，張仲景：《金匱要略方》，中國醫藥科技出版社，1998年，第1頁），那麼當他看到唐令中"（醫學生）兼習《張仲景》"字樣的時候，會想當然地認為這個"張仲景"是指唐代可見的《傷寒論》，故有是語。至於王淑所云醫術選人考"張仲景《傷寒論》二道"云云，指的是面向全社會遴選醫人入仕，並非專門指的是太醫署醫學生習業，故不合以此為據。

2 程文所說的偽作，應指醫學史上有名的"高陽生"《脈訣》，該書偽託王叔和名，影響很大，然而唐代似無此書。《隋書‧經籍志》、《舊唐書‧經籍志》、《新唐書‧藝文志》未見高陽《脈訣》之名，隋唐傳世醫書《諸病源候論》、《千金方》、《千金翼方》、《外台秘要》亦未見引用此書者。宋代熙寧（1068—1077）以後，高陽生《脈訣》才屢屢見於記載，由於淺顯易懂，頗受民間醫人歡迎，"宋元之間流傳甚廣"（《中國大百科全書‧傳統醫學卷》，中國大百科全書出版社，1992年，第274頁）。元代謝縉翁認為："今稱《王叔和脈訣》者，不知起於何時。……宋熙寧初，林億校正《脈經》，序中於《脈訣》未嘗見稱。陳孔碩序始言'《脈訣》出而《脈經》隱'，愚疑《脈訣》或熙寧（1068—1077）以後人所作。"（載〔日〕岡西為人：《宋以前醫籍考》，人民衛生出版社，1958年，第133頁）此言近是。敦煌文書中有〈青烏子脈訣〉（P.3655），全篇為七字韻文。馬繼興等認為："此書內容即傳世《王叔和脈訣》中〈左右手診脈歌〉全文，兩書似有一定的瓜葛關係，或即係《王叔和脈訣》的另一種早期傳本。"（馬繼興等輯校：《敦煌醫藥文獻輯校》，江蘇古籍出版社，1998年，第138頁。）另外，丹波康賴《醫心方》中出現過另一種版本的《脈訣》："《產經》云：《脈決》曰：凡小兒變蒸之時，汗出、不用食，食則吐而脈亂，無所苦也。"（載〔日〕丹波康賴：《醫心方》卷二五〈小兒變蒸〉，學苑出版社，2001年，第1504頁）《醫心方》所引《脈決（訣）》是轉引自《產經》，《產經》作者不詳，見錄於《隋書‧經籍志》，應為唐以前著作。從《醫心方》引文來看，這部《脈訣》文風與高陽生《脈訣》的七字韻文迥異，故可肯定不是高氏《脈訣》。由於其內容與王叔和《脈經》卷九〈平小兒雜病證〉文字類似，故可能是一種王叔和《脈經》的簡本、摘本。故唐令中"脈訣"可能是〈青烏子脈訣〉，也可能指《醫心方》所載《脈決》。

唐代醫家重古方，令文中的教材多為前代作品，只有《新修本草》是當世作品，原因何在？唐代名醫甄權云："且事不師古，遠涉必泥。"[1]筆者曾撰文指出——唐醫家特重古書，加上印刷術普及前書籍傳播速度、範圍有限，使得唐代當代醫籍對唐人的影響遠不如古醫書。[2]這一點在唐令中也有反映，**復原唐令第6條："諸醫、針生，各從所習，鈔古方誦之。"**唐玄宗開元十一年（723）〈諸州置醫學博士敕〉："神農嘗草，以療人疾，岐伯品藥，以輔人命。朕銓覽古方，永念黎庶。"[3]亦特以古方為辭。而且前引復原唐令第3、4條中的教材的確絕大多數是古書，那麼《新修本草》為何能夠超越其他先唐藥書成為官方教材？原因就在於藥書本身的特殊性和先唐藥書的重大缺陷。

唐時可見的藥學（本草）類書籍影響最大者有三：一為東漢成書的《神農本草經》，二為南朝陶弘景所撰《本草經集注》，三為唐高宗時編纂的《新修本草》。

《神農本草經》自成書以來地位崇高，《千金翼方》卷二六《針灸》引唐初名醫李襲譽語："夫欲行針者，必准軒轅正經，用藥者須依《神農本草》。"[4]可見到貞觀時期，《神農本草經》仍是藥界權威，但其缺點也是顯而易見的——此書編纂者缺乏官方背景，故遊歷、見識均有限，導致《神農本草》所載藥物產地呈現出這樣的特點——圍繞洛陽和長安，藥物產地呈放射形分佈，司隸校尉部及其毗鄰州郡所出藥物已經接近《本草經》藥物總數三分之二。越是偏遠地方，地名範圍越大，而藥物卻越少。[5]可見其作

1 （唐）孫思邈著，李景榮等校釋：《千金翼方校釋》卷二六〈針灸上〉，人民衛生出版社，1998年，第396頁。

2 于賡哲：〈"然非有力，不能盡寫"——中古醫籍受眾淺論〉，《陝西師範大學學報（哲學社會科學版）》2008年第1期，第78—87頁。

3 （宋）宋敏求：《唐大詔令集》卷一一四，中華書局，2008年，第595頁。

4 （唐）孫思邈著，李景榮等校釋：《千金翼方校釋》卷二六〈針灸上〉，人民衛生出版社，1998年，第396頁。

5 參見王家葵等：〈《神農本草經》藥物產地研究〉，《中華醫史雜誌》2000年第1期，第14—17頁。

者大約是長年生活在兩京一帶。

而陶弘景《本草經集注》是在《神農本草》和《名醫別錄》的基礎上修撰而成，但是由於時代背景和作者閱歷的關係，《本草經集注》問題多多，尤其是所搜集的藥材則偏於江南一隅，更是為人所詬病。《唐會要》卷八二〈醫術〉：

> 顯慶二年，右監門府長史蘇敬上言陶弘景所撰《本草》事多舛謬，請加刪補……至四年正月十七日撰成。及奏，上問曰：“《本草》行來自久，今之改修，何所異也？”于志寧對曰：“舊《本草》是陶弘景合《神農本經》及《名醫別錄》而注解之。弘景僻在江南，不能遍識藥物，多有紕謬。其所誤及《別錄》不書四百有餘種。今皆考而正之。《本草》之外，新藥行用有效者復百餘種，今附載之。此所以為勝也。”[1]

概言之，《新修本草》勝於陶弘景書之處：一是修改了陶書謬誤；二是所收錄的藥材遍佈大江南北，比陶書更為豐富；三是有圖。《新修本草》共有圖 26 卷之多（含目錄 1 卷）。今已佚。以上三點中，“有圖”一項最為重要。印刷術尚未普及前，書籍最容易佚失的部分就是圖畫，**復原唐令第 4 條：“讀《本草》者，即令識藥形、知藥性。”** 可見教學中圖畫必不可少（當然也應包括實物教學）。但無論是《神農本草》還是陶弘景《本草經集注》均未有圖畫留存的記載，因此《新修本草》在這一點上優勢明顯。《新修本草》在敦煌出土醫書中有五件抄本[2]，為敦煌出土醫書中唐代當世作品傳播最力者，其影響力可見一斑。敦煌文書反映民間狀況，《天聖令》反映官方狀況，兩相印證，可以證明《新修本草》在當時無可替代的地位。

唐高宗以前流行的《神農本草經》和《本草經集注》，分別是東漢及六朝私撰藥書，而藥書若非總結全國狀況、大範圍採集辨析實物，則難稱

---

1 （宋）王溥：《唐會要》卷八二〈醫術〉，中華書局，1955 年，第 1522—1523 頁。
2 分別為 S.4534、P.3714、P.3822、李盛鐸藏本、S.9434，錄文參見馬繼興：《敦煌醫藥文獻輯校》，江蘇古籍出版社，1998 年，第 613—665 頁。

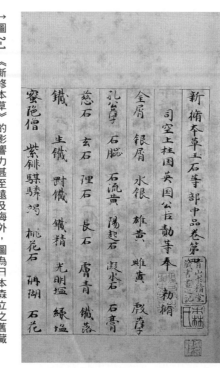

→ 圖 2-1 《新修本草》的影響力甚至遠及海外，圖為日本森立之舊藏《新修本草》傳抄本。

全面，因此這樣的藥書已經不能滿足天下一統之唐帝國的需求。唐政府組織修撰《新修本草》，天下州縣皆有參與，歷經多年而成書，憑藉強有力的行政資源，一舉超過了以前影響巨大的私修藥書《神農本草經》和《本草經集注》，成為官學中罕有的當世教材。有關《新修本草》的問題，日本學者岩本篤志近年研究頗豐，他在〈唐朝の醫事政策と《新修本草》〉[1]一文中注意到了唐代官方土貢名單中以兩京為中心的特點，認為藥物等貢納物的陳列更具有禮儀上的功能，在禮儀秩序空間中凸現皇帝地位，如此則賦予了《新修本草》禮儀上的重要意義，令人耳目一新。但是，筆者認為，土貢名錄那種近密遠疏的狀態的確容易讓人聯想起類似《尚書·禹

1 《史學雜誌》114 編 6 號，2005 年 6 月，第 36—60 頁。

貢》中那種同心圓的五服觀念，但是這應該是時代地理認知能力局限所致，官方蓄意為之的色彩不濃厚。東漢《神農本草經》中藥材產地的記載已經有了和唐朝類似的特點，即藥物產地圍繞兩京呈放射形分佈，近密遠疏，而《神農本草經》缺乏官方背景，這是漢代地理認知能力局限的體現，唐代應該也不例外。另外，假如是凸現禮儀功能，那麼嶺南這個地處要荒的地區貢物應該不多於其他同等地區，但是《新修本草》及《新唐書》、《通典》中廣州所貢藥材較為豐富，且多為貴重香藥。益州也存在類似現象，說明唐代官方無法忽視廣州外貿在藥材方面帶來的益處，也無法忽視四川盆地豐富的藥材物產，從這個角度來說，土貢名錄的實用性很明顯。[1]

如前所述，不僅是官方，民間對於《新修本草》也很熱衷。這是官方醫學特有的優勢，民間醫學亦從此受惠，從敦煌文書中《新修本草》抄本之盛行即可見一斑。

五、小結

通過對醫學教育體系內博士、學生出身，官方醫學分科，官方及民間醫學所關心的疾病種類，《新修本草》地位的分析可以看到，官方醫學能否代表時代醫學，或者是否可以滿足社會醫療、教育需求等問題均是“現代命題”。限於史料話語權的影響，同時也受到官本位社會思想潛移默化的影響，現代研究者對於官方機構往往預設“社會總代表”的身份，然而就醫學問題而言則不盡然：官方醫學不能完全代表社會醫學。

---

1 岩本篤志有關《新修本草》的研究，除了上述文章之外，還有〈《敦煌本新修本草》校註〉（《資料學研究》第 4 號，2007 年 3 月，第 99—125 頁）、〈文字と紙背から見た敦煌における《新修本草》—コンピュータによる用字整理を通して〉（《唐代史研究》第 9 號，2006 年 7 月，第 56—72 頁）、〈唐《新修本草》編纂と“土貢”—中國國家図書館蔵斷片考〉（《東洋學報》第 90 卷第 2 號，2008 年 9 月，第 113—143 頁）。相關問題還可參見〔日〕石野智大〈唐令中にみえる藥材の採取・納入過程について——天聖醫疾令所收唐令の檢討〉（《法史學研究會會報》第 12 號，2007 年，第 15—28 頁）。

官方醫學教育體系從來沒有試圖改變中國傳統醫學千百年來“師徒相授”的教育模式，學校教育雖然在一定程度上實現了醫學知識的點對面傳播，但無論是教員還是學生，唐代官方都首先揀選已經過民間醫學訓練的人員，反映官方醫學教育體制對於社會醫學教育模式的認可。同時由於官方醫學教育機構規模有限，所以並不能對社會產生重大影響。

就醫學分科問題而言，若現代研究者以《天聖令》中的醫學分科為全社會醫學分科的代表，就會失於偏頗。就橫向而言，唐代官方醫學分科對民間醫學分科沒有影響（當然，民間也沒有一個公認的分科標準）；就縱向而言，唐代官方醫學分科對後世官方醫學分科也沒有產生明顯影響。《天聖令》中的醫學分科，實際上創設目的只在於醫政實施通暢、教育體系條理化，與民間醫學分科互不影響。而“灸”療法在官方醫學裏的缺位，則充分說明了社會醫學思想對於唐代律令的影響。

關於民間和官方各自關注的主要疾病，筆者列舉了目前主要的研究途徑，指出通過總結分析《天聖令》、《唐六典》中所關注的疾病有助於“唐代主要疾病種類”的研究，但是同時也要充分審視法令的“行政”色彩，官方醫學根據自己的職責所在，除關心一些常見病之外，還對金瘡、瘧疾、痢病等疾病特別關注，這就與民間醫學觀念產生一些差異，如此則相關研究應該側重哪一方面的史料就不言而喻了。

《新修本草》“突圍”成為唐代官方醫學教材中唯一的“當世”作品，從某種角度來說可以看作是唐代官方醫學對於漢晉六朝民間醫學的一種修正，在藥書這個問題上，民間醫學能力有限，不大可能修撰出全面反映全國藥材狀況的著作來，在這個領域內官方醫學優勢明顯。

由此可見，如果比較官方、民間醫學“輕重”的話，民間醫學始終是主流，官方醫學體系之種種，主要還是為滿足醫政需求，它不可能成為全社會醫學的代表。醫療社會史的研究，還應該以民間為主要著眼點。

《天聖令》的被發現意味著唐史研究獲得了新的動力，但是正如本章開篇所說，由令文到制度的研究是最“理所當然”的開局，但是對唐史學

從疾病到人心——中古醫療社會史再探

界而言，由令文延伸到政治、社會、經濟、科技等各領域的研究也是勢在必行的，本章就此作出了一點嘗試。應該說這些問題既含有制度方面的話題，也含有醫學思想、醫療習慣、社會教育體系、社會觀念等方面的話題，《醫疾令》中蘊含的寶藏還遠不止這些，應該對其進一步展開全方位研究。

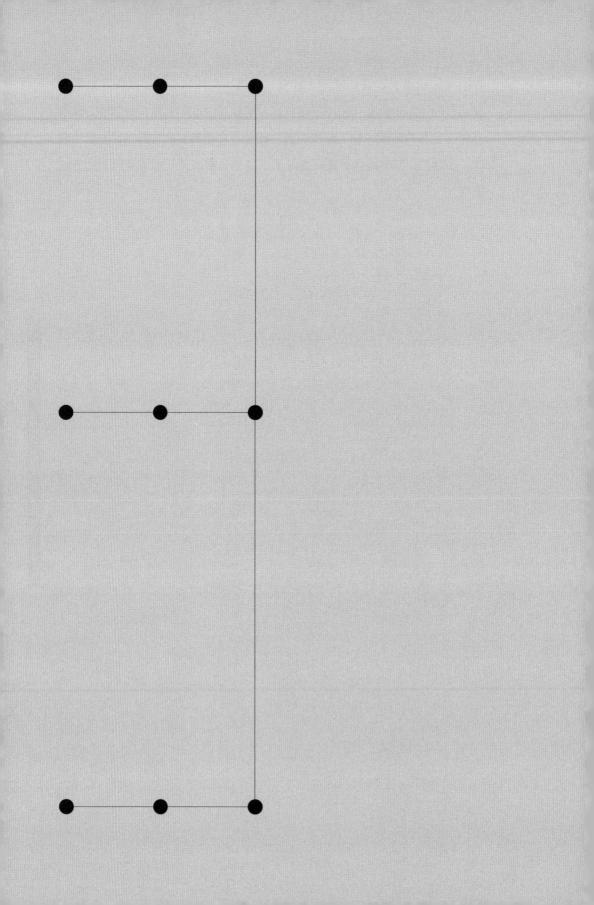

第三章　醫家、病家與史家對醫者形象的

　　分層模塑

中國自古缺乏一神論之基壤，泛神崇拜十分普遍，而且信仰的功利性和實用性很強，故凡人被神化現象屢見不鮮，且來源和塑成形態多樣化。具體到醫學人物問題上，中古時期醫學人物被神化的現象與當時醫人行為特徵、醫學和醫學從業者社會地位、醫學技術難點密切相關。這是一扇窗口，可以管窺醫學和醫學從業者的歷史地位、技術發展歷史。

傳統醫學自古以來就是神秘文化的一部分。上古時期醫巫不分，對此胡厚宣〈殷人疾病考〉已著先鞭，張蔭麟指出殷周時期"疾病的原因都推到鬼神，他們的歡心勝過醫藥，巫祝就是醫生"[1]，金仕起亦指春秋以前"不僅占問病因、病情，連治療、逐除疾病，此時期的醫者大概都還不是不可或缺的角色"[2]。故而醫學始終不脫神秘文化之影響。進入宗教時代，宗教又對醫學產生巨大影響，醫學從理論思想到具體的診療手段都受到了宗教的深刻影響（以道、佛為主），甚至可以說無宗教則無中國傳統醫學，相關問題研究者眾多，相關成果汗牛充棟，茲不贅言。

在功利性思想作用下，許多原來與醫藥毫無關聯的人物也被賦予了某種高超的醫術，或與醫藥加以千絲萬縷的聯繫，這就造就了人們心中名目

1　張蔭麟：《中國史綱》，中華書局，2009年，第45頁。
2　金仕起：〈古代醫者的角色──兼論其身分與地位〉，《新史學》1995年第6卷第1期，第1—48頁。

繁多的治病療疾之神。本章之“醫學人物”主要是指那些原本就具有一定醫術和醫藥知識的現實人物，而不包括因人附會而具有此能力者。當然，這其中既包括那些明確為醫人者，也包括那些不以醫為業，但是又具備相當醫療知識和技術水平者。

一、寂寥的醫家

所謂被神化者，一般首先具備一定的知名度，才會被時人或後人不斷模塑，層累造成其“神跡”。唐代與疾病、醫學有關的神話多得不勝枚舉，但是被神化者多為先唐人物，而且事跡多涉及佛道、巫覡，當世醫人被神化者並不多，著名者唯孫思邈、韋善俊、韋慈藏等，其餘神化人物均散見筆記小說中，事跡零散而不著名。唐人所推崇的醫學人物多半來自前代，原因何在？

眾所周知儒家重古，《尚書·說命》：“事不師古，以克永世，匪說攸聞。”[1]醫家雖出自道家，然思想早已被儒家所滲透，故唐代特重古方，唐代名醫甄權云：“且事不師古，遠涉必泥。”[2]這一點在唐令中也有反映，復原唐《天聖令·醫疾令》第6條：“諸醫、針生，各從所習，鈔古方誦之。”

第3條：“諸醫、針生，各分經受業，醫生習《甲乙》、《脈經》、《本草》，兼習《張仲景》、《小品》、《集驗》等方。針生習《素問》、《黃帝針經》、《明堂》、《脈訣》，兼習《流注》、《偃側》等圖，《赤烏神針》等經。”

第4條：“諸醫、針生，初入學者，先讀《本草》、《脈訣》、《明堂》。讀《本草》者，即令識藥形、知藥性；讀《明堂》者，即令驗圖識其孔穴；讀《脈訣》者，即令遞相診候，使知四時浮、沉、澀、滑之狀。次讀《素問》、《黃帝針經》、《甲乙》、《脈經》，皆使精熟。其兼習之業，各令通利。”[3]

1 （清）阮元校刻：《十三經注疏·尚書正義》，中華書局，2009年，第372頁。

2 （唐）孫思邈著，李景榮等校釋：《千金翼方校釋》卷二六〈針灸上〉，人民衛生出版社，1998年，第396頁。

3 天一閣博物館、中國社會科學院歷史研究所天聖令整理課題組校證：《天一閣藏明鈔本天聖令校證　附唐令復原研究》，中華書局，2006年，第578頁。

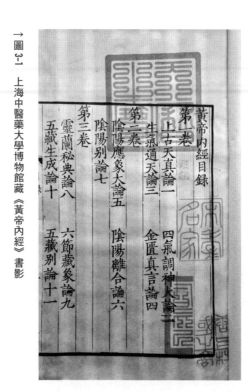

從疾病到人心——中古醫療社會史再探

→圖3-1 上海中醫藥大學博物館藏 《黃帝內經》書影

《千金翼方》卷二六〈針灸〉引唐初名醫甄權語：“夫欲行針者，必准軒轅正經（按指《黃帝內經》），用藥者須依《神農本草》。”[1]

唐玄宗開元十一年（723）〈諸州置醫學博士敕〉：“神農嘗草，以療人疾，岐伯品藥，以輔人命。朕銓覽古方，永念黎庶。”[2]亦特以古方為辭。

除了重古思想之外，筆者曾撰文指出：印刷術普及之前，書籍傳播的速度、範圍有限，使得當代醫籍對唐人的影響遠不如古醫書。[3]敦煌文書中的醫藥文書有一個現象耐人尋味——在大量的唐代醫藥寫本中，能確定祖本

---

1 （唐）孫思邈著，李景榮等校釋：《千金翼方校釋》卷二六〈針灸上〉，人民衛生出版社，1998年，第396頁。

2 （宋）宋敏求：《唐大詔令集》卷一一四，中華書局，2008年，第595頁。

3 于賡哲：〈“然非有力，不能盡寫”——中古醫籍受眾淺論〉，《陝西師範大學學報（哲學社會科學版）》2008年第1期，第78—87頁。

年代者多數是先唐作品。以搜集敦煌醫藥文書較全的馬繼興等主編《敦煌醫藥文獻輯校》為例，內中搜集八十種醫藥文獻，其中能明確為唐代醫學經典名著寫本的，只有五件《新修本草》（S.4534、P.3714、P.3822、李盛鐸藏本、S.9434）和一件孟詵《食療本草》（S.76），至於孫思邈和王燾的著作則蹤跡罕見，而《黃帝針經》、《素問》、《傷寒雜病論》、《王叔和脈經》、《本草經集注》等先唐醫學名著則都"榜上有名"，其餘皆為簡單的方書，這個現象說明唐代民間社會對於本朝的方書可能並不很熟悉，後人耳熟能詳的《千金方》、《千金翼方》、《外台秘要》等書在唐代民間的影響力有限。同時也說明唐人對今醫並不特別推崇。

《舊唐書·方伎傳》列有醫人甄權、甄立言、宋俠、許胤宗、孫思邈、張文仲、（李）虔縱、（韋）慈藏、孟詵，〈方伎傳〉同時列有袁天罡等術士，語多玄怪，但涉及醫人則轉為謹慎嚴肅，所記多為技藝之高妙，有神化事跡者唯有孫思邈一人。是卷曰："（思邈）永淳元年卒。遺令薄葬，不藏冥器，祭祀無牲牢。經月餘，顏貌不改，舉屍就木，猶若空衣，時人異之。"[1]《新唐書·方技傳》列有醫人甄權、甄立言、許胤宗、張文仲、宋俠、李虔縱、韋慈藏，語亦基本不涉及神怪，而孫思邈和孟詵二人被移入〈隱逸傳〉，其中孫思邈事跡中去掉了"屍解"，可見宋儒的態度又與五季不同。尤其孫思邈談醫道，最終涉及天人合一和治國之道，反映出宋儒取捨的態度以及由此帶來的對醫學人物形象的理想化模塑（詳見後文）。

總而言之，唐代醫學人物被神化者數量較少，雖然有關醫藥的神話史不絕書，但其中唐人崇拜者仍以古人為主。究其原因，首先反映出人物神化的一般規律，即人物被神化往往有滯後性，且事跡會有層累造成的現象。其次這一現象背後還有另一個原因，即唐代醫家對社會的影響力並不很大，以至於失去了神化的基壤。

不過，孫思邈等少數人乍看起來是一個例外。孫思邈在世時即擁有較高的聲譽，身後更被唐人不斷模塑、神化，最終在北宋崇寧二年被敕封為

1 （後晉）劉昫等：《舊唐書》卷一九一〈方伎傳〉，中華書局，1975 年，第 5096 頁。

真人。但是實際上這背後另有玄機——孫思邈本身是兼有宗教和醫藥屬性的人物，唐人對他的神化出發點是宗教屬性而非醫藥屬性，在孫思邈被神化和不斷模塑的過程中有一個醫藥屬性後來居上逐漸爬坡的過程，從側面反映出"醫者賤業"這一現象的轉變軌跡。

二、宗教屬性與醫藥屬性的博弈——以孫思邈的神化為中心

孫思邈的神化自唐代已經開始，尤以唐後期為甚，《大唐新語》卷一〇云："（思邈）月餘顏色不變，舉屍入棺，如空焉。時人疑其屍解矣。"[1] 此為目前可見孫思邈"屍解"最早的記錄。所謂"屍解"，是指通過各種途徑遺其形骸，得道仙去。但在道教系統內，"屍解"乃仙品之下者，《雲笈七籤》卷八五〈屍解〉引〈太極真人飛仙寶劍上經敘〉："夫屍解者，屍形之化也，本真之煉蛻也，驅質遁變也，五屬之隱適也。雖是仙品之下第，而其稟受所承，未必輕也。"[2] 孫氏何以歸於下品呢？對此張讀《宣室志》解釋道：

> 又嘗有神仙降，謂思邈曰："爾所著《千金方》，濟人之功，亦已廣矣。而以物命為藥，害物亦多，必為屍解之仙，不得白日輕舉矣。"[3]

孫氏因害物太多，而成了屍解之仙。那"害物"一詞又該作何解釋？

《千金翼方》卷一《藥錄纂要·藥名第二》："論曰：有天竺大醫耆婆云：'天下物類，皆是靈藥。'"[4] 受印度醫學的影響，孫思邈認為萬物皆靈藥，在他所列的藥材中，除植物、礦物外，亦有動物藥材加入。因此即便是治病救人，孫氏此舉亦被視為"害物"，而直接影響其成仙之品級。有趣的是

1 （唐）劉肅：《大唐新語》卷一〇，中華書局，1984 年，第 156 頁。
2 （宋）張君房：《雲笈七籤》卷八五，中華書局，2003 年，第 1901 頁。
3 （唐）張讀撰，張永欽、侯志明點校：《宣室志》輯佚，中華書局，1983 年，第 156 頁。
4 （唐）孫思邈：《千金翼方》卷一，人民衛生出版社，1955 年，第 2 頁。

有關孫氏"害物"的論述正是出於孫思邈自己,《備急千金要方·序例》:

> 自古名賢治病,多用生命以濟危急。雖曰賤畜貴人,至於愛命,
> 人畜一也。損彼益己,物情同患,況於人乎?夫殺生求生,去生更
> 遠。吾今此方所以不用生命為藥者,良由此也。其虻蟲水蛭之屬,市
> 有先死者,則市而用之,不在此例。只如雞卵一物,以其混沌未分,
> 必有大段要急之處,不得已隱忍而用之,能不用者,斯為大哲,亦所
> 不及也。[1]

孫思邈這段表述被人所利用成了"屍解"之背書,張讀緊接著指出"昔
真人桓闓謂陶貞白,事亦如之"[2]。桓闓事目前可見較為完整的記錄是杜光庭
《神仙感遇傳》:

> 桓闓者,不知何許人也,事華陽陶先生為執役之士,辛勤十餘
> 年。性常謹默沉靜,奉役之外,無所營為。一旦,有二青童白鶴自空
> 而下,集隱居庭中。隱居欣然臨軒接之。青童曰:"太上命求桓先生
> 耳。"隱居默然,心計門人無姓桓者,命求之,乃執役桓君耳。問其
> 所修何道而致此。桓君曰:"修默朝之道積年,親朝太帝九年矣,乃有
> 今日之召。"將升天。陶君欲師之。桓固執謙卑,不獲請。陶君曰:
> "某行教修道,勤亦至矣,得非有過,而淹延在世乎?願為訪之,他日
> 相告。"於是桓君服天衣,駕白鶴,升天而去。三日,密降陶君之室,
> 言曰:"君子陰功著矣,所修《本草》,以虻蟲水蛭輩為藥,功雖及人,
> 而害於物命。以此一紀之後,當解形去世,署蓬萊都水監耳。"言訖
> 乃去。陶君復以草木之藥可代物命者,著別行《本草》三卷,以贖其
> 過焉。後果解形得道。[3]

---

1 (唐)孫思邈著,高文柱,沈澍農校註:《備急千金要方》,華夏出版社,2008年,第13頁。
2 (唐)張讀撰,張永欽、侯志明點校:《宣室志》輯佚,中華書局,1983年,第156頁。
3 (宋)李昉等編,汪紹楹點校:《太平廣記》卷一五"桓闓"條引《神仙感遇傳》,中華書局,
1961年,第106頁。

陶弘景與孫思邈俱為醫家 + 道家身份，故此故事含有醫藥屬性與宗教屬性博弈的意義。故事自然出於杜撰，但可注意者是編寫者的思維動機：

作為醫家來說，使用動物性藥材必不可免，然編寫者以害物為名，將陶弘景、孫思邈列入仙之下品，反映出一方面承認兩人道教地位，一方面又藉機宣揚道教戒律思想的動機，在這個書寫過程中，宗教屬性毫無疑問凌駕於醫藥屬性之上。《大唐新語》成書於 9 世紀早期，而《宣室志》為 9 世紀中晚期作品，作者張讀為 "文化道教徒"，這個故事有強烈的道教系統內部不斷模塑的過程，即先有《大唐新語》中有關屍解的描述，有人以陶弘景故事為依託，結合孫思邈本人帶有懺悔性質的 "害物" 描述，對 "屍解" 說進行了追加解釋。這個過程中醫藥屬性毫無疑問是附屬於宗教屬性的，即暗含著以升仙為人生終極目的，而醫藥既是手段（濟人之功，亦已廣矣），又是拖累（物命為藥，害物亦多）。

這又涉及了中古時期傳統醫學的一個尷尬境地 —— 傳統醫學與道教結合緊密，故有醫家 + 道家雙重身份者多多，但無論從自視、他視角度來看，被看重的往往是宗教屬性，醫藥常被看作附屬物而已。以葛洪為例，氏著《抱朴子內篇》卷四〈金丹〉："既覽金丹之道，則使人不欲復視小小方書。然大藥難卒得辦，當須且將御小者以自支持耳。然服他藥萬斛，為能有小益，而終不能使人遂長生也。"[1] 同書卷一三〈極言〉："或問曰：'世有服食藥物，行氣導引，不免死者，何也？' 抱朴子答曰：'不得金丹，但服草木之藥及修小術者，可以延年遲死耳，不得仙也。或但知服草藥，而不知還年之要術，則終無久生之理也。'"[2] 葛洪心目中，宗教屬性與醫藥屬性孰輕孰重，一目了然。

或有問：如果跳出道教系統，對於醫藥和宗教屬性有無其他的衡量呢？神化現象與宗教是很難截然分開的，即便是一般性的唐代神話傳說

1 （晉）葛洪著，王明校釋：《抱朴子內篇校釋》，中華書局，1985 年，第 71—72 頁。

2 同上書，第 243 頁。

從疾病到人心——中古醫療社會史再探

中，孫思邈雖然被賦予各種奇能，總的來說也是首先被看作一個道教人物，而非醫學人物。試歸納唐代有關孫思邈神化的史料如下：

1. 預言能力。《大唐新語》卷一〇記載孫思邈在周宣帝時就嘗謂人曰："過是五十年，當有聖人出，吾方助之，以濟生人。"[1]《太平廣記》卷二二二引〈定命錄〉："孫思邈年百餘歲，善醫術，謂高仲舒曰：'君有貴相，當數政刺史。若為齊州刺史，邈有一兒作尉。事使君，雖合得杖，君當憶老人言，願放之。'後果如其言，已剝其衣訖，忽記憶，遂放。"[2] 預測能力似乎是仙人必備的技藝。此項與醫道無關。

2. 向玄宗乞雄黃。《酉陽雜俎》載：

> 玄宗幸蜀，夢思邈乞武都雄黃，乃命中使賫雄黃十斤，送於峨嵋頂上。中使上山未半，見一人幅巾披褐，鬚翼皓白，二童青衣丸髻，夾侍立屏風側，以手指大磐石曰："可致藥於此，上有表錄上皇帝。"中使視石上朱書百餘字，遂錄之，隨寫隨滅。寫畢，石上無復字矣。須臾，白氣漫起，因忽不見。[3]

唐玄宗統治時期極力推崇道教，此傳說描述孫氏向其"乞武都雄黃"，似乎也極力拉近二者之距離。雄黃固是藥材，然在中古時期，雄黃、乳石、石英之屬常與服食、煉丹相關，此處更看重的毫無疑問是雄黃背後的丹鼎派宗教屬性。

3. 祈雨升天。《酉陽雜俎》載：

> 孫思邈嘗隱終南山，與宣律和尚相接，每來往互參宗旨。時大旱，西域僧請於昆明池結壇祈雨，詔有司備香燈，凡七日，縮水數尺。忽有老人夜詣宣律和尚求救，曰："弟子昆明池龍也。無雨久，匪

1　（唐）劉肅：《大唐新語》卷一〇，中華書局，1984 年，第 155 頁。
2　（宋）李昉等編，汪紹楹點校：《太平廣記》，中華書局，1961 年，第 1703 頁。
3　（唐）段成式撰，方南生點校：《酉陽雜俎》前集卷二，中華書局，1981 年，第 19 頁。

由弟子。胡僧利弟子腦，將為藥，欺天子言祈雨。命在旦夕，乞和尚法力加護。”宣公辭曰：“貧道持律而已，可求孫先生。”老人因至思邈石室求救。孫謂曰：“我知昆明龍宮有仙方三十首，爾傳與予，予將救汝。”老人曰：“此方上帝不許妄傳，今急矣，固無所吝。”有頃，捧方而至。孫曰：“爾第還，無慮胡僧也。”自是池水忽漲，數日溢岸，胡僧羞恚而死。孫復著《千金方》三十卷，每卷入一方，人不得曉。及卒後，時有人見之。[1]

　　“仙方”說何來？這大約與孫氏《千金翼方》中“武德中，龍賫此一卷《服水經》授余”[2]之言有關。此“龍”當然絕非“龍神”，朱偉常認為其應指“龍象”，即“具有勇力、猛於修行的人”[3]。馮漢鏞認為此龍宮方“實際乃佛教龍樹菩薩有關的醫方”[4]，然而唐人對此誤解並演繹為龍宮賜方，遂以訛傳訛。《宣室志》[5]、《獨異志》[6]、《神仙感遇傳》[7]、《雲笈七籤》[8]記載略同。祈雨本與醫道無關，因此與之相關的醫方被放到了宗教框架內進行重新闡釋，而且是位移的闡釋，來源於佛教的醫學知識被賦予了道教的色彩，隱約折射出當時佛道之爭的大背景。

　　4. 度人為仙。孫氏不僅自己位列仙班，後來還可以度人為仙了。《太平廣記》引《仙傳拾遺》及《宣室志》載：

　　　　咸通末，山下民家有兒十餘歲，不食葷血。父母以其好善，使於

1　（唐）段成式撰，方南生點校：《酉陽雜俎》前集卷二，中華書局，1981年，第19頁。

2　（唐）孫思邈著，李景榮等校釋：《千金翼方校釋》卷一三，人民衛生出版社，1998年，第214頁。

3　見朱偉常：〈孫思邈與龍宮方——《千金方》中的佛教醫學〉，《上海中醫藥大學學報》1999年第1期，第8—10頁。

4　見馮漢鏞：〈孫思邈龍宮方新解〉，《中醫藥信息雜誌》，1985年第4期，第1—2頁。

5　（唐）張讀撰，張永欽、侯志明點校：《宣室志·輯佚》，中華書局，1983年，第155—156頁。

6　（唐）李冗撰，張永欽、侯志明點校：《獨異志》卷上，中華書局，1983年，第11—12頁。

7　（宋）李昉等編，汪紹楹點校：《太平廣記》卷四二〇“釋玄照”條引《神仙感遇傳》，中華書局，1961年，第3419—3420頁。

8　（宋）張君房：《雲笈七籤》卷一一三“孫思邈”條，中華書局，2003年，第2496—2499頁。

白水僧院為童子。忽有遊客稱孫處士，周遊院中訖，袖中出湯末以授童子，曰：'為我如茶法煎來。'處士呷少許，以餘湯與之。覺湯極美，願賜一碗。處士曰：'此湯為汝來耳。'即以末方寸匕，更令煎吃。因與同侶話之，出門，處士已去矣。童子亦乘空而飛。眾方驚異，故視煎湯銚子，已成金矣。其後亦時有人見思邈者。[1]

童子因食孫氏餘湯，"乘空而飛"，已被度為仙人。就連孫氏曾經使用過的"煎湯銚子"也已成金。此故事似受到了《淮南子》"雞犬升天"故事的影響。

5. 為仙人所稱道。《太平廣記》卷四〇引〈逸史〉："章仇兼瓊尚書鎮西川，常令左右搜訪道術士。有一鬻酒者，酒勝其黨，又不急於利，賒貸甚眾。每有紗帽藜杖四人來飲酒，皆至數斗，積債十餘石，即並還之。談諧笑謔，酣暢而去。其話言愛說孫思邈，……章仇公遂潛駕往詣，從者三四人，公服至前，躍出載拜。公自稱姓名，相顧徐起，唯柴爐四枚在於坐前，不復見矣。時玄宗好道，章仇公遂奏其事，詔召孫公問之，公曰：'此太白酒星耳，仙格絕高，每遊人間飲酒，處處皆至，尤樂蜀中。'自後更令尋訪，絕無蹤跡。"[2] 此與醫道無關。

以上五條之中，可以說均與醫道無關或者醫道其次、道法為主，為何會出現宗教屬性高於醫藥屬性的現象？筆者認為這與時代背景息息相關，清徐大椿〈醫學源流論·自序〉："醫，小道也，精義也，重任也，賤工也。"[3] 日本山本德子〈中國中世における醫者の地位について〉（〈中國中古醫人地位〉）[4] 分析了魏晉隋唐時期醫人地位之低下與士大夫的"諱醫"，

---

1 （宋）李昉等編，汪紹楹點校：《太平廣記》卷二一，中華書局，1961 年，第 143 頁。

2 （宋）李昉等編，汪紹楹點校：《太平廣記》卷四〇，"章仇兼瓊"條，中華書局，1961 年，第 251 頁。

3 （清）徐大椿撰，萬芳整理：《醫學源流論》，人民衛生出版社，2007 年，第 9 頁。

4 〔日〕山本德子：〈中國中世における醫者の地位について〉，《日本醫史學雜誌》1976 年第 1 號，第 28—38 頁。

劉理想〈我國古代醫生社會地位變化及對醫學發展的影響〉對上古至明清的醫人地位變化進行了全景描述。西漢武帝時，董仲舒曾提出"諸不在六藝之科、孔子之術者，皆絕其道，勿使並進"[2]的主張。丞相衛綰亦贊同董仲舒的意見，上書於皇帝說："所舉賢良，或治申、商、韓非、蘇秦、張儀之言，亂國政，請皆罷。"[3]武帝准其奏，開始推行"罷黜百家，獨尊儒術"的文化專制政策，儒家思想成為此後我國封建社會的統治思想。相對於儒學來說，醫學亦屬六藝之外的"小道"、"方技"之列。人們羞於行醫，甚至以行醫為恥，許多知識分子在有可能從事醫學活動時，鑒於社會壓力及心理影響，往往望而卻步。《漢書》卷九二〈樓護傳〉：

> 樓護字君卿，齊人。父世醫也，護少隨父為醫長安，出入貴戚家。護誦醫經、本草、方術數十萬言，長者咸愛重之，共謂曰："以君卿之材，何不宦學乎？"繇是辭其父，學經傳，為京兆吏數年，甚得名譽。[4]

樓護有精湛的醫學知識，時人器重之餘，卻皆為其從醫感到遺憾，故樓護棄醫改學經傳，終於出仕為官。時人之輕重由此可見一斑。又如東漢名醫華佗，以身為士人而行醫感到後悔："然本作士人，以醫見業，意常自悔。"故惹怒曹操，操殺害華佗之時更是聲稱："不憂，天下當無此鼠輩耶！"[5]華佗—曹操，本為醫患關係，而兩人關係之惡化，竟基於他們對於醫學共同的輕視。魏晉時期，在養生服食之風與長久以來形成的對醫學鄙視的心態影響下，士大夫階層遠離醫學的情況異常突出，一些自學醫術的士大夫隱藏自己會醫術的事實。《世說新語下》卷上〈術解第二十〉中記載

1　劉理想：〈我國古代醫生社會地位變化及對醫學發展的影響〉，《中華醫史雜誌》2003年第2期，第82—85頁。

2　（漢）班固：《漢書》卷五六《董仲舒傳》，中華書局，1962年，第2523頁。

3　同上書卷六〈武帝紀〉，第156頁。

4　同上書卷九二〈樓護傳〉，第3706—3707頁。

5　（晉）陳壽：《三國志》卷二九〈華佗傳〉，中華書局，1982年，第802—803頁。

了殷浩焚燒醫方的故事："殷中軍（浩）妙解經脈。中年都廢，有常所給使忽叩頭流血，浩問其故，云：'有死事，終不可說。'詰問良久，乃云：'小人母年垂百歲，抱疾來久，若蒙官一脈，便有活理。訖就屠戮無恨。'浩感其至性，遂令昇來為診脈處方，始服一劑湯便愈。於是悉焚經方。"[1]殷浩是當時清談領袖，精內典，善經方。但他卻在醫好病人後，將自己的經方燒掉，這充分說明當時醫人社會地位低下。這一點已在山本德子〈中國中世における醫者の地位について〉一文中予以闡明，她據此並結合《顏氏家訓‧風操》中 "父母疾篤，醫雖賤雖少，則涕泣而拜之"，以及《陔餘叢考》卷八所舉之姚僧垣家 "諱醫" 事例，指出了魏晉南北朝時期醫人地位之低下。[2]陳元朋〈宋代的儒醫〉[3]一文對宋代 "儒醫" 這一特殊的醫生角色進行了深入的探討；莊佳華〈試論北宋醫者的社會地位之轉變〉[4]認為北宋時期，由於皇帝的重視，在 "以醫藥施行行政" 與 "抑巫揚醫" 的治國政策下，士大夫求醫觀念改變，醫人的社會地位相對提高。宋代以後這一現象得以改變。陳元朋《兩宋的 "尚醫士人" 與 "儒醫"》分析了宋儒 "不為良相便為良醫" 的理念，認為 "利澤生民" 是核心思想，"救人利物之心" 是 "大丈夫" 應有的抱負，而能夠實現這個抱負的途徑可以是為 "良相"，而成為 "良醫" 也是一條可行之路。[5]范氏的思想代表了宋代大多數的士大夫，余新忠〈"良醫良相" 說源流考論——兼論宋至清醫生的社會地位〉[6]則認為 "不為良相便為良醫" 可能並非出自范仲淹之口，同時指出了宋元時期醫人

1 （南朝宋）劉義慶撰，（南朝梁）劉孝標註：《世說新語》，中華書局，1999 年，第 215 頁。

2 〔日〕山本德子：〈中國中世における醫者の地位について〉，《日本醫史學雜誌》，1976 年第 1 號，第 28—38 頁。

3 陳元朋：〈宋代的儒醫——兼評 Robert P. Hymes 有關宋元醫者地位的論點〉，《新史學》1995 年第 6 卷第 1 期，第 185—203 頁。

4 莊佳華：〈試論北宋醫者的社會地位之轉變〉，台北師範學院社會科教育學系 94 級歷史組專題研究論文，2005 年。

5 陳元朋：《兩宋的 "尚醫士人" 與 "儒醫"》，台灣大學出版社，1997 年，第 105 頁。

6 余新忠：〈"良醫良相" 說源流考論——兼論宋至清醫生的社會地位〉，《天津社會科學》2011 年第 4 期，第 121—131 頁。

社會地位的抬升到了明清時期則陷入停滯。

　　總之，醫者賤業的形象在漢唐時代一直持續，唐後期在士大夫階層中出現些許變化，到了宋元時期才得以部分改觀，尤其是宋代儒醫階層的崛起，更給醫家在史料中爭得了一定的話語權。與此相對應的就是孫思邈的神化過程。唐代以道教為國教，北宋皇室也很推崇道教，宋徽宗就是一個狂熱的道教信徒，陝西耀縣藥王山〈感德軍五台山靜應廟額敕並加號妙應真人告祠碑〉（宋崇寧三年，1104）記載崇寧二年徽宗敕賜孫真人祠"靜應廟"額、三年"特封妙應真人"事，這也是孫思邈宗教形象的高峰。所以"孫思邈"這個符號身上更多地展現的是道教屬性。

　　也正是自宋代開始，孫思邈神化過程中醫藥屬性開始逐漸抬頭，如前所述，孫思邈《千金方》自唐後期就已傳說有仙方加入，及至五代、宋時，世人對它的崇拜和神化熱情亦進一步提高。例如黃休復《茅亭客話》卷四：

　　　　偽蜀眉州下方壩民姓家氏，名居泰，夫妻皆中年，唯一男，既冠，忽患經年羸瘠。日加醫藥，無復瘳減。父母遂虔誠置《千金方》一部，於所居閣上，日夜焚香，望峨眉山告孫真人禱乞救護。經旬餘，一夕，夫婦同夢白衣老翁云："汝男是當生時授父母氣數較少，吾今教汝，每旦父母各呵氣，令汝男開口而嚥之。如此三日，汝男當愈。"夫婦覺而皆說，符協如一。遂冥心依夢中所教，初則骨木強壯，次乃能食而行。積年諸苦頓愈。[1]

　　此時《千金方》也成為世人頂禮膜拜的對象，而且只要信徒虔誠奉祀就可得痊癒。耐人尋味的是，黃休復所在的 10 世紀末 11 世紀初，孫思邈的《千金方》的內容可能並不為世人所熟知，甚至一度接近失傳，經高若訥校考才獲得新生："孫思邈《方書》及《外台秘要》久不傳，悉考校訛謬行之，世始知有是書。"[2] 那麼如何看待《茅亭客話》對《千金方》的神化？在我看

1　（宋）黃休復：《茅亭客話》卷四，中華書局，1991 年，第 21 頁。

2　（元）脫脫等：《宋史》卷二八八〈高若訥傳〉，中華書局，1985 年，第 9686 頁。

來，《茅亭客話》藉重的仍是《千金方》的宗教屬性，此時的《千金方》可以被看作是孫思邈的一個符號，符號是本體的延伸，至於符號內部的形態反倒可以忽略不計。也正是因為如此，該夫婦誦唸《千金方》的舉動才和習見的中古誦唸《金剛經》消災免難的故事如此相似，可以說這個故事裏推崇的仍然是《千金方》的宗教屬性，是《金剛經》故事模本的仿造。不過與前幾條神化史料不同的是——《千金方》這部醫書總算是被抬升到了較高的地位，這說明隨著醫者賤業思想的逐步改觀，孫思邈的醫名又有所抬升，雖然這種抬升依舊處於道教框架內，但變化還是值得矚目的。再例如《茅亭客話》卷八 "好畫虎" 條："靈池縣洛帶村民郝二者，不記名，嘗說其祖父以醫卜為業。……畫一孫真人，從以赤虎，懸於縣市卜肆中。"[1] 按 "醫卜" 並稱乃是 "醫巫不分" 的體現[2]，"從以赤虎" 一句則反映出孫思邈神化過程中神化符號的移植。赤虎可能出自董奉，《太平廣記》卷一二引〈神仙傳〉："奉居山不種田，日為人治病，亦不取錢。重病愈者，使栽杏五株，輕者一株。如此數年，計得十萬餘株……示時人曰：'欲買杏者，不須報奉，但將穀一器置倉中，即自往取一器杏去。' 常有人置穀來少，而取杏去多者，林中群虎出吼逐之，大怖，急挈杏走，路傍傾覆，至家量杏，一如穀多少。或有人偷杏者，虎逐之到家，嚙至死。家人知其偷杏，乃送還奉，叩頭謝過，乃卻使活。"[3] 董奉與孫思邈頗有幾分相似，均是道教人物＋醫者，董奉亦是所謂 "屍解" 之仙。世人語涉董奉一般是兩個符號——杏林與虎，至唐宋以後董奉之名逐漸不顯，而孫思邈名譽日隆，身份、事跡與之類似的董奉身上的符號也就逐漸轉移到了孫思邈身上。孫思邈生前不見有任何與虎有關的事跡，但此時開始 "從以赤虎"，孫、董兩人的符號逐漸合一，體現出民間信仰體系內醫藥人物神化符號的整合過程。

與之類似的還有 "藥王" 身份的移植。藥王者梵名 Bhaiṣajya-rāja，可

1 （宋）黃休復：《茅亭客話》卷八，中華書局，1991 年，第 50 頁。
2 于賡哲：〈唐代醫療活動中咒禁術的退縮與保留〉，《華中師範大學學報（人文社會科學版）》2008 年第 2 期，61—68 頁。
3 （宋）李昉等編，汪紹楹點校：《太平廣記》，中華書局，1961 年，第 85 頁。

治眾生身、心疾病，為菩薩之一，及至宋代，中國民間已經把醫術高超、醫德高尚的名醫和有關傳說人物譽為"藥王"。宋代韓元吉《桐陰舊話》：

> 忠獻公……年六、七歲，病甚，令公與夫人守視之。忽若張口飲藥狀，曰："有道士牽犬，以藥飼我。"俄汗而愈，後因畫像以祀。按《列仙傳》：韋善俊，唐武后朝京兆人，長齋奉道法。嘗攜黑犬，名烏龍。世俗謂為藥王云。[1]

唐玄宗御撰〈故金紫光祿大夫鴻臚卿越國公景龍觀主贈越州都督葉尊師碑銘並序〉曾經提及韋善俊，據傳曾給葉法善傳授"八史雲蹺之道"。[2]

韋善俊的神化事跡早在宋以前就已出現。王松年《仙苑編珠》：

> 韋善俊亦賣藥愈疾於人間，常將以黑犬相隨。以則天如意年中過嵩嶽少林寺，請齋飯餵犬，僧怒。善俊乃含水一噀，化為黑龍，乘以衝天。[3]

《太平廣記》卷四七引《仙傳拾遺》描述更為生動：

> 韋善俊者，京兆杜陵人也。訪道周遊，遍尋名嶽。遇神仙，授三皇檄召之文，得神化之道。或靜棲林野，或醉臥道途。常攜一犬，號之曰烏龍。所至之處，必分己食以飼之。犬復病疥，毛盡禿落，無不嫌惡之。其兄為僧，久居嵩寺，最為長老。善俊將欲升天，忽謂人曰："我有少債未償耳。"遂入山見兄。眾僧以師長之弟，多年忽歸，彌加敬奉。每升堂齋食，即牽犬於其側，分食與之。眾既惡之，白於長老。長老怒，召而責之，笞擊十數，遣出寺。善俊禮謝曰："某宿債已還，此去不復來矣。更乞一浴，然後乃去。"許之。及浴移時，牽

1　（宋）韓元吉：《桐陰舊話》，商務印書館，1939 年，第 1 頁。
2　（清）董誥等編：《全唐文》卷四一，中華書局，1983 年，第 456 頁。
3　（唐）王松年：《仙苑編珠》卷下〈婁慶雲舉韋俊龍躍〉，文物出版社、上海書店、天津古籍出版社，1988 年影印明正統《道藏》本，第 11 冊，第 43—44 頁。

犬而去。犬已長六七尺，行至殿前，犬化為龍，長數十丈，善俊乘龍升天。拿其殿角，蹤跡猶在。[1]

陳葆光《三洞群仙錄》引〈高道傳〉[2]、《太平廣記》引〈驚聽錄〉記載略同[3]。道教徒將韋善俊塑造為"藥王"無疑受到了佛教影響，而有趣的是上揭記載卻內含著佛道之爭的意味，前揭孫思邈祈雨故事也有這種意味。中古時期佛道均深度涉入醫藥事業，故亦有衝突、競爭，茲事體大，非本章可以備述，請容以後再考。那麼，宋時是否僅有韋善俊一人被譽為藥王呢？熊宗立《名方類證醫書大全》引《醫學源流·藥王韋慈藏》載：

> 藥王姓韋氏，名訊，德號慈藏，醫中之聖，藥中之王。靈應如神，人皆仰之，今醫家皆圖繪其像而祀之。

《名醫圖》讚曰："大唐藥王，德號慈藏，老師韋訊，萬古名揚。"[4]

上文所指《名醫圖》是許慎齋《歷代名醫探源報本之圖》的簡稱。但這是否就意味著宋代已有藥王韋慈藏之說呢？鄭金生認為："熊宗立云：'宋代許慎齋又錄唐及五季、宋、金數代之人，如通真子劉元賓、潔古老人張素元等'，又云'按歷代名醫圖，……金有何公務、侯德和、馬宗素、楊從政、袁景安'，若許慎齋果為宋代人，他又如何得知金國的醫家呢？宋、金、元對峙之時，醫學交流隔阻，南宋醫家未見引用或談及金元醫家者。……直到元蒙滅南宋，才陸續在少數南宋遺老之書中窺見一二。……因此，對許慎齋是否是宋人，總是心存疑惑。……當然，許氏有可能是宋末或元初之人，如周密即為南宋遺老，今一般都稱其為宋人。若果如此，

1　（宋）李昉等編，汪紹楹點校：《太平廣記》卷四七，中華書局，1961年，第295—296頁。
2　（宋）陳葆光：《三洞群仙錄》卷五，明《正統道藏》本。
3　（宋）李昉等編，汪紹楹點校：《太平廣記》卷三九"韋老師"條，中華書局，1961年，第247—248頁。
4　（明）熊宗立：《名方類證醫書大全》，上海科學技術出版社，1988年，第11頁。

是藥王韋慈藏之說當以此書為早。"[1]

元代《歷世真仙體道通鑑》又記載唐代有"韋古"被唐玄宗尊為"藥王"事，明代以後韋慈藏作為三皇配角得以配享，而韋善俊、韋古之名逐漸不顯，而明清時期，這些稱號又逐漸轉移到孫思邈身上，有關這個問題鄭金生〈中國歷代藥王及藥王廟探源〉[2]已有論述，茲不贅。要之，神化的過程中各種符號是可以被人為轉移的，而且佛道之間有借鑑。隨著醫者身份的逐漸抬升，孫思邈也好，其他醫學人物也好，他們的醫藥屬性在唐後期至宋元階段亦都有較明顯的抬升，這是歷史大背景的折射。

三、神乎其技

在對醫學人物的神化過程中，有人被整體神化，即被視作仙人或者其他神明。也有另一種情況——醫學人物的某項技藝被神化，這可以看作是局部神化。被局部神化者神化重點在於其醫療技藝，而這些技藝都有一個共同的特點——越是被視為難點的技術，其擅長使用者越容易被蒙上神秘的面紗。試舉數例：

（一）外科手術

《抱朴子內篇》卷五："越人救虢太子於既殞，胡醫活絕氣之蘇武，淳于能解顱以理腦，元化能刳腹以浣胃，文摯愆期以瘳危困，仲景穿胸以納赤餅。"不妨嘗試揣摩葛洪寫下這些文字時候的心態：他是以這些醫術為醫道高妙之象徵，以上六條醫家奇能中涉及外科術的有四條，足可見葛洪心目中醫家以外科為神奇。外科之神奇來源於其神秘和高難度，在六朝隋唐時期，外科術已經變得體表化、小型化，並且被排除在主流醫道之外，但是上古時期並非如此。有關外科手術的發展歷史，李建民《華佗隱藏的

---

1 鄭金生：〈藥王與藥王廟的歷史研究還有待深入進行〉，《中華醫史雜誌》，1998 年第 3 期，第 67 頁。

2 鄭金生：〈中國歷代藥王及藥王廟探源〉，《中華醫史雜誌》1996 年第 2 期，第 65—72 頁。

手術——外科的中國醫學史》[1] 及筆者〈被懷疑的華佗——中國古代外科手術的歷史軌跡〉[2] 已經有所闡述。2001 年在山東廣饒傅家村大汶口文化遺址 392 號墓發現的一個顱骨，證明 5000 年前中國已有開顱手術[3]；在新疆鄯善縣蘇貝希村曾出土 2500 年前男性乾屍，腹部有刀口，以粗毛綫縫合，[4] 很有可能是腹腔手術；至於華佗外科術，更是家喻戶曉。然而耐人尋味的是——解剖學的極度不發達和初期階段外科手術的高風險性，導致外科手術逐漸被中國主流醫學所拋棄，至少自南朝開始，醫界就開始將華佗外科術排除在"正道"之外。陶弘景云："春秋以前及和緩之書蔑聞，道經略載扁鵲數法，其用藥猶是本草家意，至漢淳于意及華佗等方，今之所存者，亦皆備藥性，張仲景一部，最為眾方之祖宗，又悉依本草，但其善診脈，明氣候以（意）消息之耳。至於刳腸剖臆，刮骨續筋之法，乃別術所得，非神農家事。"[5]

　　陶弘景之語耐人尋味，"非神農家事"一句將華佗以及傳說中的扁鵲等人外科術排除於醫道之外，"別術所得"似暗指此乃巫覡之術，占卜施法常被稱作"方術"，醫藥往往也在其中，但是陶弘景將兩者並列，故可排除醫道，似專指巫覡，亦即非人力所能致。此後古醫家對待華佗的態度基本上是承認其醫藥神效，但基本不承認其外科術真實性。例如唐代孫思邈對於華佗外科術採取的態度是不置一詞，《千金方》中雖然大量引用華佗方，但是卻不涉及外科術，《千金方·序》中如此概括華佗："漢有仲景倉公，魏有華佗，並皆探賾索隱，窮幽洞微，用藥不過二三，灸炷不逾七八，而疾

第三章　醫家、病家與史家對醫者形象的分層模塑

1　李建民：《華佗隱藏的手術——外科的中國醫學史》，東大圖書股份有限公司，2011 年。
2　于賡哲：〈被懷疑的華佗——中國古代外科手術的歷史軌跡〉，《清華大學學報（哲學社會科學版）》2009 年第 1 期，第 82—95 頁。
3　韓康信等：〈山東大汶口文化開顱手術鑒定意見〉，《中國遠古開顱術》，復旦大學出版社，2007 年，第 1 頁。
4　徐永慶、何惠琴：《中國古屍》，上海科技教育出版社，1996 年，第 23—24 頁。
5　敦煌文書龍 530 號《本草經集注甲本殘卷》第 165—171 列；錄文參馬繼興等輯校：《敦煌醫藥文獻輯校》，江蘇古籍出版社，1998 年，第 548—549 頁。

無不愈者。"[1] 此話有意迴避了外科術，但是由此博得了北宋校正醫書局館臣們的一致好評，校正《備急千金要方》序言："我道純正，不述刳腹易心之異；世務徑省，我書浩博，不可道聽途說而知。"[2] 孫思邈在這個問題上的價值觀代表了隋唐醫學家，觀此時醫書引用華佗及其弟子醫方者甚多，但是卻均對外科術失聲，可見在醫家心目中此事近乎荒謬。但是這並不妨礙唐代民間對華佗的崇拜，張雷指出："大約在唐開元中，亳州就已經建造了祭祀華佗的廟宇，神小而廟微，又以尼姑主持，故名'華祖庵'。宋代，地方開始有華佗廟的修建。"[3] 這種崇拜當屬民間淫祀，但卻依託於佛教框架內，是中國本土信仰功利性和多元化的體現。

對華佗的懷疑，除了不信之外還有神化。例如梁蕭繹《金樓子》卷五〈志怪篇〉："夫耳目之外，無有怪者，余以為不然也。水至寒而有溫泉之熱，火至熱而有蕭丘之寒。重者應沉而有浮石之山，輕者當浮而有沉羽之水。淳于能剖臚以理腦，元化能刳腹以浣胃。"[4] 明宋濂〈贈醫師賈某序〉："（華）佗之熊經鴟顧，固亦導引家之一術，至於刳腹背、湔腸胃而去疾，則涉於神怪矣。"[5] 亦有將華佗技能看作是天賦異稟者，元末明初呂復云："華元化醫如庖丁解牛，揮刀而肯綮無礙，其造詣自當有神，雖欲師之而不可得。"[6] 明孫一奎《醫旨緒餘》卷上："世傳華佗神目，置人裸形於日中，洞見其臟腑，是以象圖，俾後人准之，為論治規範。"[7] 華佗何以能"刳腸剖臆"？因為華佗"造詣自當有神"或有"神目"——這就是二文對於華佗的

1 （唐）孫思邈著，高文柱、沈澍農校註：《備急千金要方・序》，華夏出版社，2008 年，第 15 頁。

2 同上書，第 10 頁。

3 張雷：〈鄉土醫神：明清時期淮河流域的華佗信仰研究〉，《史學月刊》2008 年第 4 期，第 40 頁。

4 （南朝梁）蕭繹著，許逸民校箋：《金樓子校箋》卷五〈志怪篇〉，中華書局，2011 年，第 1131 頁。

5 （明）宋濂：《宋濂全集・潛溪前集》卷五，浙江古籍出版社，2014 年，第 172 頁。

6 （明）呂復：《九靈山房集》卷二七〈滄州翁傳〉，《四部叢刊初編》本，商務印書館，1929 年，第 17 頁。

7 （明）孫一奎：《醫旨緒餘》卷上，明萬曆刻本。

"能"與後世的"不能"之原因的解釋。應該說對華佗外科手術的"神化"過程本身是一個"去人化"的過程，即將曾經實際存在的腹腔外科手術看作是非人力所能致，將華佗這個實際存在的人物塗抹上神異色彩，究其根本，這是對胸腹腔外科手術的另一種懷疑。

對外科術的神化就是這樣，它出自對外科術的驚奇，夾雜著主流醫家的否定和民間的崇拜，但歸根結底是外科術沒落的體現。

（二）針法

針法乃是國醫特色，然而針法之發展有低開高走的歷史軌跡。"針""灸"自古聯稱，但是就民間普及程度而言，針法長期處於灸法之下，北宋以後才逐漸後來居上。有關這個歷程，筆者在第二章中做過分析，認為原因在於宋以前灸法簡單粗獷，易於操作，且原材料廉價易得，相比而言針法對穴位和手法有較高要求，曲高和寡，正如《外台秘要》卷三九〈明堂序〉所言："其針法，古來以為深奧，今人卒不可解。"[1]而且在印刷術不普及的情況下，獲得準確的穴位圖十分困難，故針法難以普及，不如灸法靈活方便，如《醫心方》卷二〈灸例法〉引《陳延之》（即《小品方》）所云："夫針術，須師乃行，其灸則凡人便施。為師解經者，針灸隨手而行；非師，所解文者，但依圖詳文則可灸。野間無圖，不解文者，但逐病所在便灸之，皆良法。"[2]針法由於教學不力，所以危險性大大高於灸法。這也增加了其難度和神秘性。[3]

也正是由於這個緣故，針法往往成為醫人神化的符號，例如扁鵲。扁鵲在中國大概是最早被神化的醫人之一。漢代舉凡談名醫必稱扁鵲。[4]亦有學

1 （唐）王燾：《外台秘要》卷三九〈明堂序〉，人民衛生出版社，1955年，第1077頁。

2 〔日〕丹波康賴撰，趙明山等註釋：《醫心方》，遼寧科學技術出版社，1996年，第105頁。

3 于賡哲：〈唐宋民間醫療活動中灸療法的浮沉——一項技術抉擇的時代背景分析〉，《清華大學學報（哲學社會科學版）》2006年第1期，第62—73頁。

4 劉敦願：〈漢畫像石上的針灸圖〉，《文物》1972年第6期，47—51頁。

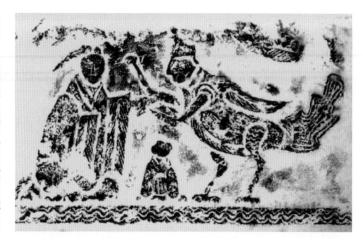

→圖 3-2　扁鵲施針圖拓片（山東微山兩城山出土東漢畫像石，現存曲阜孔廟博物館）

者認為扁鵲之部分神奇故事實出自古代印度耆婆大醫的神話[1]。對扁鵲的神化崇拜由來已久，河北內丘扁鵲廟歷史悠久，規模龐大，早在 20 世紀 50 年代，馬堪溫等就曾對此做過調查，認為該廟的歷史至少可追溯到唐朝[2]。

　　山東微山兩城山出土東漢畫像石中的扁鵲形象（圖 3-2）耐人尋味，刻畫人頭鳥身可能是要迎合其名中的"鵲"字，而扁鵲醫術的象徵恰恰就是施針。中古時期，針法常常被賦予神化色彩，甚至可以成為人神交際之工具。《南史》卷三二〈徐文伯傳〉："（徐熙）生子秋夫，彌工其術，仕至射陽令。嘗夜有鬼呻吟，聲甚淒愴，秋夫問何須，答言姓某，家在東陽，患腰痛死。雖為鬼，痛猶難忍，請療之。秋夫曰：'云何厝法？'鬼請為芻人，案孔穴針之。秋夫如言，為灸四處，又針肩井三處，設祭埋之。明日見一人謝恩，忽然不見。當世伏其通靈。"[3]以草偶為鬼治病當屬交感巫術（sympathetic magic），而為鬼治病依靠的正是針法，足可見編纂者以針法為通靈之術。無獨有偶，《太平廣記》卷二一八引《齊諧錄》："有范光祿者

1　劉銘恕、楊天宇：〈扁鵲與印度古代名醫耆婆〉，《鄭州大學學報（哲學社會科學版）》1996年第 5 期，第 100—101 頁。

2　中醫研究院醫史研究室調查，馬堪溫執筆：〈內丘縣神頭村扁鵲廟調查記〉，《中華醫史雜誌》1955 年第 2 期，第 100—103 頁。

3　〔唐〕李延壽：《南史》卷三二〈徐文伯傳〉，中華書局，1975 年，第 838 頁。

得病，兩腳並腫，不能飲食。忽有一人，不自通名，徑入齋中，坐於光祿之側。光祿謂曰：'先不識君，那得見詣？'答云：'佛使我來理君病也。'光祿遂廢衣示之。因出針針腫上。俄忽之間，頓針兩腳及膀胱百餘下，出黃膿水三升許而去。至明日，並無針傷而患漸愈。"[1]這與上一個故事相反，是神明以針術治人。唐代有更高"規格"的傳說，《酉陽雜俎》記載："復州醫人王超善用針，病無不差。於午，忽無病死，經宿而甦。言始夢至一處，城壁台殿如王者居，見一人臥，召前袒視，左髆有腫，大如杯，令超治之，即為針，出膿升餘。顧黃衣吏曰：'可領畢也。'超隨入一門，門署曰畢院，庭中有人眼數千聚成山，視內迭瞬明滅。黃衣曰：'此即畢也。'俄有二人，形甚奇偉，分處左右，鼓巨簹，吹激眼聚，扇而起，或飛或走，或為人者，頃刻而盡。超訪其故，黃衣吏曰：'有生之類，先死而畢。'言次忽活。"[2]賈二強認為"王超診治的這位患者極可能就是閻羅王本人"[3]。閻羅王治病需要凡人幫助，而此凡人依仗的正是針法。

即便在非神化層面上，針法的功效也往往被極度誇大，例如《世說新語箋疏》卷下引《晉書》："（於）法開善醫術，嘗行，暮投主人，妻產，而兒積日不墮。法開曰：'此易治耳。'殺一肥羊，食十餘臠而針之。須臾兒下，羊脅裹兒出。其精妙如此。"[4]此事違背科學自不待言，以羊腸脂肪裹胎而下，似乎屬"互滲律"思維，概取其"滑"耳。此事中神奇之處除了羊腸脂肪之外就是針法，針法治療難產在《千金方》等醫書中的確有記載，但與互滲律同在，可以看作此段記載"神奇"之焦點。再例如唐代《集異記》云："狄梁公性閑醫藥，尤妙針術。……有富室兒年可十四五，臥牌下，鼻端生贅，大如拳石，根蒂綴鼻，才如食箸，或觸之，酸痛刻骨，於是兩眼為贅所縋，目睛翻白，痛楚危亟，頃刻將絕。惻然久之，乃曰：'吾能為

1 （宋）李昉等編，汪紹楹點校：《太平廣記》卷二一八，中華書局，1961年，第1666頁。

2 （唐）段成式撰，方南生點校：《酉陽雜俎》續集卷一，中華書局，1981年，第201頁。

3 賈二強：《唐宋民間信仰》，福建人民出版社，2002年，第214頁。

4 （南朝宋）劉義慶著，（南朝梁）劉孝標註，余嘉錫箋疏，周祖謨、余淑宜、周士琦整理：《世說新語箋疏》，中華書局，2007年，第834頁。

也。'……即於腦後下針寸許，仍詢病者曰：'針氣已達病處乎？' 病人頷之，公遽抽針，而疣贅應手而落，雙目登亦如初，曾無病痛。"[1] 按兩唐書及其他史料均不載狄仁傑善針藥事，此事應為杜撰，而誇張的焦點就在於針法，碩大贅肉應針而落，完全違背醫道，卻足以見記載者對針法之迷信。

我們可用宋代周密《齊東野語》中的一段話對此進行小結："古者針砭之妙，真有起死之功。蓋脈絡之會，湯液所不及者，中其俞穴，其效如神。"[2]

與此相對應的是唐代部分醫家對針法的消極態度，例如王燾《外台秘要》卷三九："經云：'針能殺生人，不能起死人。' 若欲錄之，恐傷性命，今並不錄，針經唯取灸法。"[3] 兩者態度為何差距如此之大？我認為原因有二：首先，北宋以後印刷術普及，明堂圖等人體穴位圖流傳力度大大高於前代，並且醫家普遍採用人體模型教學法，故宋代針法水平亦大大高於前代，因此宋人比六朝隋唐人更信賴針法，易於對針法發出讚美。其次，《齊東野語》語多玄怪，周密所云可以看作是小說家言，而王燾之言則是醫家嚴肅之語，至少代表了部分唐代醫家對針法的態度。可見在針法問題上，各家可從不同層面取其所需，而小說家言借重的正是針法的神奇玄妙，而這種玄妙至少部分來自其難度。

（三）難產

古代婦女生產時的高風險引人矚目，《漢書》卷九七〈外戚傳〉："婦人免乳大故，十死一生。" 顏師古註曰："免乳，謂產子也。大故，大事也。"[4] 南朝劉宋人陳延之《小品方》云："夫（生產）死生皆有三日也。古時婦人產，下地坐草，法如就死也；既得生產，謂之免難也；親屬將豬肝來慶

1 （唐）薛用若：《集異記》卷二"狄梁公"，中華書局，1980 年，第 15 頁。
2 （宋）周密：《齊東野語》卷一四〈針砭〉，中華書局，1983 年，第 250 頁。
3 （唐）王燾：《外台秘要》卷三九，人民衛生出版社，1955 年，第 1077 頁。
4 （漢）班固：《漢書》，中華書局，1962 年，第 3966—3967 頁。

之，以豬肝補養五內傷絕也，非慶其兒也。"[1]

也正因為如此，婦女生產始終是醫學關注的焦點，禁忌頗多，從受孕一直到嬰幼兒護養都始終籠罩在神秘色彩之下，關乎此李貞德已有論述[2]。與生產有關的神話事跡車載斗量，全面論述絕非本章篇幅可以容納，謹以唐宋時期"針刺難產"為例，述其萬一。

橫生逆產是生產過程中最危險的事情之一。由於解剖學的不發達，古人關於胎位的認識有模糊之處。范行準認為：一直到 11 世紀沈括指出之前，國人一直以為母腹中的胎兒是頭向上、腳向下，一直到臨產時才轉為頭向下，不過沈括仍然沒有使舊觀念得以徹底改觀。[3]拯救逆產由此成為醫家神奇之道，《宋史》卷四六二《方技·龐安時傳》："嘗詣舒之桐城，有民家婦孕將產，七日而子不下，百術無所效。安時之弟子李百全適在傍舍，邀安時往視之。才見，即連呼不死，令其家人以湯溫其腰腹，自為上下拊摩。孕者覺腸胃微痛，呻吟間生一男子。其家驚喜，而不知所以然。安時曰：'兒已出胞，而一手誤執母腸不復能脫，故非符藥所能為。吾隔腹捫兒手所在，針其虎口，既痛即縮手，所以遽生，無他術也。'取兒視之，右手虎口針痕存焉。其妙如此。"[4]按此事違背人體解剖學常識，故醫家多不以為然，將其視為神化，但李琳對此有自己的看法："胎兒異常包括胎先露、胎位及胎兒發育異常，本案胎兒發育正常，故以理推之，本案產婦應初為橫產或為頭位頭手複合先露，尤以第二種情況可能性為最大。分娩過程中，兒手先出，胎不能下，必得將兒手推上送回胞中，行外倒轉或內倒轉術，使胎位成頭位乃有可能娩出。然七日不能下者，疑穩婆在轉胎過程

1 〔日〕丹波康賴撰，高文柱校註：《醫心方》卷二三〈婦人產後禁忌〉引，華夏出版社，2011年，第 471 頁。
2 李貞德：〈漢唐之間醫書中的生產之道〉，李建民主編《生命與醫療》，中國大百科全書出版社，2005 年，第 56—161 頁；李貞德：〈漢唐之間醫方中的忌見婦人與女體為藥〉，《新史學》2002 年第 13 卷第 4 期，2002 年 12 月；李貞德：〈唐代的性別與醫療〉，鄧小南主編《唐宋女性與社會》，上海辭書出版社，2003 年，第 415—446 頁。
3 范行準：《中國病史新義》，中醫古籍出版社，1989 年，第 636 頁。
4 （元）脫脫等：《宋史》，中華書局，1985 年，第 13521 頁。

中誤將兒手推至胞外，此時兒一手在胞外則不能轉位而出，也只有在這樣的情況下，龐安時才有可能從產婦腹壁外捫及兒手所在，針其虎口（即合谷穴），'兒既痛，即縮手'，使胎兒手縮回胞中，兒即下。故取兒視之，右手虎口針痕存焉。"[1]產道與消化系統不相連的常識，即便在缺乏解剖學的時代也應為醫家所知，何況是龐安時這樣的名醫？針刺救難或許為真，但表述應非出自龐安時之口。此故事以《夷堅志》記載最為詳備，《齊東野語》等書記載略同，此二書有共同特點，即以野老村語相標榜，語多怪力亂神。他們對龐氏事如此關注，正是取其"神奇"，故龐安時針刺胎兒事確切與否在此處並不重要，重要的是記述者的心態，針刺＋拯救產難是他們關注的焦點，也是最容易被誇大的地方。

從疾病到人心 —— 中古醫療社會史再探

　　針刺救難有其發展軌跡，《醫心方》卷二三〈治產難方〉收錄的魏晉南北朝醫家有關難產的各種因素總結，沒有所謂兒手執母腸（母心）的說法。與龐安時故事最為接近的是唐王燾《外台秘要》卷三三〈《小品》療橫產及側或手足先出方〉："可持粗針刺兒手足入二分許，兒得痛驚轉即縮，自當回順。"[2]《備急千金要方》卷二〈婦人方〉照錄此方。值得注意的是此處並未提到"兒持母腸"，可見"兒持母腸"是書寫者追加的想像與"解釋"，雖然違背醫道，但是卻以神秘化吸引了觀者的眼球。

　　前揭宋代周密《齊東野語》卷一四〈針砭〉在對針砭之神妙大加渲染之後，緊跟著敘述了一個唐代故事："若唐長孫后懷高宗，將產，數日不能分娩。詔醫博士李洞玄候脈，奏云：'緣子以手執母心，所以不產。'太宗問：'當何如？'洞玄曰：'留子母不全，母全子必死。'后曰：'留子，帝業永昌。'遂隔腹針之，透心至手，后崩，太子即誕。后至天陰，手中有瘢。"[3]按此事純屬杜撰，宋張淏《雲谷雜紀》卷二已經予以駁斥，此不贅。此處之渲染比起龐安時故事又有不同，即胎兒手持乃是母心而非母腸。所謂手

1　李琳：〈龐安時針刺治療難產案考辨〉，《中華醫史雜誌》1998年第3期，第135—136頁。
2　（唐）王燾：《外台秘要》，人民衛生出版社，1955年，第935頁。
3　（宋）周密：《齊東野語》，中華書局，1983年，第250頁。

執母心的說法，或許和婦女生產時引發心率過速及其他心臟疾病有關，《諸病源候論》卷四三和《醫心方》卷二三中均提到"子上迫心"的症候。可能由此被醫道不精者渲染成為"兒持母心"。此處記載的醫博士李洞玄醫道玄妙（筆者檢閱史料未發現唐代有此人），長孫皇后更具有預言能力！歷史上，真實的唐高宗李治一直到貞觀十七年才被太宗看中立為太子，在此之前朝廷經歷過太子李承乾和魏王李泰之爭，李治純屬於"黑馬"意外中選，長孫皇后在其未誕之時，如何能預言"留子，帝業永昌"？此故事神化渲染色彩可見一斑。

　　李洞玄故事很可能是龐安時故事的翻版（《夷堅志》補卷記載有"屠光遠"故事，與龐故事類似，亦為"手執母腸"[1]），算得上是針刺救難故事的發展"巔峰"，由醫理出發逐步渲染增加其神化色彩，由真實人物出發杜撰出虛構人事，憑空為唐史增加了這麼一段奇事，符合神化"層累造成"的一般規律。

　　由以上三個事例可以看到，醫學人物神化中有整體神化也有局部神化，而局部神化的焦點就是醫療技術，越是被視為難點的醫療技術越有被神化的可能。這是當時醫學發展大背景使然，同時反映了神化模式的運行規律。

四、史家、醫家、病家的分層塑造

　　中古時期對醫學人物的神化是多層面、多角度的，呈現出零散和自發性的特點，左右它們的是社會歷史大背景。零散是由於這種崇拜依附於宗教和巫覡體系下，但是卻無法上升到主神層面；而自發性則是元代三皇廟出現之前醫學人物神化的普遍特點，各個層面人士均按照自己的需求和價值觀模塑醫人形象。後一個問題是本節重點討論的問題。下面就史家、醫家、病家在其中所起到的作用加以論述。

1　（宋）洪邁著，何卓點校：《夷堅志》，中華書局，2006 年，第 1715 頁。

請准許本章使用一個較為寬泛的史家概念：史家當然首先指史官，但是也包括有話語權的士大夫，傳世文獻中的醫家形象多半轉出於他們的筆下。在這個過程中，士大夫階層的價值觀時刻在發揮著作用，有對"不語怪力亂神"思想的秉承，有以儒道提升醫家的希冀，也有藉助宗教模式對醫學知識的神化。下面我們將從新舊《唐書》對待孫思邈問題的微妙變化、盧照鄰對孫思邈的記述、王勃塑造的醫統三方面舉例加以論述。

兩唐書對於孫思邈態度的差異主要體現在"屍解"問題上。如前所述，屍解之說或出自劉肅《大唐新語》卷一〇："（思邈）月餘顏色不變，舉屍入棺，如空焉。時人疑其屍解矣。"[1] 此為目前可見孫思邈"屍解"最早的記錄。《舊唐書・孫思邈傳》則云："（思邈）永淳元年卒……經月餘，顏貌不改，舉屍就木，猶若空衣，時人異之。"[2] 兩書文字極其接近，《新語》當是《舊唐書》的史料來源，但是史官畢竟是儒家，須謹慎對待怪力亂神，大概因此《舊唐書》去掉了"疑其屍解"一句，但卻留下了想像的空間。而《新唐書・孫思邈傳》對待這個問題做法更加徹底，它是如此記述的："永淳初，卒，年百餘歲，遺令薄葬，不藏明器，祭去牲牢。"[3] 完全摒棄了屍解的殘餘，由此也去除了其道教色彩，究其原因，大概與宋代知識分子反對道教符籙派的思想有關。北宋皇帝崇道是眾所周知的，道教被抬升到了極高的地位，但是危機也在此時醞釀，道觀廣佔田產，靡費民力，度牒制度又使得大批無賴之徒湧入道士隊伍，嚴重敗壞社會風氣，因此道教符籙派遭到了很多士大夫的反對，其中就包括《新唐書》作者之一宋祁。宋祁曾經向仁宗上書痛陳道教之弊，而士大夫們的反對也間接導致了北宋以後符籙派的政治和信仰危機。有關這個問題請參看朱越利〈太上感應篇與北宋末南宋初的道教改革〉[4]，孫思邈是不是道士尚是個疑問，但從其著作來看兼

1 （唐）劉肅：《大唐新語》卷一〇，中華書局，1984 年，第 156 頁。

2 （後晉）劉昫等：《舊唐書》卷一九一〈方伎傳〉，中華書局，1975 年，第 5096 頁。

3 （宋）歐陽修、宋祁：《新唐書》卷一九六，中華書局，1975 年，第 5598 頁。

4 朱越利：〈太上感應篇與北宋末南宋初的道教改革〉，《世界宗教研究》1983 年第 4 期，第 81—94 頁。

有符籙派和丹鼎派要素，干祖望《孫思邈評傳》就持這樣的觀點。大概也正是因為這個原因，《新唐書》將孫思邈“屍解”的說法完全摒棄，並且將其傳記收入〈隱逸傳〉，而非醫人慣常歸入的〈方技傳〉。雖然在孫思邈傳記後面附有孫思邈預言未來事，但是要知道，儒家由於曾有讖緯傳統，故對於卜問預言之事歷來是網開一面的。

　　孫思邈在世時就是當時碩學大儒們的朋友，大約也正因為如此，兩唐書的作者對孫思邈都頗有好感，孫思邈傳記中佔據顯著篇幅的並不是行醫之事，而是孫氏由醫道上升到儒家修身治國之道的長篇論述（佔總篇幅三分之二）。盧照鄰問：“名醫愈疾，其道何如？”而孫思邈則以天地人為開端：“吾聞善言天者，必質之於人；善言人者，亦本之於天。”緊接著孫思邈將天地萬物比附為人體，最後得出結論：“良醫導之以藥石，救之以針劑，聖人和之以至德，輔之以人事，故形體有可愈之疾，天地有可消之災。”[1]《新唐書》與《舊唐書》記載略同，且在後面又補充了一段“養性之要”，孫思邈說：“天有盈虛，人有屯危，不自慎，不能濟也。故養性必先知自慎也。慎以畏為本，故士無畏則簡仁義，農無畏則墮稼穡，工無畏則慢規矩，商無畏則貨不殖，子無畏則忘孝，父無畏則廢慈，臣無畏則勳不立，君無畏則亂不治。是以太上畏道，其次畏天，其次畏物，其次畏人，其次畏身。憂於身者不拘於人，畏於己者不制於彼，慎於小者不懼於大，戒於近者不侮於遠。知此則人事畢矣。”[2]這段話完全是儒家摻雜以道家倫理的背書。盧照鄰由“高醫愈疾”問到“人事奈何”，再問到“養性之要”，完全是儒家之問。這裏面值得玩味的是他和兩唐書作者們的心態。盧照鄰久病痛苦不堪，甚至曾自製墓壙，[3]他與孫思邈的交往首先就是為了求醫。但是在他本人所寫的〈病梨樹賦〉中，對求醫過程並未多著筆墨，而是將孫

第三章　醫家、病家與史家對醫者形象的分層模塑

1　（後晉）劉昫等：《舊唐書》卷一九一〈孫思邈傳〉，中華書局，1975 年，第 5095—5096 頁。
2　（宋）歐陽修、宋祁：《新唐書》卷一九六〈孫思邈傳〉，中華書局，1975 年，第 5597—5598 頁。
3　（元）辛文房著，傅璇琮主編：《唐才子傳校箋》卷一〈盧照鄰〉，中華書局，1995 年，第 51 頁。

思邈比喻為莊子、維摩詰、扁鵲再世，似乎在有意烘托孫思邈的地位而迴避具體的技術細節。而兩唐書收錄的盧孫對話則又是另一番描述（應該是另有所本），孫思邈所論宗全是大儒風範，民間傳說中的仙化則被揦棄。這一方面顯示了盧照鄰、兩唐書史官對於玄怪之事的否定，另一方面顯示出他們希冀以儒家色彩的言論烘托抬升孫思邈的地位，使其擺脫"伎術"之名。孫思邈就在這樣的反覆拉扯中展現出其多樣化的形象——民間傳說中的仙者、正統儒家筆下的高士，這是社會不同價值觀在孫氏形象上的投射。

如果說兩唐書有意為孫思邈"去神化"的話，那麼也有士大夫在有意為醫家進行神化。以王勃為例，他為《黃帝八十一難經》的傳授編造了一個"醫統"：岐伯——黃帝——（歷九師）伊尹——湯——（歷六師）太公——文王——（歷九師）醫和——（歷六師）秦越人，秦越人（扁鵲）"始定立章句"——（歷九師）華佗——（歷六師）黃公——曹夫子，曹夫子名元，字真道，"自云京兆人也"，能望氣，"徹視腑臟，洗腸剟胸之術，往往行焉"。龍朔元年冬天，王勃遇到曹元，然後學習《周易》、《黃帝素問》、《難經》，後來曹元與王勃道別時還叮囑："陰陽之道，不可妄宣也。針石之道，不可妄傳也。"[1]這個醫統涉及岐伯、黃帝等多位傳說人物，而曹夫子本人看起來也頗有靈異。

中國學術史上，道統問題是個公案。錢穆先生認為儒家道統觀念首由韓愈《原道》提出，來自禪宗；陳寅恪先生〈論韓愈〉認為韓愈建立道統實際乃受新禪宗傳燈說所造成；但饒宗頤、陳榮捷等均持否定態度。[2]以王勃所處時間來看，這種醫家道統的出現顯然比禪宗定型時間還要早，更不要說六朝葛巢甫及其後繼者在造作道教《靈寶經》時已經構建出一個上自

1 （唐）王勃著，（清）蔣清翊註，汪賢度集註：《王子安集注》卷九〈黃帝八十一難經序〉，上海古籍出版社，1995年，第266—268頁。

2 以上學術史回顧參看葛兆光：〈道統、系譜與歷史——關於中國思想史脈絡的來源與確立〉，《文史哲》2006年第3期，第48—60頁；羅義俊：〈道儒家道統觀發微〉，《與孔子對話——新世紀全球文明中的儒學》（《上海文廟第二屆儒學研討會論文集》），2004年，第224—236頁。

從疾病到人心——中古醫療社會史再探

元始天尊，下至葛玄的道統體系。筆者懷疑王勃的醫統思想與道教思想有關。以神化人物和鄭重其事的禁方傳授儀式來烘托醫書地位是屢見不鮮的做法，別的不論，國醫基礎《黃帝內經》、《神農本草經》均是託名之作。醫書傳授方式的神秘也是醫家自我抬高地位之舉，范家偉指出："古代醫學，秘傳性質甚重，非其人不傳，才德兼備及具天分的子弟才獲傳授。"[1]李建民也指出古代醫籍和醫學知識的傳授往往搞得高深莫測：第一，慎重其事；第二，藏之"靈室"、"靈蘭之室"、"金櫃"之類鄭重之地；第三，高度強調非其人不傳。[2]兩《唐書》對孫思邈的"去神化"和王勃對《黃帝八十一難經》的"神化"看似截然相反，其思想動機卻是相似的——醫家小術賤業，醫家要麼以儒家身份出現，要麼籠罩上神秘色彩，不如此不足以擺脫低賤形象。總而言之都是抬高其地位的做法。

醫家和病家是一對共同體。醫家出於烘托地位、增加收益等目的有意將自己和診療技術神秘化乃至神化，而病者出於對醫者的敬仰、迷信或者尋求心理安慰的目的，也往往有意無意神化醫者，再加上彼時醫巫並行，很多醫者原本就帶有神秘色彩，故在醫學人物神化方面，這個共同體發揮著巨大的作用。

先秦至隋唐時期，醫者的知識來源總是被加以渲染，或傳自隱世高人，或傳自神明。《史記·扁鵲倉公列傳》中二位名醫，前者知識來源於長桑君，是一位仙人，後者來源於公乘陽慶，這是一位隱士，直接秉承了黃帝、扁鵲的醫術。南朝著名的徐氏家族醫術來源與二子類似，帶有很強的神化色彩，《南史》卷三二〈徐文伯傳〉："（徐）熙好黃老，隱於秦望山。有道士過，求飲。留一瓠瓤與之，曰：'君子孫宜以道術救世，當得二千石。'熙開之，乃《扁鵲鏡經》一卷，因精心學之，遂名震海內。"[3]王冰〈素問六氣元珠密語序〉對禁方來歷的渲染，藺道人書又稱《仙授理傷續斷秘

1 范家偉：《六朝隋唐醫學之傳承與整合》，香港中文大學出版社，2004 年，第 92 頁。
2 李建民：〈中國古代《禁方》考論〉，《"中央研究院"歷史語言研究所集刊》1997 年第 68 本第 1 分，第 117—166 頁。
3 （唐）李延壽：《南史》，中華書局，1975 年，第 838 頁。

方》，敦煌文書中預言死疾的疑偽經《新菩薩經》、《勸善經》以大蛇授經為烘托等，皆是典型例證，這類傳說甚多，舉不勝舉。

醫者神化的另一個途徑就是預測病情。醫家對預後的推測應該屬主動免責行為，如《史記·扁鵲倉公列傳》中"淳于意醫案"的顯著特點就是對病者預後進行估測，無治癒希望則不採取治療。[1]後世著名醫家也多有類似舉動，北京中醫藥大學黃玉燕博士學位論文《〈黃帝內經〉預測死亡時間的理論研究》已經對歷史上相關問題進行了爬梳分析，此不贅。有經驗者對病情的預測是有一定科學基礎的，但是由於這種預測難度較大，而且又籠罩在讖緯文化和醫巫不分的時代背景之下，故容易被賦予神化色彩。

唐代對藥材的神秘化典型例證就是時人觀念中的"買藥不可爭價"，孫思邈《千金翼方》卷二〇〈雜病〉曾這樣闡釋一系列救急藥方：

> 此等多是上古仙聖湣苦厄人，遂造此方以救之，皆云買藥不可爭價，當知其深意云爾。[2]

揣摩其語氣，"買藥不可爭價"前面的"皆云"似乎是說這在當時已成為世人所認可的普遍現象。這種現象的產生原因值得研討。歷史上賣藥"口不二價"的著名故事有兩個，一是韓伯休故事，《後漢書》卷八三《逸民·韓康傳》：

> 韓康字伯休，一名恬休，京兆霸陵人。家世著姓。常採藥名山，賣於長安市，口不二價，三十餘年。時有女子從康買藥，康守價不移。女子怒曰："公是韓伯休那？乃不二價乎？"康嘆曰："我本欲避名，今小女子皆知有我，何用藥為？"乃遁入霸陵山中。[3]

1　于賡哲：〈從古人求醫心態看古代民間醫人水平〉，《學術研究》2005 年第 9 期，第 93—100 頁。

2　（唐）孫思邈：《千金翼方》卷一，人民衛生出版社，1955 年，第 236 頁。

3　（南朝宋）范曄：《後漢書》，中華書局，1965 年，第 2770—2771 頁。

96

二是壺公故事，《太平廣記》卷一二引〈神仙傳〉：

> 壺公者，不知其姓名也。今世所有召軍符、召鬼神治病玉府符，
> 凡二十餘卷，皆出自公，故總名"壺公符"。時汝南有費長房者，為市
> 掾，忽見公從遠方來，入市賣藥。人莫識之，賣藥口不二價，治病皆
> 愈。語買人曰："服此藥必吐某物，某日當愈。"事無不效。其錢日收
> 數萬，便施與市中貧乏飢凍者，唯留三五十。常懸一空壺於屋上，日
> 入之後，公跳入壺中。人莫能見。[1]

　　筆者認為後者對唐人的影響可能更大，因為韓伯休是隱士，而〈神仙
傳〉中的壺公已經是仙人，藥材總是與有關神仙聖賢的傳說相涉，而輕財
是中國神話體系內多數仙人的特徵，因此唐人可能認為"爭價"這種市井
行為會破壞藥材的神秘特性進而影響藥性。

　　病者對醫家的神化也往往起著推波助瀾的作用，余雲岫曾云："對於某
醫有信仰心者、有好感者，則其批評之言，往往有溢實過量之譽；有不信
任心者、有惡感者，則必有溢實過量之毀。"[2]而這種"溢實過量之譽"發展
下去的結果往往就是神化，充斥鄉野的各種淫祀中，許多涉及醫藥人物，
這一點毋庸多言。《抱朴子內篇》記載的一個故事能充分體現出病家與醫家
"聯手"造神的過程，該書卷九〈道意〉：

> 又興古太守馬氏在官，有親故人投之求恤焉，馬乃令此人出外
> 住，詐云是神人道士，治病無不手下立愈。又令辨士遊行，為之虛
> 聲，云能令盲者登視，躄者即行。於是四方雲集，趨之如市，而錢帛
> 固已山積矣。又敕諸求治病者，雖不便愈，當告人言愈也，如此則必
> 愈；若告人未愈者，則後終不愈也。道法正爾，不可不信。於是後人

1　（宋）李昉等編，汪紹楹點校：《太平廣記》，中華書局，1961年，第80頁。
2　余雲岫：〈我國醫學革命之破壞與建設〉，載余岩原著，祖述憲編著《余雲岫中醫研究與批
　　判》，安徽大學出版社，2006年，第11頁。

問前來者，前來輒告之云已愈，無敢言未愈者也。旬日之間，乃致巨富焉。[1]

這是一個典型的醫騙，而手段則是自我神化，"詐云是神人道士"，又有大批"醫託"為其造勢，而最耐人尋味的是患者們的態度，醫騙利用患者的迷信，以"告人未愈者則後終不愈"的所謂"道法"將患者群體分割開來，以運勢阻擋其信息的交流，患者們竟然"無敢言未愈者"。這個案例稍微極端，但倘若沒有對醫者的迷信，沒有對醫療過程中神秘要素的敬畏這種時代大背景，患者們必不至如此。

史家、醫家、病患在醫藥人物歷史形象的塑造方面起著不同的作用，他們各有所需，從自己的層面出發模塑醫人形象。士大夫本身就是個複雜的團體，一方面我們能看到兩唐書對待孫思邈等人不同程度的去神化，另一方面也能看到唐人所撰《南史》等對徐氏家族神化的記述，以及王勃等人積極的神化"醫統"行為。而醫家也是個複雜的團體，其中類似孫思邈這樣的高士通過自己的筆觸和他人的描述在史料中保有話語權，他們有對前人進行神化，自身往往也是被神化的對象。而神化的目的或出自信仰，或出自對技術的敬畏，或出自經濟利益，其中的手段更是多種多樣。而這一切最後的受眾就是病者，病者對醫者的信賴乃至信仰歸根結底是自我的心理安慰，而醫者的形象也就由此不斷膨化。尤其在漢唐之際，在"醫者賤業"歷史大背景下，只有膨化的醫人形象才可以抬高醫者地位，並由此增強患者的信心。唐代正處於一個承上啟下的時代，因此有關醫者神化的問題也呈現出多元化的形態，這種神化當然是瀰漫古代社會神秘文化的組成部分，但也時刻反映著歷史大背景。醫者賤業觀念的悄然轉變、宗教屬性與醫藥屬性的博弈、醫學技術發展的瓶頸在其中都有折射。我們閱讀史料中紛紜複雜的醫藥人物形象，實際上是在閱讀書寫者的心態。

疾病與醫療是每個階層、每個時代永恆的問題，法國哲學家孔德總結

1 （晉）葛洪著，王明校釋：《抱朴子內篇校釋》，中華書局，1985 年，第 176 頁。

人類認識歷經三個歷史階段，即神學階段、形而上學階段、實證科學階段。中古時期正是形而上學階段，人們正在擺脫神意不可測的窠臼，用陰陽五行理論解釋自然界規律，並將凡人神化，這與三代時期高不可攀的祖先崇拜、上天崇拜形成強烈對比——凡人的神化意味著人們已經認為凡人可以介入鬼神世界，只要他們有足夠的品行、技能，或滿足其他神化的必要條件即可。換句話說，人們認為人的力量已經能夠干預自然規律，雖然這種人力還要藉助神學的外衣，但其實已經將人類認知水平向科學而非神學進一步拉近，這是人類認識水平提高的結果，也是醫學發展帶來的自信心增強的體現。

第四章 游離與主動

——唐代醫患關係

　　目前醫療領域內對於醫患關係的抨擊不絕於耳，批評者認為目前的體系中醫療機構處於絕對優勢和主動地位，以至於當醫德、制度、司法出現瑕疵的時候，多數後果由患者承受，患者始終處於被動不利狀態。在這種情況下，中國古代那種醫患制衡甚至患者居於主動地位的醫患關係、辨證施治的診療模式就引起了很多的關注，有人設想是否可以藉助傳統醫學醫患關係模式來改良現代醫患關係。羅伊·波特（Roy Porter）在《劍橋醫學史》序言中說："從 20 世紀 60 年代以來……對西方醫學的批評聲音也日漸增強，並以某種方式譴責西方醫學體系太技術化取向、太非人格化、太體制化……譴責它考慮更多的是醫學職業的發展而不是病人的利益。在過去 20 年裏，西方已有越來越多的聲音要求回到西方醫學傳統的起源，同時也開始從上面所提及的東方醫學傳統中尋求另一種醫學的智慧。"[1] 所謂另一種醫學的智慧就包括中醫。席文（Nathan Sivin）也認為中醫可以為現代醫學的未來發展提供豐富的思想資源，而他所最為讚賞的就是中醫的醫患關係模式：醫生在病人家中診療，能全面了解患者的社會關係和生活條件，傾

1　〔美〕羅伊·波特（Roy Porter）等編著，張大慶等譯：《劍橋醫學史》，吉林人民出版社，2000 年，第 4—5 頁。

聽病人的敘述，與病人充分交流，從而提供心理的支持。[1] 美國主流醫學界主張在“另類醫學”（包括中醫）現代化的過程中要保存其傳統的醫患關係，即對病人賦能授權（empowerment），維持參與式的醫療過程，對病人投入更多的關注與時間。[2]

但是，傳統醫患關係模式是否可以醫治現代醫患關係模式的痼疾？以古代的醫患關係模式解決現代問題是“以古為鑒”還是“緣木求魚”？本章將以漢宋之間醫患關係為重點加以論述。選擇這個時段原因有二：首先，中國醫學和醫患關係模式定型於此階段，醫學基礎《黃帝內經》和藥學基礎《神農本草經》約出現於漢代，這是中國醫學和藥學的基石。醫人的思維模式和醫患關係基本樣態也在此時逐步成型，因此可以說這一階段涉及中國醫學之根本。其次，雖然現代醫學普遍被認為是 16 世紀以後的產物，與古代西方醫學無關，但是這主要指醫學思想和技術而言，而醫患關係模式（以醫院模式為主）卻早其一步出現於中世紀前、中期的修道院，[3] 那麼選取與此大致相當的時期加以論述就顯得尤為必要。

一、病患必然導出醫患嗎

這個問題在今天的答案是簡單明瞭的——醫藥體系是應對疾病的主要甚至是唯一手段，但是在古代並非如此，病與患的關係並不必然導出患與醫的關係，患者的選擇多種多樣，醫只是手段之一。這應該作為研究古代醫患關係的出發點。正是這種現象導致了醫者在個體療效和效率醫療兩方面熱衷程度的差異，也極大影響了醫患關係的樣態。

1　〔美〕Nathan Sivin, "Traditional Medicine in Contemporary China", Vol. 2, *Science, Technology, and Medicine in East China* (Ann Arbor: Center for Chinese Studies. The University of Michigan, 1987), p.14.

2　〔美〕P. B. Fontanarosa and G. D. Lundberg, "Alternative Medicine Meet Science", *Journal of American Medical Association*, 280 (1998): 1618-1619.

3　〔美〕施密特著，汪曉丹、趙巍譯：《基督教對文明的影響》，北京大學出版社，2004 年，第 144 頁。

如果將"醫"看作當時人認可的應對疾病的手段，那麼古代"醫"的範圍則十分寬泛：人員包括傳統意義上的"醫人"，也包括僧道、巫覡（手段包括宗教、巫術和物理化學療法），他們也是醫療團體的重要組成，而本章所探討的醫患關係只是其中一部分。那麼為什麼要在開篇探討這個問題？因為這些現象無不對醫患關係產生牽力，影響著醫患雙方的思維和目標設定。例如醫巫並行的狀態影響著醫人的醫學思想和診療手段，甚至塑造了傳統醫學的指導思想；患者穿梭往返於醫、巫、寺觀之間，不同的醫療團體對於患者也有爭奪；而當時的社會思想又使得部分患者摒棄醫藥，從而完全游離於醫患關係之外。

筆者總結此階段內的人群面對疾病的應對手段，除了求醫外還包括以下數端。

（一）宗教與巫術手段

陳寅恪曾云："自來宗教之傳播，多假醫藥天算之學以為工具。"[1]魏晉隋唐時期恰恰又是中國佛、道二教大發展的時期以及景教、祆教、摩尼教、伊斯蘭教進入中國的時期，故宗教在當時成了生活中重要的方面。醫學從理論思想到具體的診療手段都受到宗教的深刻影響，甚至可以說，無

1　陳寅恪：〈崔浩與寇謙之〉，載氏著《金明館叢稿初編》，生活·讀書·新知三聯書店，2001年，第127頁。

宗教則無中國傳統醫學。相關問題研究者眾多，相關成果汗牛充棟，[1]茲不贅言。

巫術也是民眾重要的醫療手段，考古資料證實了殷商時代醫巫不分的狀態，胡厚宣〈殷人疾病考〉[2]、李宗焜〈從甲骨文看商代的疾病與醫療〉[3]、宋

1 例如季羨林：〈從中印文化關係談到中國梵文的研究〉，載氏著《季羨林全集》第 13 卷，外語教學與研究出版社，2010 年；陳垣：《陳垣早年文集》，"中研院"中國文哲研究所，1992 年；陳邦賢：《中國醫學史》，商務印書館，1936 年，1998 年影印；林富士主編《宗教與醫療》，聯經出版事業股份有限公司，2011 年；陳明：《印度梵文醫典〈醫理精華〉研究》，中華書局，2002 年；陳明：〈漢唐時期於闐的對外醫藥交流〉，《歷史研究》2008 年第 4 期，第 18—39、190 頁；陳明：〈絲綢之路的醫藥：傳播與轉化研討會簡述〉，載郝春文主編《2006 敦煌學國際聯絡委員會通訊》，上海古籍出版社，2006 年，第 81—85 頁；中國大百科全書編輯委員會：《中國大百科全書·中國傳統醫學卷》，中國大百科全書出版社，1992 年；趙璞珊：《中國古代醫學》，中華書局，1997 年；廖育群：《阿輸吠陀——印度的傳統醫學》，遼寧教育出版社，2002 年；廖育群：《中國古代科學技術史綱·醫學卷》，遼寧教育出版社，1996 年；陳寅恪：〈三國志曹沖華佗傳與佛教故事〉，載氏著《寒柳堂集》，生活·讀書·新知三聯書店，2001 年；干祖望：《孫思邈評傳》，南京大學出版社，1995 年；湯用彤：〈針灸·印度古醫書〉，載湯一介編選《湯用彤選集》，天津人民出版社，1995 年；〔日〕道端良秀：〈中國的佛教醫學〉，《宗教研究》1965 年第 7 期；〔日〕道端良秀著，關世謙譯：《中國佛教與社會福利事業》，佛光出版社，1981 年；劉淑芬：〈慈悲喜捨——中古時期佛教徒的社會福利事業〉，《北縣文化》1994 年第 40 期，第 17—20 頁；劉淑芬：〈戒律與養生之間——唐宋寺院中的丸藥、乳藥和藥酒〉，《"中央研究院"歷史語言研究所集刊》2006 年第 77 本第 3 分，第 357—400 頁；劉淑芬：〈唐、宋寺院中的茶與湯藥〉，《燕京學報》2005 年第 19 期，第 67—97 頁；劉淑芬：〈唐、宋時期僧人、國家和醫療的關係：從藥方洞到惠民局〉，載李建民主編《從醫療看中國史》，聯經出版事業股份有限公司，2008 年，第 145—202 頁；〔日〕岡本天晴、櫻庭和典：〈醫療與中國佛教〉，《醫學與哲學》1994 年第 2 期，第 15—16 頁；李經緯、傅芳：〈隋唐時期中外醫學之交流〉，《中華醫史雜誌》1985 年第 4 期；曹仕邦：〈兩晉南北朝時期沙門的醫藥知識〉，《食貨》復刊第 5 卷第 8 期，1975 年；蓋建民：《道教醫學》，宗教文化出版社，2001 年；范家偉：《六朝隋唐醫學之傳承與整合》，香港中文大學出版社，2004 年；范家偉：〈晉隋佛教疾疫觀〉，《佛學研究》1997 年，第 263—268 頁；范家偉：《大醫精誠——唐代國家、信仰與醫學》，東大圖書股份有限公司，2007 年；薛克翹：〈印度佛教與中國古代漢地醫藥學〉，《佛學研究》1997 年，第 252—262 頁；李金菊：〈漢傳佛教養生的歷史研究〉，中國中醫科學院博士學位論文，2007 年。
2 胡厚宣：〈殷人疾病考〉，載氏著《甲骨學商史論叢·初集》下冊，成都齊魯大學國學研究所專刊，1944 年，第 437—440 頁。
3 李宗焜：〈從甲骨文看商代的疾病與醫療〉，《"中央研究院"歷史語言研究所集刊》2001 年第 72 本第 2 分，第 339—391 頁。

鎮豪〈商代的疾患醫療與衛生保健〉[1]對此有詳盡論述。殷商這種醫巫一體的風氣延續很久，金仕起先生指出春秋晚期以前巫一直是醫療的主角。[2]關於這一點，還可參看文鏞盛《中國古代社會的巫覡》[3]。日本山田慶兒〈夜鳴之鳥〉通過對長沙馬王堆出土的《五十二病方》中咒術療法的研究，展現了漢代民間巫術療法的盛行[4]，林富士〈中國六朝時期的巫覡與醫療〉向我們揭示出至六朝時巫師仍然是醫療活動的主要參與者，向其求助者包括各階層人士，所治療的疾病也不局限於特定種類，而且其"治療"手段"大多承襲漢代巫者及巫術療法的傳統"[5]。筆者亦曾專門撰文論述隋唐時期中國醫巫並行的狀態。[6]另外要說明的是，中古時期由於地域發展水平差距較大，所以南方地區以及其他偏遠落後地區信巫不信醫的風氣比中原地區更為濃厚，甚至可以說是民眾的普遍行為，相關問題參看前揭筆者〈唐代醫療活動中咒禁術的退縮與保留〉，茲不贅言。

（二）自救

古代社會醫療資源有限，故自救亦是針對疾病的手段。當然，自救從其技術角度而言仍然屬醫術本身，但本章所探討的主題是"醫患關係"，自救的患者自然是游離於其外的。

中國傳統醫學與今日醫學最大區別之一就是學術的開放性，其思想基礎和術語體系是陰陽學說，所以對於民眾來說醫學的學術籬笆比較低矮；再加上中古時期醫學理論停滯不前，醫學的發展主要是經驗的積累，而積

1 宋鎮豪：〈商代的疾患醫療與衛生保健〉，《歷史研究》2004 年第 2 期，第 3—26 頁。
2 金仕起：〈古代醫者的角色——兼論其身分與地位〉，《新史學》1995 年第 6 卷第 1 期，第 1—48 頁。
3 〔韓〕文鏞盛：《中國古代社會的巫覡》，華文出版社，1999 年。
4 〔日〕山田慶兒：〈夜鳴之鳥〉，載劉俊文主編、杜石然等譯《日本學者研究中國史論著選譯》第 10 卷，中華書局，1992 年，第 231—269 頁。
5 林富士：〈中國六朝時期的巫覡與醫療〉，《"中央研究院"歷史語言研究所集刊》1999 年第 70 本第 1 分，第 32 頁。
6 于賡哲：〈唐代醫療活動中咒禁術的退縮與保留〉，《華中師範大學學報（人文社會科學版）》2008 年第 2 期，61—68 頁。

累正是來自民間，故民眾自己掌握一定的醫療技術並非難事。當時自修醫術者眾多，孫思邈本人就是典型例證，他起自民間，幼年因為治病導致家產幾乎蕩盡，故憤而自修醫術，遂成一代大家。[1]因久病而自修醫術的情況很多，《左傳·定公十三年》所謂"三折肱知為良醫"[2]，《楚辭·九章》所謂"九折臂而成醫兮"（後人稱為"久病成醫"），例證不勝枚舉。另外，還有人出於診治服食副作用、盡孝道等原因鑽研醫術。魏晉至唐初士大夫階層尚且恥言醫術，但是到了唐代後期風氣則為之一變，士大夫開始熱衷於醫術，甚至公開探討醫理並且交換藥方，相關問題請參看范家偉〈藥劉禹錫與《傳信方》——以唐代南方形象、貶官和驗方為中心的考察〉[3]、陳昊〈讀寫之間的身體經驗與身份認同——唐代至北宋醫學文化史述論〉第六章[4]、筆者〈唐代的醫學教育及醫人地位〉[5]。筆者還曾注意到灸療法在隋唐時期具有獨一無二的重要性，其地位甚至比湯藥、針法還要高，這是因為灸療法簡單安全且廉價，是民眾自救的主要手段。[6]民間還有刻石傳播醫術的做法，最著名的例子就是至今尚存的洛陽龍門石窟藥方洞，此洞開鑿於北齊，但是藥方始刻於唐初，[7]洞壁遍佈石刻藥方，歷代累積。張瑞賢等認為龍門石刻藥方與在敦煌發現的 P.3596《不知名醫方第九種》、P.3347《不知名醫方第十三

1　（唐）孫思邈：《孫真人千金方》，人民衛生出版社，1996 年，第 1 頁。

2　（清）阮元校刻：《十三經注疏·春秋左傳正義》，中華書局，2009 年，第 4670 頁。（戰國）屈原：《九章·惜誦》，載金開誠、董洪利、高路明校註《屈原集校註》，中華書局，1983 年，第 452 頁。

3　李建民主編：《從醫療看中國史》，聯經出版事業股份有限公司，2008 年，第 115—148 頁。

4　陳昊：〈讀寫之間的身體經驗與身份認同——唐代至北宋醫學文化史述論〉，北京大學博士學位論文，2011 年，第 155—165 頁。

5　于賡哲：〈唐代的醫學教育及醫人地位〉，《魏晉南北朝隋唐史資料》第 20 輯，武漢大學出版社，2003 年，第 155—165 頁。

6　于賡哲：〈唐宋民間醫療活動中灸療法的浮沉——一項技術抉擇的時代背景分析〉，《清華大學學報（哲學社會科學版）》，2006 年第 1 期，第 62—73 頁。

7　耿鑒庭：〈醫藥金石過眼錄〉，《中華醫史雜誌》1955 年第 4 期，第 285—287 頁。認為龍門石窟藥方洞藥篆刻於北齊。邵殿文：〈藥方洞刻藥方考〉，《中華醫史雜誌》1993 年第 4 期，第 242—249 頁。認為石窟開鑿於北齊，而藥方刻於唐朝貞觀末年或者永徽初年。本章從後者。

種》以及 S.9987《備急單驗藥方卷》是同一部書，書名應為《備急單驗藥方》。[1] S.9987 號文書中的一句話值得關注："刊之岩石，傳以救病，庶往來君子錄之以備急用。"可見在石壁上刊刻藥方以求普及是當時傳播醫學的方法之一。

名醫們往往鼓勵民眾自救，孫思邈在《備急千金要方》序言中鼓勵大家學醫："余緬尋聖人設教，欲使家家自學、人人自曉。"[2] 政府在這方面也採取鼓勵措施，辦法有組織撰寫醫書、刻碑傳播藥方等，北魏至隋唐類似舉措屢見不鮮，筆者《唐代疾病、醫療史初探》第四章已有描述，茲不贅。醫術尤其是具體藥方的普及可以使患者跳過醫人這個環節，直接抓藥或者採藥自救，也使得他們可以游離於醫患關係之外。

（三）命定觀

《論語·顏淵》云："死生有命，富貴在天。"[3] 常有古人以命定論（前定論）為人生哲學，有著濃厚的聽天由命思想，這對醫患關係頗有影響——部分患者認定壽夭早已注定，從而消極對待醫藥。黃約瑟〈讀《前定錄》札記——唐代社會思想一瞥〉認為"前定"兩個字應出於《禮記·中庸》之"言前定則不跲，事前定則不困"，"毫無疑問，它已經帶有一種強烈的宿命或命定論色彩"[4]，黃約瑟還認為對於所謂"命"的定義《莊子》還比較寬泛，後世比較狹窄，主要指人壽命。在《前定錄》裏面，涉及命的，主要是官運和壽數。既然與壽命相關，那麼就不能不影響到醫療。很多患者抱著聽天由命的思想拒絕醫藥，從而脫離了醫患關係。有關這個問題，范家偉《中古時期的醫者與病者》[5] 中〈病者拒藥與命定論〉一章有專門的論述，

1 張瑞賢等：〈洛陽龍門石窟藥方與敦煌卷子《備急單驗藥方卷》同源〉，《中華醫史雜誌》1998 年第 2 期，第 113—117 頁。
2 （唐）孫思邈：《備急千金要方》，華夏出版社，2008 年，第 15 頁。
3 （清）阮元校刻：《十三經注疏·論語注疏》卷一二，中華書局，2009 年，第 4670 頁。
4 黃約瑟：〈讀《前定錄》札記——唐代社會思想一瞥〉，載劉健明編《黃約瑟隋唐史論集》，中華書局，1997 年，第 170 頁。
5 范家偉：《中古時期的醫者與病者》，復旦大學出版社，2010 年。

茲不贅言。

綜合以上，可看到人們面對疾病時的應對，包括宗教、巫術手段，也包括求醫以及自救，另外還有部分人群以命定論為指導消極對待醫藥，如此看來"病患"並不見得能直接導出"醫患"關係。各個醫療圈子又有對患者的爭奪，比如有人認為提高醫藥水平可以從巫覡手中奪回患者，《宋書》卷八二〈周朗傳〉："又針藥之術，世寡復修，診脈之伎，人鮮能達，民因是益徵於鬼，遂棄於醫，重令耗惑不反，死夭復半。今太醫宜男女習教，在所應遣吏受業。如此，故當愈於媚神之愚，懲艾膝理之敝矣。"[1]周朗認為醫藥事業不振導致民眾投向巫覡，故倡言設教立學提高社會醫藥水準，以杜"媚神之愚"。無獨有偶，唐代名醫許仁則也對巫術療法全盤否定，他主張採取"事實勝於雄辯"的態度，積極採用藥物治療，以切實的療效對比奪回患者："此病（瘧疾）別有祈禱厭禳而差者，自是人心妄識，畏愛生病，亦猶弓影成蠱耳。必有不誣此法，專意信之，亦任其從禳禱之道。雖然，必須資藥以救之。比見用藥攻療，無不差者；以法禳之，則有不效者。以此言之，明知病在於內，徒勞於外耳。"[2]

實際上患者的行為是複雜的、功利性的，他們一人之身可能同時處於各個醫療圈子，或者在不同階段涉足不同的醫療圈子，簡單疾病往往依靠醫人或者自救，假如醫藥無效，患者則可能轉向寺觀、巫覡。杜牧弟弟杜顗的經歷就是一個典型的例子，《樊川文集》卷一六〈上宰相求湖州第二啟〉記載杜牧弟杜顗曾為鎮海軍幕府吏，患眼疾（白內障），聽說同州有治眼名醫石公集，於是杜牧請石公集到揚州，經過兩次手術（針撥白內障）依舊沒有治癒。會昌二年（842）"虢州庾使君"告訴他們同州還有一個眼醫周師達，水平在石氏之上，杜牧以重金聘請周師達前來，但是周只是指出石公集診斷失誤，未採取措施即離去。杜牧兄弟極端失望。後來聽說九疑山有隱士綦毋弘"能愈異疾"，忠州酆都縣仙都觀道士龔法義以能

1　（南朝梁）沈約：《宋書》，中華書局，1977 年，第 2100—2101 頁。
2　（唐）王燾：《外台秘要》卷五〈許仁則療瘧方四首〉，人民衛生出版社，1955 年，第 168 頁。

法術治病，故欲求為湖州刺史，希冀以“刺史之力，二人或可致”。[1]杜氏兄弟的經歷應該說具備一定的代表性，疾病之初還是依靠針藥，屢遭挫折時便轉而求助於法術。這種行為在古代是很常見的，我們暫可命名為“杜顗式行為”。

杜顗式行為具有鮮明的時代特色，那上面有巫術的殘餘，同時也體現了時代的進步。法國哲學家孔德總結人類認識有三個歷史階段，即神學階段、形而上學階段、實證科學階段，漢以後醫學正處於所謂“形而上學”階段，主要特徵是醫學基礎思想陰陽五行觀念的確立和鬼神觀念的逐漸式微，巫術療法和物理化學療法並存，並且已經在部分醫人那裏有了明確的分別。[2]一般的患者的行為也與上古有了明顯區別，上古患者以鬼神為致病緣由，治療伊始即醫巫並用甚至信巫不信醫，張蔭麟說殷周時期“疾病的原因都推到鬼神，他們的歡心勝過醫藥，巫祝就是醫生”[3]，金仕起亦指春秋以前“不僅占問病因、病情，連治療、逐除疾病，此時期的醫者大概都還不是不可或缺的角色”[4]。而到了漢代以後，我們看到了《史記·扁鵲倉公列傳》中對“信巫不信醫”的指責，以及王充《論衡》、曹植《說疫氣》對鬼神致病觀念的批駁。社會上雖然巫術療法尚存，但操行巫術療法的人群在縮減，南北方巫術應用程度也有了明顯區別，[5]患者平日多用物理化學療法，遇有醫者束手無措的疑難病症才轉向巫覡，因此杜顗式行為可謂時代的典型。

下面以圖示的方式對本節予以總結：

1　（唐）杜牧：《樊川文集》，巴蜀書社，2007 年，第 1060—1061 頁。

2　于賡哲：〈唐代醫療活動中咒禁術的退縮與保留〉，《華中師範大學學報（人文社會科學版）》2008 年第 2 期，61—68 頁。

3　張蔭麟：《中國史綱》，中華書局，2009 年，第 45 頁。

4　金仕起：〈古代醫者的角色──兼論其身分與地位〉，《新史學》1995 年第 6 卷第 1 期，第 1—48 頁。

5　于賡哲：〈唐代醫療活動中咒禁術的退縮與保留〉，《華中師範大學學報（人文社會科學版）》2008 年第 2 期，61—68 頁。

從疾病到人心──中古醫療社會史再探

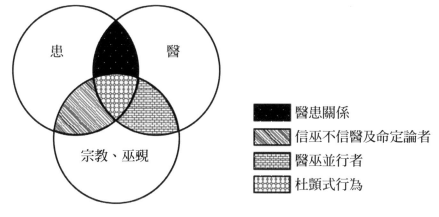

圖例：
- 醫患關係
- 信巫不信醫及命定論者
- 醫巫並行者
- 杜顗式行為

↑圖 4-1 醫療關係示意圖

　　本章重點在於論述圖中黑色陰影部分即"醫患關係"，也會旁及"杜顗式行為"。本章標題中的"醫患關係"專指世俗醫人與患者的關係，這是因為本章所要回答的是羅伊·波特（Roy Porter）們的問題，亦即中國傳統醫患關係的現代化意義，所以必須將"醫"的定義與現代接軌。至於僧醫和巫覡，前者有寺院經濟作保障，醫僅僅是宗教生活之一種，因此其與患者之關係與醫者不同；後者在行醫事之餘，尚有其他巫事，亦與全靠患者生存的醫人有區別，這兩者與患者的關係請容以後撰文另考。

二、漢宋之間醫患關係

　　筆者認為中古醫患關係的特點是上層社會擇醫現象較為普遍，患者及其親朋掌握醫療主動權，醫人較為被動，並由此決定了中國傳統醫學某些要素的走向。佔人口多數的下層民眾則很少有擇醫、驗醫的資本，因此有時游離於醫患關係之外。醫人階層也相應形成了一些特點。學界對醫患關係中"醫療空間"很重視，筆者則認為在封閉式醫療模式和技術保密風氣不變的情況下醫療空間問題並不重要。下面一一展開論述。

　　目前有關醫患關係研究中主要的成果有蔣竹山〈疾病與醫療——從

《祁忠敏公日記》看晚明士人的病醫關係〉[1]、雷祥麟〈負責任的醫生與有信仰的病人——中西醫論爭與醫病關係在民國時期的轉變〉[2]、祝平一〈藥醫不死病，佛度有緣人：明、清的醫療市場、醫學知識與醫病關係〉[3] 以及張哲嘉 "The Therapeutic Tug of War"[4]、古克禮（Christopher Cullen）"Patients and Healers in Late Imperial China: Evidence from the *Jinpingmei*（金瓶梅）"[5]、丘仲麟〈醫生與病人——明代的醫病關係與醫療風習〉[6]、楊念群《再造"病人"——中西醫衝突下的空間政治（1832—1985）》[7]、張大慶《中國近代疾病社會史（1912—1937）》[8] 第七章〈疾病模式轉變中的醫患關係〉等。以上主要是對於明清、近現代的研究，但其中提出的一些原則性問題對本章頗有啟發。范家偉《中古時期的醫者與病者》[9] 主要論述中古時期，其中〈疾病者的社會活動〉、〈病者拒藥與命定論〉二章涉及醫患關係，甚為重要。以上這些成果多數將文人士大夫筆下的醫患關係作為醫患關係的主流加以研究，筆者認為有必要復原醫患關係全貌，釐清醫者的社會責任，這種責任直接決定了醫者以及醫學的旨趣。

1 蔣竹山：〈疾病與醫療——從《祁忠敏公日記》看晚明士人的病醫關係〉，"中國的城市生活：十四至二十世紀"會議論文，2001 年。
2 雷祥麟：〈負責任的醫生與有信仰的病人——中西醫論爭與醫病關係在民國時期的轉變〉，《新史學》2003 年第 14 卷第 1 期，第 45—96 頁。
3 祝平一：〈藥醫不死病，佛度有緣人：明、清的醫療市場、醫學知識與醫病關係〉，《"中央研究院"近代史研究所集刊》2010 年第 68 期，第 1—50 頁。
4 張哲嘉：*The Therapeutic Tug of War*, University of Pennsylvania（賓夕法尼亞大學）博士學位論文，1998 年。
5 〔英〕Christopher Cullen, "Patients and Healers in Late Imperial China: Evidence from the *Jinpingmei*", *History of Science* (1993) Vol.31: pp.99-150.
6 邱仲麟：〈醫生與病人——明代的醫病關係與醫療風習〉，載李建民主編《從醫療看中國史》，聯經出版事業股份有限公司，2008 年，第 253—296 頁。
7 楊念群：《再造"病人"——中西醫衝突下的空間政治（1832—1985）》，中國人民大學出版社，2006 年。
8 張大慶：《中國近代疾病社會史（1912—1937）》，山東教育出版社，2006 年。
9 范家偉：《中古時期的醫者與病者》，復旦大學出版社，2010 年。

（一）上層及富裕患者具有主動權，有擇醫、試醫等現象

雷祥麟指出：“在二十世紀以前的中國，醫療的主體是病人，病人自主地擇醫而求治，醫生是被動地提供醫療服務。病人這方全家都會參與醫療過程，而且握有最終決定權。”[1]上述學界研究成果差不多都談到了這個問題，在先秦、中古時期的史料中的確也能找到許多類似的例子。當時雖然已有官醫制度，但絕大多數醫人都是鬻技之輩，完全以市場馬首是瞻，故貴勝之家往往成為其首選，而貴勝之家病患也最為挑剔，《列子·力命篇》：

> 季梁得病，七日大漸。……（其子）終謁三醫：一曰矯氏，二曰俞氏，三曰盧氏，診其所疾。矯氏謂季梁曰：“汝寒溫不節，虛實失度，病由飢飽色欲，精慮煩散，非天非鬼。雖漸，可攻也。”季梁曰：“眾醫也，亟屏之。”俞氏曰：“汝始則胎氣不足，乳湩有餘。病非一朝一夕之故，其所由來漸矣，弗可已也。”季梁曰：“良醫也，且食之。”盧氏曰：“汝疾不由天，亦不由人，亦不由鬼。稟生受形，既有制之者矣，亦有知之者矣。藥石其如汝何？”季梁曰：“神醫也，重貺遣之。”俄而季梁之疾自瘳。[2]

依姚際恆《古今偽書考》、梁啟超《古書真偽及其年代》、馬敍倫《〈列子〉偽書考》意見，《列子》屬偽書，梁、馬指其大約出於魏晉，則思想亦應有時代印記。故事本身寓意暫且不論，其中季梁三換醫人倒是中古貴勝之家擇醫的典型寫照，季梁同時延請三名醫人，並且以自己的標準試驗醫人水準，然後加以選擇。醫人若想自己掌握診療全過程必須要預先徵得同意，《周書》卷四七〈姚僧垣傳〉：

> 大將軍樂平公竇集暴感風疾，精神瞀亂，無所覺知。諸醫先視者

第四章 游離與主動——唐代醫患關係

1　雷祥麟：〈負責任的醫生與有信仰的病人——中西醫論爭與醫病關係在民國時期的轉變〉，《新史學》2003 年第 14 卷第 1 期，第 63 頁。

2　（戰國）列子著，楊伯峻集釋：《列子集釋》，中華書局，1979 年，第 204 頁。

皆云已不可救。僧垣後至，曰："困則困矣，終當不死。若專以見付，相為治之。"其家忻然，請授方術。僧垣為合湯散，所患即瘳。[1]

醫人掌握醫療全過程非常重要，這是診療的基本原則，但頻繁地換醫經常導致這一點無法實現，姚僧垣申明"專以見付"，意即不得轉請他醫，病患家屬欣然同意，可能是因為姚身為名醫具備權威性，其他醫人則未必能如願。孫思邈曾經就此陳述過醫人的苦衷以及由此帶來的危害，《備急千金要方》卷五〈候癇法〉：

> 若病家始發便來詣師，師可診候。所解為法，作次序治之，以其節度首尾取差也。病家已經雜治無次序，不得制病，病則變異其本候，後師便不知其前證虛實，直依其後證作治，亦不得差也。要應精問察之，為前師所配，依取其前蹤跡以為治，乃無逆耳。前師處湯，本應數劑乃差，而病家服一兩劑未效，便謂不驗，已後更問他師，師不尋前人為治寒溫次序而更為治，而不次前師，治則弊也。或前已下之，後須平和療以接之而得差也，或前人未下之，或不去者，或前治寒溫失度，後人應調治之。是為治敗病皆須邀射之，然後免耳。不依次第及不審察，必及重弊也。[2]

孫思邈的話向我們透露了如下信息：1. 患者往往是缺乏耐心的，稍有耽延未能見效即換醫，古克禮（Christopher Cullen）在研究《金瓶梅》過程中發現這是中國古代患者普遍心態，他稱之為患者在尋找"魔術子彈"；[3] 2. 換醫行為嚴重影響到了醫人的診斷施治；3. 當時並無醫案可供後醫探察前醫所為（這是當時醫人保密風氣的體現）。孫思邈勸誡醫人要憑藉己力充分了解、考量前醫對病情的影響。

1　（唐）令狐德棻等：《周書》，中華書局，1971 年，第 842 頁。

2　（唐）孫思邈：《備急千金要方》，人民衛生出版社，1955 年，第 96 頁。

3　〔英〕Christopher Cullen, "Patients and Healers in Late Imperial China: Evidence from the Jinpingmei," *History of Science* 31 (1993): 121.

患者親朋對醫療的介入是中國古代醫患關係的一個顯著特點，孫思邈指出了這種現象對醫療效果的影響，《備急千金要方》卷七〈風毒腳氣〉：

> 世間大有病人，親朋故舊交遊來問疾，其人曾不經一事，未讀一方，自騁了了，詐作明能，談說異端，或言是虛，或道是實，或云是風，或云是蠱，或道是水，或云是痰，紛紜謬說，種種不同，破壞病人心意，不知孰是，遷延未定，時不待人，欻然致禍，各自散走。[1]

宋陳自明《外科精要·自序》：

> 古人云："貪無達士將金贈，病有閒人說藥方。" 此世之通患，歷代不能革。[2]

親朋之所以能有擇醫的 "底氣"，正是因為醫學的學術籬笆比較低，這與現代形成強烈對比，現代醫院的宏偉建築、精密儀器、專業術語構成一種權威鏡像，對患者構成心理壓迫，從而在醫患關係伊始就佔據主動地位。而中國傳統醫學基本思想來源於陰陽學說，以中庸之道為方法論，術語體系也是中國人比較熟悉的陰陽五行名詞，故而沒有高不可攀的學術籬笆，稍有文化者都覺得可以參與其中。更何況，在金元之前醫學理論比起《黃帝內經》時代並無大的突破，"（魏晉以來）在前後約 700 年的漫長歲月裏，我們既看不到基本理論有什麼新的突破，也看不到辨證論治原則有什麼新的發展。……所以這一時期的主要特點是實踐醫學的進一步發展，不論是對疾病的描寫，還是新方、新藥的記載，和上時期相比，都有了非常顯著的進步"[3]。換句話說，此階段內醫學發展以經驗積累為主，而醫療經驗是每個人都不缺乏的，所以不少人都覺得自己有發言權。

由此也就出現了多種多樣的擇醫方式，例如觀察其文化水平，《北夢瑣

1 （唐）孫思邈：《備急千金要方》，人民衛生出版社，1955 年，第 154 頁。
2 （宋）陳自明編，（明）薛己校註：《外科精要》，人民衛生出版社，1982 年，第 2 頁。
3 賈得道：〈試論中國醫學史的分期問題〉，《中華醫史雜誌》1980 年第 1 期，第 58 頁。

言》卷五"薛少師拒中外事"條："唐薛廷珪少師……中間奉命冊蜀先主為司徒，館中舊疾發動，蜀人送當醫人楊僕射，俾攻療之。孤卿致書感謝，其書末請借肩輿，歸京尋醫。蜀主訝之，乃曰：'幸有方藥，何不俟愈而行？'堅請且駐行軒，公謂客將曰：'夜來問此醫官，殊不識字，安可以性命委之乎！'竟不服藥而北歸。"[1]

再比如以醫典考驗之，陳自明《外科精要·自序》："況能療癰疽、持補割、理折傷、攻牙療痔，多是庸俗不通文理之人，一見文繁，即便厭棄。病家又執方論以詰難之，遂使醫者鼯鼠技窮，中心惶惑。"[2]

"脈診"在中國患者心目中歷來有特殊地位，所以有的人故意隱瞞病情，以醫人診脈能力為考核標準。宋代蘇軾《東坡志林》卷六記載了當時士大夫階層流行的"困醫"行為："醫之明脈者天下蓋一二數……士大夫多秘所患以求診，以驗醫之能否，使索病於溟漠之中，辨虛實冷熱於疑似之間。"[3]脈診發展及後成了考驗醫人的重要手段，由此誕生出許多奇特誇張的文學故事，這一點前揭諸位先生文章已經提及，此不贅。

費孝通《鄉土中國》指出中國傳統社會是"熟人社會"，信息依賴人際關係輾轉傳遞。所以醫人的聲譽、藥方的效應也是通過這個渠道加以推介，擇醫的範圍是有限的。面對病痛的威脅和財利的誘惑，打破這個束縛成了醫、患雙方的需求。筆者總結其渠道有如下三種：

1. 官醫。官醫體系的建立是政府力量打破既定人際關係網、介入熟人社會的結果，唐代中央有太醫署，地方有醫（學）博士及醫學生可以為平民服務，但是筆者認為從其規模來看，作用是非常有限的，滿足官方需求已屬不易。[4]

宋代官醫規制比起唐代更為成熟，對社會貢獻更大，但是官僚主義和

1 （五代）孫光憲：《北夢瑣言》，中華書局，2002 年，第 105 頁。

2 （宋）陳自明編，（明）薛己校註：《外科精要》，人民衛生出版社，1982 年，第 1 頁。

3 （宋）蘇軾：《東坡志林》，《文淵閣四庫全書》本。

4 于賡哲：《唐代疾病、醫療史初探》第二章〈唐代官方醫療機構的局限性〉，中國社會科學出版社，2011 年，第 21—32 頁。

資金等問題導致其功能受到限制，相關問題可參看梁其姿〈宋元明的地方醫療資源初探〉[1]、陳元朋〈兩宋的醫事制度及其社會功能〉[2]。

2. 懸賞。所謂"異人多在市肆間"[3]，"異人"者多指術士醫人。醫人以財利為目的，故多遊走市肆鄉間，而懸賞和張榜則是醫患雙方摒棄熟人關係網絡直接面對面的手段。《北齊書》卷四九〈馬嗣明傳〉："從駕往晉陽，至遼陽山中，數處見榜，云有人家女病，若有能治差者，購錢十萬。諸名醫多尋榜至，問病狀，不敢下手。唯嗣明獨治之。"[4]《集異記·狄梁公》："顯慶中（狄仁傑）應制入關。路由華州闤闠之北，稠人廣眾聚觀如堵，狄梁公引轡遙望，有巨牌大字云：'能療此兒，酬絹千匹。'即就觀之。"[5]《太平廣記》卷八三"賈耽"條引《會昌解頤》："賈耽相公鎮滑台日，有部民家富於財，而父偶得疾，身體漸瘦。糜粥不通，日飲鮮血半升而已。其家憂懼，乃多出金帛募善醫者，自兩京及山東諸道醫人，無不至者。"[6]

3. 醫人自我經營聲譽。聲譽的傳播有利於刺破熟人社會的堅壁。故醫者、患者均很重視，《本草經集注》有云："復患今之承籍者，多恃炫名價，亦不能精心研解，虛傳聲美，聞風競往。自有新學該明而名稱未播，貴勝以為始習，多不信用，委命虛名，諒可惜也。京邑諸人，皆尚聲譽，不取實事。"[7]聲譽意味著財富，故醫人格外注重營造，前揭雷祥麟〈負責任的醫生與有信仰的病人〉、丘仲麟〈醫生與病人——明代的醫病關係與醫療風習〉等文都揭示了這一點，茲不贅言。

1　梁其姿：〈宋元明的地方醫療資源初探〉，載張國剛主編《中國社會歷史評論》第三卷，中華書局，2001 年，第 219—237 頁。

2　陳元朋：〈兩宋的醫事制度及其社會功能〉，《史原》1997 年第 20 期，第 263—316 頁。

3　（宋）李昉等編，汪紹楹點校：《太平廣記》卷三九"劉晏"條引《逸史》，中華書局，1961 年，第 245 頁。

4　（唐）李百藥：《北齊書》，中華書局，1972 年，第 681 頁。

5　（唐）薛用弱：《集異記》卷二"狄梁公"，中華書局，1980 年，第 15 頁。

6　（宋）李昉等編，汪紹楹點校：《太平廣記》，中華書局，1961 年，第 535 頁。

7　敦煌文書龍 530 號《本草經集注甲本殘卷》，第 211—222 列，錄文參馬繼興等輯校：《敦煌醫藥文獻輯校》，江蘇古籍出版社，1998 年，第 551—552 頁。

（二）下層民眾缺乏擇醫的資本

以往研究者多將傳統醫患關係中的擇醫現象作為重點加以論述，以此作為中國傳統醫學中患者居於主動地位的象徵。但是筆者認為——起碼在中古時期——這樣的結論是受到了史料話語權的左右。五代以前印刷術尚不普及，書籍是文人、士大夫階層傳遞信息的工具，故而其著者、受眾均有一定範圍，我們所引以為據的史料多半出自文人、士大夫之手，因此常被不自覺地帶入他們的生活角色中。這是社會史研究常見的現象。通過前揭史料可以看到，擇醫現象主要出現在權貴和富裕階層中。實際上，佔人口大多數的下層民眾甚少有擇醫的資本。但是由於他們在史料中難以留下隻言片語，故而反倒居於不顯眼的位置。如前所述，很多貧苦民眾或者南方地區民眾是無從選擇的，要麼自救，要麼投奔巫覡、寺觀，要麼在醫患關係中居於被動地位。有關中古時期下層民眾醫療資源缺乏的狀況，筆者在《唐代疾病、醫療史初探》第二、八章中已有論述，這些行為無不與醫療資源匱乏有關。

中古時期醫人在政治上無前途可言，在社會中又為士大夫所不齒，人生出口狹窄，[1] 故專以財貨為意，葛洪《抱朴子內篇》卷一五〈雜應〉：“醫多承襲世業，有名無實，但養虛聲，以圖財利。”[2] 張籍〈贈任道人〉：“長安多病無生計，藥鋪醫人亂索錢。”[3] 劉禹錫《劉禹錫文集》卷六〈鑒藥〉中引用過當時人的一種觀點：“顧醫之態，多嗇術以自貴，遺患以要財，盍重求之，所至益深矣。”[4] 孫思邈幼年時為了看病幾乎蕩盡家產，所以他也說：“代有醫者，隨逐時情，意在財物，不本性命。”[5]

唐代劉允章曾經有〈直諫書〉直言貧民有八苦，其中第八苦就是“病

1　宋麗華、于賡哲：〈中古時期醫人的社會地位〉，載《唐史論叢》第13輯，三秦出版社，2011年，第241—244頁。

2　（晉）葛洪著，王明校釋：《抱朴子內篇校釋》，中華書局，1985年，第272頁。

3　（唐）張籍：〈贈任道人〉，《全唐詩》卷三八六，中華書局，1979年，第4352頁。

4　（唐）劉禹錫：《劉禹錫文集》，中華書局，1990年，第77頁。

5　（唐）孫思邈：《備急千金要方》卷二一〈水腫〉，人民衛生出版社，1955年，第384頁。

不得醫"[1]，五代時期和凝曾痛陳廣大貧民"家貧難召醫師"[2]，沒有一定的財力或者權力是無法招來醫人尤其是名醫的。前揭杜牧《樊川文集》卷一六〈上宰相求湖州第二啟〉記載杜牧懇請宰相任命自己為湖州刺史，目的就是延請綦母宏（弘）、龔法義二位術士給杜顗看病，"刺史之力，二人或可致"，也就是說杜牧認為要想招致二位名術士只能依靠刺史級別的權勢，所以不惜放下士大夫的矜持直接索官。杜氏兄弟尚且如此，下層民眾境況可想而知。

面對被動的底層患者，醫人自然也就不必遷就，傲慢、敷衍了事成為常見現象，梁簡文帝〈勸醫論〉：

> 況醫之為道，九部之診甚精，百藥之品難究，……多以少壯之時涉獵方疏，略知甘草為甜，桂心為辣，便是宴駅自足，經方泯棄……然而疾者求我，又不能盡意攻治，……治疾者眾，必以溢浪酬塞，惡之者多，愛之者鮮，是則日處百方，月為千治，未嘗不輕其藥性，任其死生。[3]

《劉禹錫文集》卷一〇〈答道州薛郎中論方書〉：

> 愚少多病，猶省為童兒時，尻具襦褲，保姆抱之以如醫巫家，針烙灌餌，咺然啼號，巫嫗輒陽陽滿志，引手直求。[4]

有的惡醫甚至玩弄患者於股掌之間，《抱朴子內篇》卷九：

> 又興古太守馬氏在官，有親故人投之求恤焉，馬乃令此人出外住，詐云是神人道士，治病無不手下立愈。又令辨士遊行，為之虛

1　（宋）李昉等：《文苑英華》卷六七六，中華書局，1966年，第3482頁。

2　（宋）王欽若等編纂，周勳初等校訂：《冊府元龜》卷五五三《詞臣部·獻替二》，鳳凰出版社，2006年，第6329頁。

3　（清）嚴可均編：《全上古三代秦漢三國六朝文》卷一一，中華書局，1958年，第6026頁。

4　（唐）劉禹錫：《劉禹錫文集》，中華書局，1990年，第129頁。

聲，云能令盲者登視，躄者即行。於是四方雲集，趨之如市，而錢帛固已山積矣。又敕諸求治病者，雖不便愈，當告人言愈也，如此則必愈；若告人未愈者，則後終不愈也。道法正爾，不可不信。於是後人問前來者，前來輒告之云已愈，無敢言未愈者也。旬日之間，乃致巨富焉。[1]

案此人即是"醫騙"，經營聲譽的手段就是警告患者不可告訴後來者病未痊癒，否則病即不得癒，於是患者萬馬齊喑。騙子成功地用"運勢"將眾多患者分裂開來，使其彼此孤立不通信息。患者的主動權在此蕩然無存。

大約不以財貨為意者要另有經濟來源才可，《北齊書》卷三九〈崔季舒傳〉："季舒大好醫術，天保中，於徙所無事，更銳意研精，遂為名手，多所全濟。雖位望轉高，未曾懈怠，縱貧賤廝養，亦為之療。"[2]崔季舒是官員，不靠醫術生存，故而可以"貧賤廝養亦為之療"，此種行為大約較為少見，故令史家覺得值得書寫一筆。

下層民眾之"擇醫"也不能說完全沒有，當時民眾多投奔運勢極旺的"福醫"或"時醫"，此種風氣自中古一直延續至明清，筆者曾就此現象進行過論述，茲移列如右："當時'福醫'已然是一類醫人的統稱，這些人大概皆為醫術不甚高明但是運氣奇佳之屬，求醫者認為能藉此沾光，以其運氣而非醫術治療自己。'福醫'現象的出現，實在是古代醫人水平參差不齊、患者求醫問藥時'押寶'心理的體現，由於對醫人水平沒有把握，於是把希望寄託於運氣，希冀'福醫'的運氣可以使自己痊癒，在這裏，'療效'與醫人'水平'這兩個原本密不可分的部分完全分離了，療效被賦予了運命觀的神秘色彩。"[3]無權無勢的患者只有依靠大家口耳相傳的醫人運勢作為擇醫標準了，這是將自己的選擇權交給了神秘的上蒼。

1　（晉）葛洪著，王明校釋：《抱朴子內篇校釋》，中華書局，1985 年，第 176 頁。
2　（唐）李百藥：《北齊書》，中華書局，1972 年，第 513 頁。
3　于賡哲：《唐代疾病、醫療史初探》，中國社會科學出版社，2011 年，第 43 頁。

三、醫患關係的影響——作坊抑或工廠

必須要說明的是，筆者否認全民都有擇醫現象並非是對醫患關係中患者主動地位的否認，而是強調擇醫、試醫現象只存在於少部分人群中。但是這少部分人代表的現象又的確是中國傳統醫患關係中的主流，如何解釋這一矛盾？要回答這個問題必須回到前揭"醫療關係示意圖"，面對疾病的威脅，醫人原本就不是唯一的對抗力量，因此醫患關係模式也就不必適應"效率醫療"的需求，只需滿足"適醫階層"需求即可（所謂"適醫階層"以中上層社會為主）。現在它之所以變得如此重要，甚至要回答"對現代醫療體制能否有所助益"的問題，純粹是因為現代研究者將其理解、放大為全民普適醫患模式的結果。

筆者所謂"效率醫療"指的是以最大多數民眾健康為目的、以社會整體醫療效率為先的醫療模式，這種模式是西方醫學、醫患關係發展的產物。在歐洲中世紀醫療事業中，宗教始終居於主導地位。[1] 其從業者分為"教內"、"教外"兩大類，從業者較少依靠患者市場生存，故西方醫學可以從人員這個角度保持一定的獨立性和理論思考空間。[2] 從中古到近代早期，大致經歷了一個醫患關係以醫生為主動到關注與重視患者權益的過程，鑒於宗教的強烈影響，中世紀教內醫療中的死亡往往被歸之於罪孽，治癒則因為是懺悔。在這種邏輯中，患者一方其實很難有話語權。而在教外醫學中，醫生一般也不會在醫患糾紛中吃虧，因為仲裁者往往也是醫生。即便是作

第四章　游離與主動──唐代醫患關係

1　中世紀西歐社會的醫療救治體系以教會為主體，以政府救濟為輔助，以民間診治為補充。《聖經》中記載有大量耶穌基督治病的例子，為教會照料救治病人樹立了榜樣，上到教皇，下至教士，都對醫療救治相當重視。有學者對此由衷讚嘆："在中古歐洲所有調護病人的事情，皆完完全全的，歸基督教會之人獨辦。"楊昌棟：《基督教在中古歐洲的貢獻》，社會科學文獻出版社，2000 年，第 35 頁。

2　中世紀教外醫學與教會醫學主要的不同便是體現在從業人員的身份方面。教內醫學的醫生本身也是教士，其行醫的目的也似乎並非治癒（cure），而是照護（care），因為後者更能體現出基督的愛。外科的實踐被認為是"奇技淫巧"，難登大雅之堂，故而一般由世俗人員，特別是理髮師完成。〔美〕Frederick F. Cartwright, *A Social History of Medicine*, London and New York: Longman, 1977:22.

為弱勢群體的猶太醫生,也往往在醫療糾紛案件審理中獲勝。[1]近代意義上的醫院模式比近代醫學誕生得還要早。[2]而醫院和與之相適的開放式的、規範化的知識體系是效率醫療的基石。

識者或有問:西方中世紀醫學就能保證效率醫療嗎?答案是否定的——西方中世紀醫學也不能保障效率醫療,不過那主要是醫學思想、技術水平局限所致,但是在組織上則已經具備了實現效率醫療的基礎條件,即開放的、合作的醫療體系(教會體系之下),以及集中治療的醫院組織。所以16世紀以後儘管以蓋倫理論為代表的傳統醫學被摒棄,但是新興的科學實證主義醫學與醫院組織相結合,很快煥發極大生機,其基本模式至今未變。中國則不然,無論是醫學思想還是醫療組織形式都沒有做好效率醫療的準備。如前所述,中國古代的世俗醫人的生存缺乏宗教團體的支持,往往依靠患者市場,尤其是有權勢及財力的患者,故在醫患關係中患者始終是主動的一方。醫人在這種情況下養成了一些良好傳統,比如注重患者感受,強調辨證施治,但是有時不得不為了迎合患者採取一些非常手段,形成了一些行業"潛規則"。下面摘取一二加以論述:

(一) 迎合與欺騙並存

孫思邈《備急千金要方》卷二一〈水腫〉:

> 論曰:大凡水病難治,瘥後特須慎於口味,又復病水人多嗜食不廉,所以此病難愈也。代有醫者,隨逐時情,意在財物,不本性命,病人欲食肉,於貴勝之處勸令食羊頭蹄肉,如此者未見有一愈者。又此病百脈之中氣水俱實,治者皆欲令瀉之使虛,羊頭蹄極補,哪得瘳愈?[3]

1 〔美〕Shatzmiller Joseph, *Jews, Medicine and Medieval Society*, University of California Press, 1994:82. 對於近代以來的轉型情況,可參鄒翔:〈近代早期英國政府醫療救助問題探析〉,《齊魯學刊》2007年第6期,第54—59頁;鄒翔:〈中世紀晚期與近代早期英國醫院的世俗化轉型〉,《史學集刊》2010年第6期,第18—23頁。

2 如在14世紀英國"不到四百萬人口,卻擁有六百家醫院"。〔美〕施密特著,汪曉丹、趙巍譯:《基督教對文明的影響》,北京大學出版社,2004年,第140頁。

3 (唐)孫思邈:《備急千金要方》,人民衛生出版社,1955年,第384頁。

指出某些醫人為了迎合患者甚至不顧醫療原則，一味滿足其需要，深可指責。

徐大椿《醫學源流論》卷下〈病家論〉：

> 天下之病，誤於醫家者固多，誤於病家者尤多。……中更有用參
> 附則喜，用攻劑則懼，服參附而死則委之命，服攻伐而死則咎在醫。
> 使醫者不敢對症用藥。[1]

患者對醫家的影響不僅僅體現在選擇 "此醫" 或 "彼醫"，也體現在具體用藥上面，對攻伐猛藥的畏懼是人之常情，醫家本應根據具體病情做出自己的決斷，但是在患者的影響下往往一意逢迎，不敢承擔責任，其根本動機是不願在選擇中被淘汰。在這種心態作用下，甚至有醫人利用患者的初期信任 "遺患求財"，故意不根除疾病，遷延病情以牽制患者，《劉禹錫集》卷六〈鑒藥〉引旁人勸說之語曰："子之獲是藥，幾神乎！誠難遭已。顧醫之態，多齮術以自貴，遺患以要財，盍重求之，所至益深矣！"[2] 雖然劉禹錫最終是反對這個觀點的，但細味其語氣，顯然這也是當時較常見的觀點。陳自明《外科精要·自序》："或有醫者，用心不臧，貪人財利，不肯便投的當伐病之劑，惟恐效速而無所得，是禍不極則功不大矣。"[3] 宋方勻撰《泊宅編》卷五記載有一個目擊案例："予目擊二事，今書之以為世警。王居安秀才久苦痔，聞蕭山有善工，力不能招致，遂命舟自烏墩走錢塘，舍於靜邸中，使人迎醫。醫絕江至杭，既見，欣然為治藥餌，且云：'請以五日為期，可以除根本。' 初以一藥放下大腸數寸，又以一藥洗之，徐用藥縷結痔，信宿痔脫，其大如桃；復以藥餌調養，數日遂安。此工初無難色，但放下大腸了，方議報謝之物，病者知命懸其手，盡許行橐所有為酬，方肯治療。又玉山周僅調官京師，舊患膀胱氣，外腎偏墜。有貨藥人

1 徐大椿撰，萬芳整理：《醫學源流論》卷下〈病家論〉，人民衛生出版社，2007 年，第
　 102—103 頁。
2 （唐）劉禹錫：《劉禹錫文集》，中華書局，1990 年，第 77 頁。
3 （宋）陳自明編，（明）薛己校註：《外科精要》，人民衛生出版社，1982 年，第 1 頁。

云，只立談間可使之正。約以萬錢及三縑報之。相次入室中，施一針，所苦果平。周大喜，即如數負金帛而去。後半月，其疾如舊，使人訪醫者，已不見矣。"[1]

這種行為主要特徵是讓患者看到療效，卻不予以根治，從而使患者產生依賴心理。迎合患者與欺騙患者兩種行為乍看起來截然相反，其根本動機卻是同樣的——穩住患者，使其不再換醫。

（二）保密風氣濃厚

保密風氣是"教會徒弟餓死師傅"思想的體現，醫人幾乎全部仰賴市場生存，面對患者的擇醫試醫，沒有絕招是無法立足的，因此中國傳統醫界保密風氣十分濃厚，直接影響了醫學的發展。程衍道為《外台秘要》所作序言中說："間有二三驗方，亦惟是父師傳之子弟，絕不輕以示人，而其鬻行於世者，率皆依樣葫蘆，時或改頭換面，以博名高則已矣。"[2]《千金翼方》卷五〈婦人面藥第五〉："面脂手膏，衣香藻豆，仕人貴勝，皆是所要。然今之醫門，極為秘惜，不許子弟洩露一法，至於父子之間亦不傳示。"[3]面脂手膏這種美容品為達官貴人所喜好，利潤當極豐厚，醫人之間嚴格保密，父子亦不例外。《景定建康志》卷五〇："金陵屬邑溧水、溧陽，舊多蠱毒。丞相韓滉之為浙西觀察也，欲更其俗、絕其源，終不可得。時有僧住竹林寺，每絹一匹易藥一圓，遠近中蠱者多獲全濟。值滉小女有惡疾，浴於鎮之溫湯即愈。乃盡捨女之妝奩，造浮圖廟於湯之右，謀名僧以蒞寺事，有以竹林市藥僧應之，滉欣然迎置，且求其藥方，久之僧始獻，於是其法流佈。"[4]這個僧人掌握著治療"蠱毒"的秘方，一丸藥就易絹一匹，韓滉只有以主事寺廟作為交換，才使其很不情願地交出了藥方。再例如《唐國史補》卷上："白岑嘗遇異人傳發背方，其驗十全。岑賣弄以求利。後為

1 （宋）方勺：《泊宅編》，中華書局，1983 年，第 27—28 頁。

2 （唐）王燾：《外台秘要》，人民衛生出版社，1955 年，第 18 頁。

3 （唐）孫思邈：《千金翼方》，人民衛生出版社，1955 年，第 64 頁。

4 （宋）馬光祖：《景定建康志》卷五〇，收於《宋元方誌叢刊》第 2 冊，中華書局，1990 年，第 2173 頁。

淮南小將，節度使高適脅取其方，然終不甚效。岑至九江，為虎所食，驛吏收其囊中，乃得真本。太原王昇之寫以傳布。"[1] 這位白岑為節度使所迫而獻藥方，但是卻打了埋伏，沒有獻出真正的藥方。《酉陽雜俎》前集卷五："王潛在荊州，百姓張七政善止傷折，⋯⋯其術終不肯傳人。"[2] 張七政是骨科醫人，其技術拒絕傳人。甚至於還有人本身沒有秘方，卻將眾所周知的藥方改頭換面冒充秘方，導致醫療無效，宋陳自明《外科精要·自序》："又有自知眾人嘗用已效之方，而改易其名，而為秘方，或妄增藥味以或（惑）眾聽，而反無效者亦多矣。"[3]

保密風氣帶來的惡果是顯而易見的，它不但造成技術傳播的障礙，也造成中醫很多領域缺乏學術對話平台，規範化也就無從談起。

（三）惡性競爭

《備急千金要方》卷一〈治病略例第三〉：

> 古來醫人，皆相嫉害，扁鵲為秦太醫令李醯所害即其事也。一醫處方，不得使別醫和合，脫或私加毒藥，令人增疾，漸以致困，如此者非一，特須慎之。寧可不服其藥，以任天真。不得使愚醫相嫉，賊人性命，甚可哀傷。[4]

醫人之間惡性競爭，竟然能到了不顧患者安危以毒藥嫁禍他醫的地步，正是因為患者中普遍存在擇醫現象，醫療過程中會有多醫參與，才使得這種行為有了實施的可能。揣摩孫思邈口氣，這種現象在當時並不罕見。競爭至如此地步，足以駭人耳目。

1　（唐）李肇：《唐國史補》，上海古籍出版社，1979 年，第 18 頁。

2　（唐）段成式撰，方南生點校：《酉陽雜俎》，中華書局，1981 年，第 12 頁。

3　（宋）陳自明編，（明）薛己校註：《外科精要》，人民衛生出版社，1982 年，第 2 頁。

4　（唐）孫思邈：《備急千金要方》，人民衛生出版社，1955 年，第 2 頁。孫思邈《孫真人千金方》避高宗諱，以〈治病篇〉為〈理病篇〉，文字作"古來醫人相嫉，扁鵲為秦太醫令所害，即其事也。一醫處方，不得使別醫和合，脫或私加毒藥，令人增疾，漸以致困，如此者非一，特須慎之。乃可不服其藥，任其天真。不得使愚醫相嫉，賊人性命，甚可哀傷。"（孫思邈：《孫真人千金方》，人民衛生出版社，2000 年，第 5 頁。）

第四章　游離與主動——唐代醫患關係

125

（四）對效率醫療的不以為意

筆者認為中國傳統醫學更注重的是醫療對象個體的醫療效果，對於效率醫療缺乏思想和技術上的準備。個中原因值得分析，可能涉及自然哲學、醫學思想、診療技術能力等，但是醫患關係範圍的界定是不可忽視的一端。如本章圖 4-1 所示，醫者原本是醫療隊伍中的一支而已，他們在歷史上從來沒有擔負過效率醫療的責任，因此也就不會產生相應的技術、組織、思想。這原本不應成為一個史學問題（我們不能以現代性的要求溯及過往），但是既然要回答羅伊·波特（Roy Porter）和席文（Nathan Sivin）的問題，就有必要對此加以解析。

筆者認為醫者對效率醫療不以為意的主要理由是：

1. 醫者，意也

醫人對於醫學採取的是可意會不可言傳的態度，對於個體療效追求精益求精，對於效率醫療沒有思想和技術上的準備。

《舊唐書》卷一九一〈許胤宗傳〉：

> 時關中多骨蒸病，得之必死，遞相連染，諸醫無能療者。胤宗每療，無不愈。或謂曰："公醫術若神，何不著書以貽將來？"胤宗曰："醫者，意也，在人思慮。又脈候幽微，苦其難別，意之所解，口莫能宣。且古之名手，唯是別脈，脈既精別，然後識病。夫病之於藥，有正相當者，唯須單用一味，直攻彼病，藥力既純，病即立愈。今人不能別脈，莫識病源，以情臆度，多安藥味，譬之於獵，未知兔所，多發人馬，空地遮圍，或冀一人偶然逢也。如此療疾，不亦疏乎！假令一藥偶然當病，復共他味相和，君臣相制，氣勢不行，所以難差，諒由於此。脈之深趣，既不可言，虛設經方，豈加於舊？吾思之久矣，故不能著述耳。"[1]

---

1 （後晉）劉昫等：《舊唐書》卷一九一〈許胤宗傳〉，中華書局，1975 年，第 5091 頁。

許胤宗面對大規模傳染病，應對傳播其術以拯救更大範圍患者的要求時以“醫者，意也”加以拒絕。這並不意味著他“冷血”，而是因為他認為醫術的精湛全憑醫人個人的領悟，可意會不可言傳。因此他親手診療患者百發百中（姑且稱之為“點對點”的醫療模式），但是卻對“面對面”的效率醫療缺乏熱衷。

“醫者，意也”這句話出自東漢名醫郭玉，是醫學史上的名言，支持者以其為中醫靈活處方、把握全域、辨證施治的象徵，批評者以其為中醫缺乏規範、不科學的象徵。廖育群《醫者意也——認識中醫》專以此為書名，闡釋這句話產生的背景與中醫依靠“醫者意也”所獲得的頑強生命力。[1]正如廖先生所言，“醫者，意也”剛開始的含義比較單純[2]，後世醫家不斷賦予其新的含義。筆者認為，此段話在中古時期的主要含義就是醫學玄妙，可意會不可言傳，醫家技藝的精進全靠個人領悟。研究者可以從多角度理解這句話，但是就本章所討論的醫患關係而言，很明顯，可意會不可言傳的醫學是拒絕規範化的，而規範化正是效率醫療所必需的。

2. 理想化的醫人培養模式難以大規模培養醫人隊伍

效率醫療還要求一定規模的醫人隊伍，這一點在中國也缺乏合適的土壤。民間醫人不少，但是合格醫人佔多大比例是很成問題的，相關問題筆者《唐代疾病、醫療史初探》第三章〈民間醫人水平評估——由“福醫”、“時醫”現象說起〉已有論述，茲不贅。值得關注的是中國傳統醫學對合格醫人的要求極高，追求的是精品而非規模化產品，孫思邈《千金翼方·自序》：

> 若夫醫道之為言，實惟意也。固以神存心手之際，意析毫芒之裏。當其情之所得，口不能言，數之所在，言不能諭。然則三部九

1　廖育群：《醫者意也——認識中醫》，廣西師範大學出版社，2006 年。
2　廖育群認為“醫者，意也”出自《後漢書·郭玉傳》，“不過是指醫家的注意力”（同上書，第 43—44 頁）。筆者對此不敢苟同。《後漢書·郭玉傳》已有“神存於心手之際，可得解而不可得言也”，與後世許胤宗、孫思邈的表述無大異。若專指注意力，何出此言？

候，乃經絡之樞機；氣少神餘，亦針刺之鈞軸。況乎良醫則貴察聲色，神工則深究萌芽。心考錙銖，安假懸衡之驗；敏同機駭，曾無掛髮之淹。非天下之至精，其孰能與於此？是故先王鏤之於玉板，往聖藏之以金匱，豈不以營疊至道、括囊真賾者與！[1]

這段話出發點仍然是 "醫者，意也"，但是其著眼點在於強調醫人領悟真諦之難，"非天下之至精，其孰能與於此"，若非天才很難成為 "大醫"。孫思邈對於培養 "大醫" 提出過具體方案，《備急千金要方》卷一〈大醫習業〉：

> 凡欲為大醫，必須諳《素問》、《甲乙》、《黃帝針經》、《明堂流注》、十二經脈、三部九候、五藏六腑、表裏孔穴、《本草》、《藥對》、張仲景、王叔和、阮河南、范東陽、張苗、靳邵等諸部經方，又須妙解陰陽祿命、諸家相法及灼龜、五兆、《周易》、六壬，並須精熟，如此乃得為大醫。若不爾者，如無目夜遊，動致顛殞。次須熟讀此方，尋思妙理，留意鑽研，始可與言於醫道者矣。又須涉獵群書。何者？若不讀五經，不知有仁義之道；不讀三史，不知有古今之事；不讀諸子，睹事則不能默而識之；不讀內經，則不知有慈悲喜捨之德；不讀莊老，不能任真體運，則吉凶拘忌觸塗而生。至於五行休王、七耀天文，並須探賾，若能具而學之，則於醫道無所滯礙，盡善盡美矣。[2]

孫思邈還對醫德提出過較高要求，這是治醫史者眾所周知的，茲不贅。這裏重點談的是他對醫人知識儲備的要求——醫學、陰陽、儒、道無所不包，讀完這些書並掌握相關技藝需要多長年限沒有明確記載，但是唐代官醫教育制度可以從側面提供一個衡量標準，茲以《天聖令》復原唐《醫疾令》和《大唐六典》卷一四太醫署條為依據列表如下：

1　（唐）孫思邈：《千金翼方》，人民衛生出版社，1955年，第2頁。
2　（唐）孫思邈：《備急千金要方》，人民衛生出版社，1955年，第21頁。

表 4-1　唐代官醫學習期限一覽表

分科		學習內容	學習年限
醫生	體療	《甲乙》、《脈經》、《本草》，兼習《張仲景》、《小品》、《集驗》等方	七年
	瘡腫、少小		五年
	耳目口齒		四年
	角法		三年
針生		《素問》、《黃帝針經》、《明堂》、《脈訣》，兼習《流注》、《偃側》等圖，《赤烏神針》等經。	七年
按摩生		誦傷折經方及刺縛之法	三年
咒禁生		咒禁、解忤、持禁之法	二年
藥園生		讀《本草》，辨識諸藥並採種之法	
女醫		安胎、產難及瘡腫、傷折、針灸之法	五年

　　可以看到，官方醫學校中較為簡單的科目學習期限自二年至五年不等，而“醫生”與“針生”是重點教育對象，學習期限一般在七年左右。“醫生”與“針生”的學習內容還不及孫思邈心目中醫人必學內容的零頭，已經需要七年，那麼完成孫思邈的要求豈不已人屆中年？孫思邈本人就是中年以後出名的，估計這就是他個人經驗的總結。這是一種理想化建議，包含著將醫人隊伍提升到兼儒兼醫層次的希冀，但是當時醫人階層是鬻技階層，且文化程度參差不齊，很難有人可以做到，這也就是孫思邈、王燾們慨嘆“世無良醫，枉死者半”的原因。筆者並不認為孫思邈的教育計劃真的付諸實施過，而是要強調其心態——對靈性、學習內容的要求如此之高，他在提出這些要求的時候顯然並未考慮過規模化培養醫人團隊的效率問題。這原本也不是應該由醫人們考慮的問題。

　　學界對於近代西方醫院進入中國後的醫療空間問題比較關注，以前揭楊念群《再造“病人”》為例，第二章〈對陌生空間的恐懼與接納〉主要闡釋的是西方醫療空間進入中國後，國人對西醫封閉醫療空間的恐懼和醫院治療"委託制"、脫離家人視野的不理解，伴隨著當時民族主義的高漲，在晚清社會形成了眾多有關西醫醫院的想像與謠言。面對抵制，西醫不得不做出一些調整。但是筆者要從另一個角度來看待這個問題——醫療空間不是標誌中西醫療模式的鴻溝，中國歷史上並不缺乏類似"醫院"這樣割裂患者與家庭關係、獨立封閉的醫療空間，中國誕生不出近代意義上醫院的原因是中國傳統醫學的封閉式診療模式。

中國傳統醫學模式的空間問題是很靈活的，醫人和患者都有可能在自家或者對方家中，或者是第三方空間（例如藥肆）實施醫療行為，患者的家屬有時也會被摒棄在外，例如北魏僧鸞《調氣方》中提出的助產方式，基本原則就是在整個過程中將產婦家人完全隔離，不許他們參與，目的在於避免"傍人擾擾，令其驚怖；驚怖畜結，生理不和，和氣一亂，痛切唯甚"，這種隔離一直持續到產後調理。[1]《隋書》卷七三〈辛公義傳〉："暑月疫時，病人或至數百，廳廊悉滿。公義親設一榻，獨坐其間，終日連夕，對之理事。所得秩俸，盡用市藥，為迎醫療之，躬勸其飲食，於是悉差。方召其親戚而喻之曰……諸病家子孫，慚謝而去。"[2] 也是脫離患者家人控制的醫療行為。

患者迎醫入門是常見現象，如《太平御覽》卷二六五載王隱《晉書》曰："陶侃，字士衡，鄱陽人。為郡主簿。夫人病，欲使主簿迎醫於數百里。天大寒雪，各辭，疾召侃使行，侃曰：'資於事父以事君。夫人亦當父母，安有父母之病而聞迎醫不便行也？'"[3]《貞觀政要·孝友》："司空房玄齡事繼母，能以色養，恭謹過人。其母病，請醫人至門，必迎拜垂泣。"[4]

同一個醫人也可能上門醫療，也可能在家接診，例如《唐國史補》卷中記載有人登門求名醫王彥伯醫治："鄭雲逵與王彥伯鄰居，嘗有客來求醫，

1　（唐）王燾：《外台秘要》卷三三〈《產乳》序論三首〉，人民衛生出版社，1955年，第924頁。

2　（唐）魏徵、令狐德棻：《隋書》，中華書局，1973年，第1682頁。

3　（宋）李昉等：《太平御覽》，中華書局，1960年，第1239頁。

4　（唐）吳兢：《貞觀政要》卷一五，上海古籍出版社，1978年，第160頁。

誤造雲逵門。雲逵知之，延入與診候曰：'熱風頗甚。' 客又請藥方。雲逵曰：'某是給事中，若覓國醫王彥伯，東鄰是也。' 客驚走而出。"[1] 此為烏龍事件，但既然病者敢於登門，鄰居鄭雲逵也敢裝模作樣模仿王氏診病，可見王彥伯在家接診乃是常事。同一個王彥伯，也常被迎到病家診療，《太平廣記》卷三〇六 "盧佩" 條引《河東記》："（盧佩）將欲竭產以求國醫王彥伯治之。彥伯聲勢重，造次不可一見，佩日往祈請焉。半年餘，乃許一到。"[2] 前揭杜顗式行為中迎醫、就醫都是常見行為，所以說中國傳統醫學診療模式中空問問題並不重要，原木就無一定之規。而且中國歷史上也不乏類似醫院的組織，筆者將漢——宋之間出現的 "醫院" 排列成表：

表 4-2　漢宋之間 "醫院" 一覽表

名稱	時代	史料出處
	西漢	《漢書》卷一二〈平帝紀〉："郡國大旱，蝗，青州尤甚，民流亡。……民疾疫者，舍空邸第，為置醫藥。"[3]
	北魏	《魏書》卷八〈世宗宣武帝紀〉："（永平三年）冬十月……丙申，詔曰：'可敕太常，於閒敞之處別立一館，使京畿內外疾病之徒，咸令居處。嚴敕醫署，分師療治。'"[4]
癘疾坊	南朝後梁	《續高僧傳》卷二〈隋西京大興善寺北天竺沙門那連提黎耶舍傳〉："（梁天保七年，公元 568 年）收養癘疾（麻風病），男女別坊，四事供承，務令周給。"[5]
（悲田）病坊	唐代宋代	《舊唐書》、《新唐書》、《唐會要》、《會昌一品集》、《續資治通鑑長編》、《宋史》等
福田院	唐代宋代	《太平廣記》、《續資治通鑑長編》、《玉海》等

1　（唐）李肇：《唐國史補》，上海古籍出版社，1979 年，第 33 頁。
2　（宋）李昉等編，汪紹楹點校：《太平廣記》，中華書局，1961 年，第 2426 頁。
3　（漢）班固：《漢書》，中華書局，1962 年，第 353 頁。
4　（北齊）魏收：《魏書》，中華書局，1974 年，第 210 頁。
5　（唐）道宣撰，郭紹林點校：《續高僧傳》，中華書局，2014 年，第 35 頁。

名稱	時代	史料出處
將理院	北宋	《東都事略》卷九七
安濟坊	北宋	《宋史》、《東都事略》等
養濟院	兩宋	《宋史》、《景定建康志》、《咸淳臨安志》等
安養院（醫院）[1]	南宋	南宋蘇州《平江圖》、《黃氏日抄》、《义忠集》等

另外，還有一些民間組織也許具有部分醫療功能，但是證據缺乏，無法列入，比如唐代的藥方邑。"藥方邑"應屬社邑之一種，見於庫木吐拉所出大谷文書 8047 號《唐大曆十六年（781）三月楊三娘舉錢契》："大曆十六年三月廿日，楊三娘為要錢用，遂於藥方邑舉錢壹阡文……"大谷文書 8056 號《唐大曆十六年（781）六月米十四舉錢契》："大曆十六年六月廿日，米十四為要錢用，遂於藥方邑舉月抽錢壹阡文……"兩件文書均出土於庫木吐拉廢寺遺址，劉安志、陳國燦〈唐代安西都護府對龜茲的治理〉："'藥方邑'當是唐代龜茲地區佛寺內的一種慈善性組織，帶有民間社邑性質，其主要活動是治病救人。"[2]案佛寺常有悲田病坊，然官府亦曾有病坊之設，杜正乾〈唐病坊表徵〉總結代官辦病坊共有三次高峰，分別為唐玄宗、唐肅宗、唐武宗時期。玄宗時期官辦病坊可能並未將民間與佛寺之間的醫療關係完全切斷，而安史亂後龜茲懸隔堅守，肅宗重置官辦病坊的指令在此可能並未得到遵行，所以在文書中藥方邑與佛寺密切相關。杜正乾根據 P.2862+P.2626 號《唐天寶年代敦煌郡會計牒》總結官辦病坊資金來源有二："一是病坊作為敦煌郡官署衙門，當由官府供給糜食和雜物，……二是病坊用官錢出貸生利。"[3]則民間醫療組織可能也有類似措施，即一方面依靠佛寺供給，一方面依靠社邑"義聚"出貸牟利，因此筆者在此猜測——

---

1 "醫院"是"安養院"俗稱，見王謇《宋平江城坊考》，江蘇古籍出版社，1986 年，第 153 頁。
2 劉安志、陳國燦：〈唐代安西都護府對龜茲的治理〉，《歷史研究》2006 年第 1 期，第 47 頁。
3 杜正乾：〈唐病坊表徵〉，《敦煌研究》2001 年第 1 期，第 125 頁。

從疾病到人心——中古醫療社會史再探

既然依託於佛寺，說明藥方邑在醫療技術方面尚不能獨立，它的主要功能可能是保障成員們的醫療費用，因此不能將其定性為真正的醫療機構。當然這僅是推測，尚需進一步詳考。唐《大秦景教流行中國碑》證明基督徒也曾在中國從事醫療，他們是否將基督教的醫療模式帶入中國，也是一個尚待考證的問題。

但是這些醫療組織基本上都是慈善機構，模式多半是"醫院＋貧困救濟站"，因此與今天醫院有所區別。更重要的是它們都沒有能夠持之以恆並且對中國醫療模式產生根本性的影響。究其原因，筆者認為有如下幾條：

1. 這些組織多半是官辦機構或者宗教慈善組織，因此受政治、社會外在因素影響大。這其中最典型的是唐代的悲田病坊，它創辦於佛寺，但是其管理權卻被官方褫奪，目的在於與僧團爭奪民眾。孫永如〈唐代"病坊"考〉[1]、葛承雍〈唐代乞丐與病坊探討〉[2]、前揭杜正乾〈唐病坊表徵〉、高瀨奈津子〈唐代悲田養病坊的變遷及其成立背景〉[3]等對此已有論述，茲不贅。筆者同意杜正乾先生的結論："毫無諱言的是，唐代病坊之設，基本上是官樣文章。"[4]宋代也有類似問題。徽宗時期官辦醫療組織建設達到了一個高峰，這與徽宗本人的道教思想有關，但是和唐代一樣，宋代官辦組織缺乏效率且不能持之以恆，[5]這是歷史上絕大多數官辦社會功能組織的宿命。

2. 中國傳統醫學缺乏醫療分工產生的基壤，阻礙效率醫療和醫院模式。何謂"醫療分工"？它指的是醫療過程中各科之間、醫藥之間的分工合作，其知識體系要求是開放式的，其管理和學說要求是規範化的，這是效率醫療的需求，是醫院成立的基石。西方教會醫院成立之初即實現了集中

1 孫永如：〈唐代"病坊"考〉，《中國史研究》1987 年第 4 期，第 90 頁。

2 葛承雍：〈唐代乞丐與病坊探討〉，《人文雜誌》1992 年第 6 期，第 87—91 頁。

3 〔日〕高瀨奈津子：〈唐代悲田養病坊的變遷及其成立背景〉，《佛教史學研究》第 45 卷第 1 期，2002 年，第 31—54 頁。

4 杜正乾：〈唐病坊表徵〉，《敦煌研究》2001 年第 1 期，第 126 頁。

5 有關宋代醫療機構和慈善事業請參看梁其姿：〈宋元明的地方醫療資源初探〉，載張國剛主編《中國社會歷史評論》第三卷，中華書局，2001 年，219—237 頁。

治療，教會體系下不存在保密現象，教士之間也有開放的合作，而中國傳統醫學的情況則比較複雜，一方面的確出現了醫藥分工，一方面名醫們對此又持消極態度，而且行業保密色彩以及封閉式的診療模式始終未變，"醫者，意也"也拒絕規範化，所以缺乏醫療分工的基壤。

上古傳說中，神農、巫彭等醫學人物本身就是採藥者，客觀反映出當時醫藥不分家的狀況。醫藥分工起於何時已不可詳考，此乃社會分工之一環，應該說具備積極意義，南朝梁代陶弘景《本草經集注》：

> 今諸藥採治之法，既並用見成，非能自掘，……眾醫都不識藥，惟聽市人，市人又不辨究，皆委採送之家。[1]

由此看來，那時就已經存在比較成熟的採—商—醫患這樣的藥材流通渠道。但是陶弘景對於這種分工的態度值得玩味，他緊跟著就指出了其消極一面：

> 採送之家，傳習治拙，真偽好惡莫測，所以有鐘乳酢煮令白，細辛水漬使直，黃者蜜蒸為甜，當歸酒灑取潤，螵蛸膠著桑枝，蜈蚣朱足令赤。諸有此等，皆非事實，世用既久，轉以成法，非復可改，末如之何。又依方分藥，不量剝治。如遠志、牡丹，裁不收半；地黃、門冬，三分耗一。凡去皮除心之屬，分兩皆不復相應，病家唯依此用，不知更稱。又王公貴勝，合藥之日，悉付群下。其中好藥貴石，無不竊遺。乃言紫石、丹砂吞出洗取，一片經數十過賣。諸有此等例，巧偽百端，皆非事實。雖復鑒檢，初不能覺。以此治病，理難即效。斯並藥家之盈虛，不得各醫人之淺拙也。[2]

1 中國國家圖書館藏敦煌文書龍 530 號《本草經集注甲本殘卷》第 225—226 行。錄文參馬繼興：《敦煌醫藥文獻輯校》，鳳凰出版集團，2007 年，第 553 頁。
2 中國國家圖書館藏敦煌文書龍 530 號《本草經集注甲本殘卷》第 235—237 行。錄文參馬繼興：《敦煌醫藥文獻輯校》，江蘇古籍出版社，2007 年，第 553 頁。

考察其語氣，陶弘景使用了"全稱性稱謂"，指斥"採送之家"藥學知識低下，甚至有很多造假行為，一般患者在劑量等問題上又缺乏常識，導致療效受限。起碼可以說他對醫藥分工是頗有微詞的。

唐代孫思邈則基本上對醫藥分工持否定態度，《備急千金要方》卷一：

> 古之善醫者，皆自採藥……今之為醫，不自採藥，……古之醫有自將採取，陰乾暴乾皆悉如法，用藥必依土地，所以治十得九。今之醫者，但知診脈處方，不委採藥時節，至於出處土地、新陳虛實皆不悉。[1]

孫思邈對藥材"自採"非常看重，將療效不如古人的原因歸結為醫者不自採藥，不熟藥性，所以緊接著他下了一個重要的斷語：

> 所以治十不得五六者，實由於此。[2]

這是對醫者不熟藥性的指斥，也可看作是對醫藥分工的指斥。至宋代文彥博《節用本草圖·自序》尚有云：

> 蓋古醫藥率多自採。故桐君著採藥錄，備花葉形色，別其是非真假，用之決無乖誤，服之感得痊愈。而又擇郡國地產之良，及春秋秀實之候。今則不然，藥肆不能盡識，但憑採送之人，醫工鮮通本草，莫辨良苦之難，加之贗偽，遂以合和，以茲療治，宜其寡效。[3]

宋代醫藥分工已較成熟，城鄉私營藥肆比前代發達，四川等地已經形成規模很大的藥市，文彥博尚健在的熙寧九年（1076年），京師設立了"熟藥局"，後來擴展為和劑局（負責製藥）、惠民局（負責出售藥品），面向百

1 （唐）孫思邈：《備急千金要方》，人民衛生出版社，1955年，第31頁。
2 （唐）孫思邈：《備急千金要方》，人民衛生出版社，1955年，第31頁。
3 （宋）文彥博：《節用本草圖·序》，載〔日〕岡西為人：《宋以前醫籍考》第二十〈諸家本草〉，人民衛生出版社，1958年，第1374頁。

第四章 游離與主動——唐代醫患關係

姓出售藥品，並且相對應地編纂《太平惠民和劑局方》等方書，《針灸資生經·原表》記載後來又"比詔會府，咸置藥局"[1]，歷史上第一次全國範圍內建立起官方藥材製造、銷售體系[2]。但是文彥博仍然對醫藥分工基本否定。

案分工是醫藥事業進步的象徵，但是名醫、名人們對此表示反對，這是因為他們秉承的是古老傳統——醫與藥視為不可分割的整體，甚至藥材有時還被賦予神秘主義的色彩，孫思邈《千金翼方》卷二〇〈雜病〉在敘述了一系列藥方之後說："此等多是上古聖仙潛苦厄人，遂造此方以救之，皆云買藥不可爭價，當知其深意云爾。"[3]揣摩其語氣，先是賦予藥材神秘色彩，"買藥不可爭價"前面的"皆云"似乎是說這在當時已是為世人所認可的普遍現象。此說也許是受壺公故事影響，《太平廣記》卷一二引〈神仙傳〉："壺公者，不知其姓名也。今世所有召軍符、召鬼神治病玉府符，凡二十餘卷，皆出自公，故總名'壺公符'。時汝南有費長房者，為市掾，忽見公從遠方來，入市賣藥。人莫識之，賣藥口不二價，治病皆愈。語買人曰：'服此藥必吐某物，某日當愈。'事無不效。其錢日收數萬，便施與市中貧乏飢凍者，唯留三五十。常懸一空壺於屋上，日入之後，公跳入壺中。人莫能見。"[4]這就是醫學象徵"懸壺救世"的出處，壺公是仙人，輕財是中國神話體系內多數仙人的特徵，因此唐人可能認為"爭價"這種市井行為會破壞藥材的神秘特性進而影響藥性。在這種思想背景下，藥材交給市井之人、脫離醫人掌控被視為是不可思議的。然而，醫藥分工能提高醫療效率，所以在中國還是繼續走了下去（否則也沒有同仁堂之類的成功），但是這個問題反映出名醫、名人們的思想確實與效率醫療的需求格格不入。還是那句話——他們對此缺乏思想動機。

更重要的一點是：中國傳統醫學一直到明清時期都沒有改變技術保

1 （宋）王執中：《針灸資生經·原表》，《文淵閣四庫全書》本。

2 相關問題可參看前揭梁其姿：〈宋元明的地方醫療資源初探〉，載張國剛主編《中國社會歷史評論》第三卷，中華書局，2001年，第219—237頁。

3 （唐）孫思邈：《千金翼方》卷二〇，人民衛生出版社，1955年，第236頁。

4 （宋）李昉等編，汪紹楹點校：《太平廣記》，中華書局，1961年，第80頁。

密、醫人之間互相封閉的狀態，民國著名醫學家伍連德云："數千年來，吾國之通病，偶有所得，秘而不宣，則日久漸就湮滅。"[1]醫人診療以師徒相隨走街串巷或者坐堂為主，醫人之間合作之案例比較少見，傳統醫患關係決定了他們習慣從他醫手中"接手"，而不習慣於與他醫"攜手"。他們的知識來自家傳或者師徒相授，對於個人技藝和經驗有強烈的保密意識，對於醫藥分工也有部分人持保留態度。另外，"醫者，意也"的觀念也與規範化技術要求相背離。近代意義上的醫院必須實行標準化管理，開放診療技術，實行緊密銜接的醫療分工，所以說中國這塊土地上若沒有外來因素刺激，是不可能誕生真正意義上的醫院的。

這裏還牽扯到另一個重大問題，即中國傳統醫學的"辨證施治"診療模式——重視患者個人情況的調查，重視自然環境、氣候的影響，重視個人體質的影響，同病不同治，同藥不同病，以人為中心，而不是以病為中心，這就是席文（Nathan Sivin）們所羨慕的模式。但是這種模式筆者認為也與傳統的醫患關係息息相關，是中醫精益求精追求個體醫療效果的產物，而且對醫人的要求更高，更適應"醫者，意也"的發揮。茲事體大，不是本章可以解決的，請容以後再考。總而言之，按照中國傳統醫學的自然發展脈絡，是不可能誕生出以效率醫療為目的的醫院體系的。中國傳統醫患關係更像是一件精美的手工藝品，注重患者的感受，注重個體療效，從身體到心理都予以關懷，但是卻忽略了效率醫療效率問題——在中國古代這本不是一個嚴重的問題，因為傳統的醫患關係沒有賦予醫人這個使命。

近現代意義上的醫院及其相關制度組織的原型誕生於中世紀，如前所述，這可能要歸因於宗教傳統。古老的醫院到了工業化時代如魚得水，它像工廠一樣"維修"病人，以病為中心，而不是以人為中心，會在許多方面犧牲患者的利益，但是卻滿足了工業化社會最迫切的需求——效率。

1　伍連德：〈論中國當籌防病之方實行衛生之法〉，《中華醫學雜誌》1915 年第 1 期，第 13—23 頁。

四、誰可借鑒

陳寅恪倡導"了解之同情"，而中醫又是如此奇特的一門學科，它從來沒有割裂過自己與歷史的聯繫，它的思想、技術都滲透著二千年前的血液。而現代醫學是一門全新的學科，正如羅伊·波特在《劍橋醫學史》中文版序言裏所說："在亞洲醫學基本上原封不動地保持著它的古老傳統，尊重古代的經典文獻之時，今天的西方醫學與眾不同的是，在某種程度上它已背離了自己的傳統，走向了新的方向。尤其是從 16 世紀文藝復興以後，蓋侖和其他希臘—羅馬醫學家的著作逐漸被拋棄，人們認為真理不是在於過去而是在於現在和未來；不是在書本中而是在軀體上；醫學進步不是取決於更好地理解古代的權威而是取決於觀察、實驗、新事實的收集以及對病人生前和死後的密切檢查。"[1]

當古老的中醫需要回答"你能否為現代醫學提供幫助"的時候，我們必須要明白：這是以現代需求溯及既往。中醫的行為方式自有其時代根基，它是農業靜態社會的產物，現在要求它來滿足西醫這個工業時代產物的需求，追根溯源就變得極其重要。在史料話語權的迷霧作用下，尤其在近代中醫階層自覺不自覺按照"科學"面目打扮中醫的背景下，展現在外來者面前的中醫已不復舊日面目。本章目的就在於"復原"與"回答"。

受到思想、技術手段和經濟生活的影響，世俗醫者原本就不是中國古代醫療事業的唯一承擔者，因此其醫學思想、技術和醫療模式（當然包括醫患關係）必然建立在這個前提之下。社會也好、醫界本身也好，都沒有對醫者提出過"效率醫療"的要求。世俗醫者缺乏宗教團體的支持，無法在經濟上獲得獨立，故而高度仰賴市場生存，而權貴及富裕階層則是他們的首選。由於醫者有求於這些患者，再加上傳統醫學的學術籬笆比較低，所以患者及其親友就成為醫患關係中主動的一方，他們頻繁試醫、擇醫，

---

1 〔美〕羅伊·波特等編著，張大慶等譯：《劍橋醫學史》，吉林人民出版社，2000 年，中文版序言第 3 頁。

從疾病到人心——中古醫療社會史再探

導致醫人出現了惡性競爭、技術保密等陋習，但是也有積極的一面，即在激烈的競爭下醫人注重診療的個體療效，以患者為中心，辨證施治，以至於對比現代醫患關係顯得溫情脈脈。

但是佔人口多數的下層民眾是很難享受到這種溫情的，他們或者求助於巫覡寺觀，或者實施自救，游離於醫患關係之外，或者在求醫問藥過程中甚少有擇醫試醫的資本，因此我們實在很難說上述那種以患者為中心的醫患關係就是中國古代醫患關係的主流。但是有趣的是史料展現在我們面前的的確是這種醫患關係，這無疑是一個矛盾。這個矛盾產生的根源就在於我們現代人捨棄了歷史上醫患關係的種種，只關心我們所需要的那一部分，剛好中古的史料話語權始終掌握在士大夫階層手中，兩者契合，我們就將這種醫患關係看作是中國傳統醫患關係的主流。

問題的關鍵即是個體療效和社會化效率醫療的矛盾。傳統醫學的主要特點是技術與診療模式的封閉，對醫人個人素質有著極高的要求，所以建立一支成規模的合乎名醫要求的醫人隊伍難上加難。封閉式的診療模式拒絕開放與分工，所以效率醫療的基石——醫院也就不可能在中國誕生。儘管中國歷史上屢次出現類似醫院的組織，但無不是曇花一現，從反面證明了這一點。"醫者意也"和"辨證施治"產生的原因有很多，其中醫患關係絕對是不可忽視的一宗。傳統醫學對於個體療效是非常在意的，對於社會化效率則缺乏思想和技術的準備。現代人在思考傳統醫患關係的"現代化價值"的時候，萬不可忽視其歷史背景。

但是，傳統醫患關係中某些思想內核是完全可以繼承的，比如以人為中心而不是以病為中心，注重環境與心理的影響等等。20 世紀 90 年代以來出現了嶄新的循證醫學，大有取代傳統診療模式之勢，其原則是慎重、準確和明智地應用目前可獲取的最佳研究證據，同時結合臨床醫師的知識與經驗，尊重患者的價值觀和意願，將三者結合在一起，制定出具體的、盡可能完美的治療方案，在"尊重患者的價值觀和意願"這一點上與中醫醫患關係原則相契合，傳統醫患關係的價值觀可以在循證醫學領域發揮價值。

第五章　散落的衛生

——現代視角的古史尋覓

本章討論的時間段，以"中古"為主。"中古"時間界定依據內藤湖南的劃分，即東漢後期至唐五代（2世紀後期─10世紀中期，含第一、二過渡期）。這一階段是中國醫學思想定型、有關疫病理論發展並逐步成熟的過程，故具有很強的代表性。筆者在〈古典醫學的"西學鏡像"〉[1]一文中已經闡釋了西方因素對現代醫學史研究者思維模式的影響。中國的醫學乃至中國最近一個半世紀的歷史是西方文明籠罩之下的歷史，即便是摻雜著強烈民族自尊心的醫學史研究者，也在不自覺中受到西方醫學的巨大影響，從而形成了弱勢文明面對強勢文明時典型的思維模式：面對西醫的強大壓力，傳統醫界要保護的是自己的地位，而途徑則是照著西醫的樣式反覆闡明自身的"科學性"，在站到西醫對面的同時也成為其映像（Abbildung），從而反證了西醫的統治力。尤其在五四新文化運動之後，全社會對"科學"宗教般的崇拜更使得傳統醫界不得不對自己與"科學"不一致的地方做出"科學"的解釋。衛生問題也歷經了這樣的歷程。

有關近現代衛生問題與中國現代化國家形成歷史的研究汗牛充棟，"衛生"與"現代性"已經連為一體。但是，唯有面對西方強勢文明才能產生出這樣的問題意識。如果沒有西方的打斷，而是按照中國歷史固有脈絡繼續發展的話，永遠也不可能出現"公共衛生"，這是因為"衛生"的各個

1　于賡哲、梁麗：〈古典醫學的"西學鏡像"〉，《人文雜誌》2013年第10期，第93─102頁。

要素本來分別呈現於其他領域內，從未作為一個整體進入中國人的頭腦當中。中國古代的社會特點使得這些要素也不可能成為整體，國家力量不可能這樣做，社會力量更不可能。也就是說，這些衛生要素如同一顆顆散落的珍珠，始終沒有一根主綫將它們串聯起來形成一條完整的項鏈。

一、中國古代對 "衛生" 的認識

漢語 "衛生" 一詞來自《莊子·庚桑楚》中的 "衛生之經"，原本是單純的衛護生命之意，其現代意義完全是近代西方以及日本影響的結果。余新忠〈晚清 "衛生" 概念演變探略〉一文已作較為詳盡的考證，此不贅言。本章所探討的 "中國古代的衛生" 問題，實際上也是站在西學角度審視國史的產物。現代衛生體系是建立在對細菌、病毒和流行病的實證分析基礎之上的。即便是黑死病之後的歐洲，儘管距離實證主義階段還相差甚遠，但永久性的公共衛生部門的建立也以較為豐富的對病源的直觀認識作為基礎。中國古代無論是政府的醫療機構、政府和宗族對基層社會的掌控、有經驗的醫人團隊、對藥物的認知水平都較為完善，但這些要素卻無法 "組裝" 在一起成為所謂 "衛生體系"，這是中國人對疾病的認識所致，同時也是因為中國人有其他的渠道作為衛護健康的手段。中國古代雖然疫情不斷發生，但沒有像黑死病那樣從根本上顛覆舊有體系的重大疾病的刺激，也是衛生體系遲遲未能建立的原因。

對於疾病成因的認識決定了衛護健康的手段。中國古代對疾病的認識中自然沒有細菌和病毒的觀念[1]，而 "氣" 則是一個值得矚目的要素，尤其是在傳染病以及流行病方面。氣被視為疾病的載體，它通行於各種解釋之中，可以彌平各種理論的裂痕，而它的特性導致人們認為它可以被躲避或者抵抗，但是卻無法通過公共手段加以消除。

張嘉鳳總結了古人所認為的六種疾病相染的途徑：一，與病人的直接

---

1 有關中醫致病觀念與西醫細菌、病毒觀念的衝突與整合可參看皮國立：《近代中醫的身體觀與思想轉型：唐宗海與中西醫匯通時代》，生活·讀書·新知三聯書店，2008 年。

接觸；二，與病人長時間或者近距離的接觸；三，在特定地點參加特定活動；四，異常的氣候與環境變化；五，飲食；六，遭鬼排擊。[1] 總而言之，對於疫病的成因，古人認為主要是人與人之間的傳染和鬼神的作祟，需要重點指出的是——在古人紛繁複雜的論述之中可以發現 "氣" 的作用，無論是形而上學的致病原因解釋，還是鬼神致病的解釋，都有一根主綫將其串聯——氣。余新忠認為："自張仲景的《傷寒雜病論》問世以後，中國醫學關於內科疾病基本將其分成因感受外邪引起的傷寒和由自身病變導致的雜病兩大類，疫病無疑屬前者。對於引發傷寒的外邪，古人有不同的說法，比如 '六氣'、'時氣'、'四時不正之氣'、'異氣'、'雜氣'、'戾氣' 等等，而且也一直處於發展變化之中，但總體上基本都是在 '氣' 這一認識框架下展開的。大體而言，較早時期，關注點較多地集中在反常的自然之氣，如 '六氣'、'四時不正之氣' 等，而宋元以降，開始越來越重視 '氣' 中的雜質與污穢的因素，特別是隨著吳有性的《瘟疫論》的出版和清代溫病學派的形成，到清前期，醫界逐漸形成了有關疫病成因的較為系統的認識，即認為，戾氣即疫氣是由暑濕燥火等四時不正之氣混入病氣、屍氣以及其他穢濁之氣而形成的，並進一步密切了疫氣與 '毒' 之間的關係，特別在乾隆晚期以後的醫籍中，往往將疫氣與毒氣相聯，認為 '是毒氣與瘟疫相為終始者也'。與此同時，有關瘟疫的傳染，理論上基本秉承疫氣相染的認識，即認為瘟疫的傳染通過 '氣' 來傳播，不過對接觸傳播、食物傳播、水傳播、蟲媒傳播等傳播方式也產生了一些直觀或隱約的認知，但總體上並沒有突破疫氣傳染的認識框架。"[2]

即便在將疫病歸結為鬼神作祟時也可看到：鬼神將疾病傳給人類的主要媒介之一依然是 "氣"。《諸病源候論》將傳染病源歸結為 "鬼邪之毒氣"、

1 張嘉鳳：〈"疫病" 與 "相染"——以《諸病源候論》為中心試論魏晉至隋唐之間醫籍的疾病觀〉，載李建民主編《生命與醫療》，中國大百科全書出版社，2005 年，第 406 頁。
2 余新忠：〈從避疫到防疫：晚清因應疫病觀念的演變〉，《華中師範大學學報（人文社會科學版）》2008 年第 2 期，第 52 頁。

"客邪鬼氣"、"邪毒之氣"、"邪氣"等。[1] 可以說，在致病的各項要素中，除了少數（例如飲食）之外，多數都與"氣"相關聯。"氣"成為各項致病因素的"串繩"。之所以用如此篇幅論述"氣"的重要性是想提請注意：中國古人認為氣的來源是多樣的，可能是污穢，可能是鬼神，可能是極端氣候，所以也就有著各種不同的應對手段，而這些應對手段造成了"衛生"措施的分割，這些措施散落在各個領域內。可以說理論的束縛、醫療領域的有限、醫者的自我定位、各種有意無意的"類衛生"手段的預先佔位、政府對此的麻木均是中國古代不會誕生現代意義上"衛生"的重要原因。

中國歷史上儘管疫情不斷，但是從未有過類似歐洲黑死病那樣影響巨大的疫情，因此也很難因為刺激而將種種與衛護健康相關的手段進行整合和修正，形成所謂"衛生"。既然對疫病成因的認識難以突破氣的觀念，那麼如何應對這種疫氣就是這些手段的主題，而其所採用的實際辦法往往與現代醫學某些要點暗相契合。例如元和五年（810）柳公綽向皇帝進獻的《太醫箴》：

> 天布寒暑，不私於人。……寒暑滿天地之間，浹肌膚於外；好愛溢耳目之前，誘心知於內。清潔為堤，奔射猶敗，氣行無間，隙不在大。……人乘氣生，嗜慾以萌，氣離有患，氣凝則成。巧必喪真，智必誘情，去彼煩慮，在此誠明。醫之上者，理於未然，患居慮後，防處事先。心靜樂行，體和道全，然後能德施萬物，以享億年。[2]

柳公綽的本意並不是闡釋醫理，而是以此勸誡皇帝不要癡迷於享樂，要以德為治國之先，而德對治國的重要性就如同那些衛護健康的手段對人體的重要性一樣。但這段話無意中頗能反映當時對"衛生"的看法：1."氣"

1 （隋）巢元方等撰，南京中醫學院校釋：《諸病源候論校釋》，人民衛生出版社，1980年，第668—672頁。
2 （後晉）劉昫等：《舊唐書》卷一六五〈柳公綽傳〉，中華書局，1975年，第4301頁。

瀰漫天地之間；2.“清潔”是抵禦疾病的堤壩；3.“氣行無間，隙不在大”，即氣是無孔不入的；4. 個人的修行可以抵禦疾病。

二、中國古代“衛生”未成系統的原因

這裏提到的清潔、個人體質的增強均符合現代衛生之道。但是問題在於誰來整合？如何能放大成為公共事務？這兩個問題恰恰是中國古代衛生的瓶頸。以現代人的視角考慮衛生問題時，難免會將目光投向醫人階層和政府；而顯然在中國古代兩者均未有這樣做的動機。

首先來看醫人。因為醫術原本就只是應對疾病的眾多手段之一罷了。在上一章中，筆者曾指出：如果將“醫”看作當時人認可的應對疾病的手段的話，那麼古代“醫”的範圍十分寬泛，人員包括傳統意義上的“醫人”，也包括僧道、巫覡（手段包括宗教、巫術和物理化學療法），他們也是醫療團體的重要組成。甚至於還有部分人群拒絕進入醫療體系內，例如當時宗教、巫覡手段盛行，很多人信巫不信醫，這一點在南方尤為突出，一直到宋代還有很多地方從不知醫藥為何物。另外，持“命定論”者也大有人在，他們將生死和疾病看作天數已定，因此拒絕進入醫療範圍內。另外，長久以來醫療資源的匱乏導致很多民眾習慣於自救。例如灸法的盛行就是一個證據，而政府也在鼓勵民眾採取自救。因此面對疾病的威脅，醫人原本就不是唯一的對抗力量，而且中國古代醫人缺乏宗教團體作為後盾，完全仰賴市場生存，所以他們只需滿足“適醫階層”需求即可（以中上層社會為主）。

在印刷術普及（10 世紀）之前，醫界留下著作的人屈指可數，可以說話語權掌握在醫界精英手中。而觀其對醫學的態度，可以感覺到在魏晉時期醫人似乎更關注個人的成仙得道，對於公共事務缺乏興趣。而且這是一個道教定型的時代，也是神仙思想濃厚的時代，甚至政務活動中巫術行為

從疾病到人心——中古醫療社會史再探

都屢見不鮮。[1]有不少醫界精英的目光主要著眼在如何成仙久生之上，林富士〈試論中國早期道教對於醫藥的態度〉[2]對此已有詳論，此不贅。以葛洪、陶弘景為代表的部分醫界精英醫技的精進只可歸因為宗教理想的需求，顯然不會致力於公共事務。而一般的基層醫人影響力有限，文化水平亦有限，人數雖夥但多蠅營狗苟之輩，所重者財貨也，正如葛洪輕蔑指出的那樣："醫多承襲世業，有名無實，但養虛聲，以圖財利。"[3]可以說無論是掌握著話語權的精英醫人，還是佔從業者大多數的基層醫人，均缺乏為全民健康考慮的動機。尤其是那時的醫患關係決定了醫人只習慣被動地等待患者的召喚，而沒有採取主動措施參與公共事務的動機，也正因為如此，面對大規模疫情，醫人不見得認為自己是應對的主力。他們並不缺乏社會責任感，但是他們沒有把這種責任感昇華為"衛生措施"的動機和能力。

在傳統醫學思想中與"衛生"最為接近的是"未病"思想。

《黃帝內經・靈樞・逆順》："上工治未病，不治已病。"[4]

《黃帝內經・素問・四氣調神大論》："是故聖人不治已病治未病，不治已亂治未亂，此之謂也。夫病已成而後藥之，亂已成而後治之，譬猶渴而穿井，鬥而鑄錐，不亦晚乎！"[5]

《金匱要略・臟腑經絡先後病脈證》："問曰：上工治未病，何也？師曰：夫治未病者，見肝之病，知肝傳脾，當先實脾，四季脾王不受邪，即

1　例如西漢前期設有"秘祝"之官，如有災禍則以巫術轉嫁給百官及百姓〔（漢）班固：《漢書》卷二五〈郊祀志〉："祝官有秘祝，即有災祥，輒祝祠移過於下。"中華書局，1962年，第1209頁〕。天下如有大災衊，皇帝甚至可以移過於丞相，迫其自殺〔（漢）班固：《漢書》卷八四〈翟方進傳〉，中華書局1962年版，第3422—3424頁〕。以上都是制度體系內的例證，至於超出制度體系的巫術活動更是不勝枚舉，戾太子"巫蠱案"正是典型，所有這些都說明了漢代政事活動中巫術的活躍。

2　林富士：〈試論中國早期道教對於醫藥的態度〉，載李建民主編《生命與醫療》，中國大百科全書出版社，2005年，第162—192頁。

3　（晉）葛洪著，王明校釋：《抱朴子內篇校釋》卷一五〈雜應〉，中華書局，1985年，第272頁。

4　河北醫學院校釋：《靈樞經校釋》卷八〈逆順〉，人民衛生出版社，2009年，第559頁。

5　《黃帝內經素問》，人民衛生出版社，1963年，第14頁。

勿補之；中工不曉相傳，見肝之病，不解實脾，惟治肝也。"[1]

《備急千金藥方》卷一："又曰上醫醫未病之病。中醫醫欲病之病。下醫醫已病之病。"[2]

所謂"未病"指的是疾病處於潛伏狀態，人的機體已受邪侵但尚處於無症狀或症狀較不顯著階段。這裏包含著對醫、患兩方面的要求：首先，此時洞察病情是醫者的至高境界，故備受推崇；其次，患者可通過個人的修行達到將疾病遏制在萌芽狀態的目的。例如葛洪《抱朴子內篇》卷一八〈地真〉：

> 故一人之身，一國之象也。胸腹之位，猶宮室也。四肢之列，猶郊境也。骨節之分，猶百官也。神猶君也，血猶臣也，氣猶民也。故知治身，則能治國也。夫愛其民所以安其國，養其氣所以全其身。民散則國亡，氣竭即身死，死者不可生也，亡者不可存也。是以至人消未起之患，治未病之疾，醫之於無事之前，不追之於既逝之後。[3]

《蘭室秘藏》認為個人生活細節的注意可保證健康：

> 夫上古聖人，飲食有節，起居有常，不妄作勞，形與神俱，百歲乃去，此謂治未病也。今時之人，去聖人久遠則不然，飲食失節，起居失宜，妄作勞役，形氣俱傷，故病而後藥之，是治其已病也。推其百病之源，皆因飲食勞倦，而胃氣、元氣散解，不能滋榮百脈，灌溉臟腑，衛護周身之所致也。[4]

《備急千金藥方》卷二七〈養性〉：

1 （漢）張仲景述，（晉）王叔和集：《金匱要略方論》，人民衛生出版社，2012年，第3頁。
2 （唐）孫思邈：《備急千金要方》，人民衛生出版社，1955年，第3頁。
3 （晉）葛洪著，王明校釋：《抱朴子內篇校釋》卷一八〈地真〉，中華書局，1985年，第326頁。
4 （金）李杲：《蘭室秘藏》卷上，明《古今醫統正脈全書》本。

夫養性者，欲所習以成性。性自為善，不習無不利也。性既自善，內外百病皆悉不生，禍亂災害亦無由作。此養性之大經也。善養性者則治未病之病，是其義也。故養性者不但餌藥餐霞，其在兼於百行。百行周備，雖絕藥餌，足以遐年；德行不克，縱服玉液金丹，未能延壽。[1]

這裏提到"性善"，事關人的個人修行，孫氏甚至認為這比藥物還要重要。本於中國醫學的朝鮮《東醫寶鑒》也有類似看法："至人治於未病之先，醫家治於已病之後。治於未病之先者，曰治心，曰修養；治於已病之後者，曰藥餌，曰砭。雖治之法有二，而病之源則一，未必不由因心而生也。"[2] 病從心起，故"治心"、"修養"是保持健康的首要條件。

從這兩段重要的論述可以看到，中國傳統醫學思想並不是從規避和消除病源角度考慮"未病"問題，而是將預防未病看作個人修行，並且是衡量醫人水準的重要標準。按理說有關未病的概念最接近衛生概念，但是很顯然，傳統醫學又把這個概念歸結為個人事務——患者與醫者的個人事務。所以並不存在針對未病的"衛生"機制。所以長久以來，醫者對於全民健康的促進也主要是體現在個人行醫和著書立說層面。清代《皇朝經世文統編》卷九九〈論養生〉的作者在目睹西方人的種種衛生措施後，對中國人各自為戰的現象痛心疾首：

遇有疾疫，不特各人自謀醫治，自為保衛，地方官府尤必代為之計，使合境之人同登壽域而後已。較中國之施醫設局，任人自便，來者聽之，不來者勿強不同。[3]

1　（唐）孫思邈：《備急千金要方》，人民衛生出版社，1955 年，第 476 頁。
2　（朝鮮）許浚撰，高光震等校釋：《東醫寶鑒校釋》內景篇一〈以道療病〉，人民衛生出版社，2000 年，第 10 頁。
3　（清）邵之棠輯：《皇朝經世文統編》卷九九《格物部五·醫學·論養生》，光緒辛丑年（1901）上海寶善齋石印本，第 3 函第 7 冊第 29 頁。

中國"施醫設局，任人自便"的舉動實際上是古來傳統，將個人納入公共衛生體系需要政府、醫人、醫學思想共同努力，但是醫者以及以其為載體的醫學主流思想很明顯未曾向這個方向努力過。而這也是中國古代所謂"衛生"與現代化的衛生迥然有別的一個重要特徵，現代化的衛生體系是以強制性為主要特徵的，無論是接種、隔離、環境清潔都需要強制性作為保障，近、現代化國家的行政技術力量也是衛生措施得以實施的技術基礎，而古代社會顯然是缺乏這種保障的。

古代中國是一個威權社會，是一個超穩定的金字塔型社會結構，政府處於金字塔尖。按理說能夠將社會力量整合起來建立衛生體系的只有政府。中國歷史上的官醫系統一直不發達，與多數醫學史研究者認為的相反，表面看起來健全的機構一則規模有限，二則職責局限於為宮廷和官府服務，對整個社會的幫助十分有限。而且除了官醫機構，也沒有哪個機構對公共健康負責。相關問題筆者於《唐代疾病、醫療史初探》已有論述。茲不贅。以往的研究者經常列舉古史中政府種種"衛生行為"，藉以說明中國古代已有衛生事業。但是筆者認為，這些措施往往是零散的、非持續性的，並非統一規劃，而多半與官員個人興趣有關。其中很多屬無心插柳，只是在客觀上起到了衛生效果而已，行為者本身並不屬意於此。

三、中國中古時期城市散落的衛生"體系"

在此謹以唐代（618—907年）長安城為例。這是當時世界上最大的城市之一，總面積84平方公里，常住人口在70—100萬之間。這樣的城市往往是傳染病高發區。但是唐代史料中長安城內的大規模瘟疫的記載比較少，而且似乎其他唐代城鎮的衛生做得都不差。

近代以來西方和日本人將中國人視為"不衛生"、"污穢"的代名詞，但這似乎只是明朝中期（公元16世紀）以來中國人口激增、居民密度加大之後的狀況，中古中國並非如此。雖然地方性疫情常有記載，但大規模、致死率高的疫情並不多見，靳強統計唐代三百年間大規模疫情只有三次。[1] 來此遊歷的阿拉伯人也說：“中國人比印度人更為健康。在中國，疾病較少，中國人看上去較為健壯，很少看到一個盲人或者獨目失明的人，也很少看到一個殘廢人，而在印度，這一類的人則是屢見不鮮的。”[2] 此階段內中國人平均壽命可達五十歲以上[3]，這個數字大概在整個古代社會來說都是相當不錯的成績。中國人比印度人更健康的原因首先是因為溫帶疾病原本就比熱帶少。另外，“衛生”也是不可或缺的重要因素。只是此時的“衛生”並非是一個整體，而且散落體現在各個方面：

1. 排污

中國自古以來重視農業追肥，故始終保持著較高的地力水平。東亞將糞便視作貴重的農業肥料而倍加珍惜[4]，西方人糞的使用雖然也有記載，但並未大規模、系統化地使用，所以在中世紀的文本中，歐洲各個大城市中氣味成為突出的符號和人們抱怨的焦點。但是在同時期中國的史料中，這個現象似乎並不多見。城鄉之間的生態平衡依靠農村向城市提供糧食和蔬菜，城市向農村提供人畜糞便加以維繫。[5] 至少從唐代開始，糞便就是商

1　靳強：〈唐代自然災害問題述略——側重於災害資料的統計與分析〉，《魏晉南北朝隋唐史資料》第 20 輯，武漢大學出版社，2003 年，第 98 頁。

2　穆根來、汶江、黃倬漢譯：《中國印度見聞錄》第七十二條，中華書局，2001 年，第 25 頁。

3　參看李燕捷：《唐人年壽研究》，文津出版社，1994 年。

4　關於人糞肥商品化問題可以參閱以下研究，李伯重：〈明清江南肥料需求的數量分析〉，《清史研究》1999 年第 1 期，第 30—38 頁；Xue Yong. "Treasure Nightsoil As If It Were Gold: Economic and Ecological Links between Urban and Rural Areas in Late Imperial Jiangnan", in *Late Imperial China*, Volume 26, Number 1, June 2005, pp.41—71；〔日〕熊沢徹，〈江戸の下肥値下げ運動と領々惣代〉，《史學雜誌》94 編，1985 年，482—511 頁；〔日〕小林茂：《日本屎尿問題源流考》，明石書店，1983 年。

5　參閱〔日〕滝川勉：〈東アジア農業における地力再生產を考える——糞尿利用の歷史的考察〉，《アジア經濟》45（3）2004 年 3 月；〔日〕德橋曜編著：《環境と景観の社會史》，文化書房博文社，2004 年，第 13—48 頁。

品，[1] 而糞料充足的田地甚至會引發紛爭。唐大順元年（890）正月，沙州百姓索咄兒等狀："城西有地貳拾伍畝，除高就下，糞土飽足，今被人劫將，言道博換阿你本地，在於城東。白強鹼鹵，種物不出，任收本地。營農時決逼，氣噎悶絕，不知所至。"[2] 索咄兒因為被強行換走"糞土飽足"之土地而與人紛爭，足可見對此種土地的重視。所以中國城鎮的糞便往往會得到及時的處理，尤其是水稻種植業發達的明清時期，南方城鎮的糞便往往成為搶手貨，衛生在無意中得到維護。

中國古代城市排水一般依靠三種方式：溝渠排水、直接排入江河、滲井。前兩種方式自先秦就已出現，只有少部分溝渠採用了暗渠，多數屬明溝，所以對城市衛生構成巨大威脅。〈唐代長安城考古紀略〉指出唐長安城每一座居民坊四周都有明溝，寬度在 2.5 米以上，架橋通過。所以長安城內蒼蠅應該不少，《酉陽雜俎》前集卷一七："長安秋多蠅。成式嘗日讀《百家》五卷，頗為所擾，觸睫隱字，驅不能已。"[3] 韓愈亦表露過他對於長安城多蚊蠅的厭惡（以此引申對宵小之徒的蔑視），〈雜詩四首〉其一云："朝蠅不須驅，暮蚊不可拍。蠅蚊滿八區，可盡與相格？得時能幾時，與汝恣啖咋。"[4] 在〈秋懷詩〉第四首裏他期盼清秋的寒氣能驅走蒼蠅："秋氣日惻惻，秋空日凌凌。上無枝上蜩，下無盤中蠅。豈不感時節，耳目去所憎。"[5] 因此長安城居民消化系統疾病十分常見。另外，明溝死水也會造成瘧疾的流行，筆者在〈《新菩薩經》、《勸善經》背後的疾病恐慌——試論唐五代主要疾

1　據《朝野僉載》補輯："少府監裴匡舒奏賣苑中官馬糞，歲得錢二十萬貫。劉仁軌曰：恐後代稱唐家賣馬糞。"（唐）張鷟著，趙守儼點校：《朝野僉載》，中華書局，1979 年，第 172 頁；（唐）張鷟著，趙守儼點校：《朝野僉載》卷三："長安富民羅會，以剔糞為業……會世副其業，家財巨萬。"中華書局，1979 年，第 75 頁。

2　〔日〕池田溫著，龔澤銑譯：《中國古代籍帳研究》，中華書局，1984 年，第 588 頁。

3　（唐）段成式撰，方南生點校：《酉陽雜俎》，中華書局，1981 年，第 168 頁。

4　此詩作於元和十一年（816），韓愈其時任右庶子，正在長安，因此描繪的是長安的狀況。（唐）韓愈著，卞孝萱、張清華編選：《韓愈集》，鳳凰出版社，2006 年，第 112 頁。

5　同上書，第 146 頁。

病種類〉中論述了唐人主要疾病種類[1]，其中瘧疾排列在最前面，估計與這種排水方式有關。不過就中國自然環境而言，中國北方是溫帶，瘧疾以間日瘧、三日瘧為主，危害程度較低。這是中國的幸運之處。而南方亞熱帶盛行惡性瘧，但是由於症狀與間日瘧、三日瘧不同，故被稱為"瘴氣"。五代以後中國城鎮急速擴張，人口日增，與排水相關的傳染病問題日漸突出，梁庚堯[2]、包偉民[3]對此均有涉及，這也是宋以後城鎮改造過程中，排水始終是重中之重的原因所在。

除了渠道和河水之外，滲井也在中國古代城市中廣泛運用。這種將污水排入地下的方式也會對健康構成重大影響，但是其時效卻是比較慢的。漢代長安城自建成到水皆鹹鹵歷經大約八百年的時間，[4]而唐代長安城廣泛使用滲井的惡果一直到明代才有明顯體現。

2. 城市佈局與坊市制

城市佈局又是一個令人感興趣的話題，居住密度、人群的隔離、居住區與商業區的分割毫無疑問會對衛生產生影響。中國中古城市佈局經歷了一個重大變化——以唐後期、五代為界限，此前的城市人口密度不算大，而且有嚴格的坊市制度，即居民里坊和市場分離，城市以街道劃分為整齊的棋盤狀佈局，居民坊呈矩形，四周有高聳的坊牆，夜間常實行宵禁，並設有專人管理。這種建築佈局形式起自公元 4 世紀末期初建的北魏首都平城（今山西大同），493 年成為新首都的洛陽延續了這個佈局，[5]此後一直影響到隋唐長安和洛陽的佈局。

1　于賡哲：〈《新菩薩經》《勸善經》背後的疾病恐慌——試論唐五代主要疾病種類〉，《南開大學學報（哲學社會科學版）》2006 年第 5 期，第 62—70 頁。

2　梁庚堯：〈南宋城市的公共衛生問題〉，《"中央研究院"歷史語言研究所集刊》1999 年第 70 本第 1 分。

3　包偉民：〈試論宋代城市發展中的新問題〉，《中國史研究》（韓國）第 40 輯，2006 年 2 月。

4　（唐）魏徵、令狐德棻：《隋書》卷七八〈庾季才〉，中華書局，1973 年，第 1766 頁。

5　牛潤珍：〈東魏北齊鄴京里坊制度考〉，《晉陽學刊》，2009 年第 6 期，第 81—85 頁。

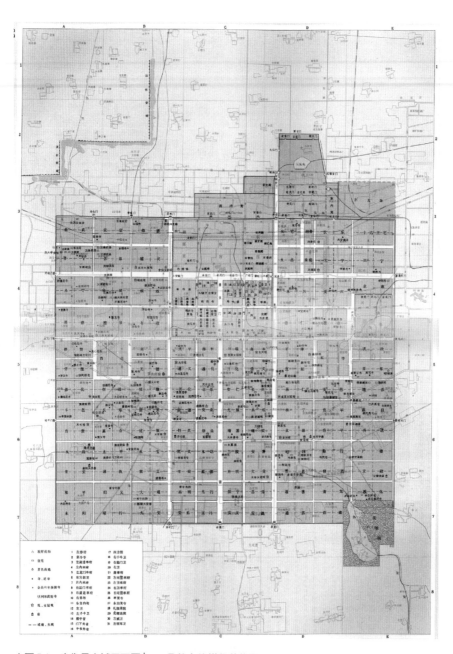

↑圖 5-1　唐代長安城平面圖 [1]，可見整齊的棋盤狀佈局

1　史念海主編：《西安歷史地圖集》，西安地圖出版社，1996 年，第 82—83 頁。

唐代長安城各坊牆基厚度達到 2.5 米—3 米，黃土夯築。[1] 這種居民坊佈局的初衷是加強治安管理，所以伴隨有嚴格的宵禁制度。按照考古發掘，唐代長安城外郭有 9 座城門，14 條東西大街，11 條南北大街。按照《長安志圖》等史籍記載，南北向街道寬都是 100 步，東西向的街道共 14 條，寬度有 47 步、60 步、100 步三種，根據實測，可探測到的街道寬度一般都在 69 米—147 米之間，[2] 部分證實了史料記載。同時唐代前、中期實行嚴格的坊市制度，限制商品經濟活動時間，例如《唐會要》卷八六有關東西市管理的記載顯示唐代商品經濟活動區域、交易時間都有著嚴格的限制，再加上宵禁，人群接觸受限，這對疫病防治的積極作用是不言而喻的，這種佈局設置初衷與衛生無關，卻可能在客觀上起到了防疫的作用。

但是這種坊市制度在 8 世紀後期已經逐漸鬆動，商品經濟活動頻繁出現在坊內，加藤繁〈宋代都市的發展〉一文指出：唐宋之際"坊市制崩潰"，中國的城市從傳統封閉的坊市制發展成為開放式的街市制。[3] 坊牆消失，街區連成一片。梁庚堯〈南宋城市的發展〉進一步提出"城郭分隔城鄉作用的消逝"：一是城區溢出城牆的束縛，向郊區發展；二是作為農村商業中心的市鎮的興起，自發形成事實上的城市。[4]《清明上河圖》中那種高密度房屋佈局是晚唐五代以來才可能出現的景象。這樣的城市，街道逐漸狹窄，民居鱗次櫛比，環境問題帶來的衛生問題日漸突出。梁庚堯[5]、包偉民[6] 對此均有涉及。宋代以後城市瘟疫的記載逐漸增多，首要原因是史料遺存的豐

1　中國科學院考古研究所西安唐城發掘隊：〈唐代長安城考古紀略〉，《考古》1963 年 11 期，第 603 頁。

2　同上書，第 595—611 頁。

3　〔日〕加藤繁：〈宋代都市的發展〉，原載 1931 年《桑原博士還曆紀念東洋史論叢》，後見錄於〔日〕加藤繁著，吳傑譯《中國經濟史考證》第一卷，商務印書館，1959 年。

4　載梁庚堯：《宋代社會經濟史論集》上卷，允晨文化事業股份有限公司，1997 年，第 481—583 頁。

5　梁庚堯：〈南宋城市的公共衛生問題〉，載《"中央研究院"歷史語言研究所集刊》1999 年第 70 本第 1 分，第 119—163 頁。

6　包偉民：〈試論宋代城市發展中的新問題〉，《中國史研究》（韓國）第 40 輯，2006 年 2 月。

厚。唐代的文獻是精英士大夫階層的文獻，是"城市的"文獻，而宋代雖然城市化程度比唐代大為增加，但其文獻卻有更大的涵蓋面，這應當歸功於印刷術的普及、國民普遍教育程度的提高，以及地方治史風潮的興起。宋以後的史料更為詳細，也更多地關注政事、軍事以外的社會事件，疾病記載日漸頻繁。所以城市疾病記載的增加，某種程度上來說是文本敘事面增寬的結果。除此之外，坊市制度的崩潰也是重要的因素，缺少了坊牆、寬闊街道、宵禁的制約，疾病的傳播變得越來越容易。可以說，中國城市污穢、不健康的形象主要是從打破坊市制度、明朝之後人口激增、城市膨脹發展之後才有的。

3. 城鎮改造

士大夫階層作為聯繫政府與民間的中間力量，對於"衛生"的影響不容小覷。他們有許多在今人看來混雜甚至矛盾的行為，一方面他們不屑於醫術，[1]一方面又容易接受醫學中氣的概念，這是因為漢代以後神學化的儒家思想本身就講究"氣"，例如天地正氣等。所以出於對氣概念的信任，他們會有一些舉措看起來符合衛生之道，但仔細尋查其動機卻發現仍未出儒家思想之窠臼，著眼重點是移風易俗。而且他們相信人依靠定數或者自身的抵抗力、德行足以戰勝任何疾病，所以有時又會對民間自發的衛生之道採取干涉舉措。並且這一切舉措都有一個共同的特點：自發，非常制，所以難以形成真正意義上的衛生體系。

例如古人雖然不知攜帶瘧原蟲的蚊子是瘧疾病源，但是卻能憑直覺意識到潮濕地界多瘧疾，從而保持對"卑濕"環境的警覺。中古時期常見士大夫主持城鎮改造，而改造的目的中，規避疾病，尤其是鬱蒸引起的瘧疾往往是重要目的：

1 〔日〕山本德子：〈中國中世における醫者の地位について〉，《日本醫史學雜誌》，1976年第1號。

表 5-1　秦漢—隋唐（公元前 3 世紀—公元 10 世紀）部分城市改造一覽表

	出處	地點	時代	關鍵語句	目的
1	《漢書》卷二八〈地理志〉顏師古註	襄邑（今河南睢縣）	秦	襄邑宋地，本承匡襄陵鄉也。……秦始皇以承匡卑濕，故徙縣於襄陵，謂之襄邑。	躲避濕氣
2	《史記》卷五八〈梁孝王世家〉中【正義】引《括地志》	宋州（今河南商丘）	漢	宋州宋城縣在州南二里外城中，本漢之睢陽縣也。漢文帝封子武於大梁，以其卑濕，徙睢陽，故改曰梁也。	躲避濕氣
3	《東觀漢記》卷七	舂陵（今湖南寧遠）	漢	劉敞曾祖節侯買，以長沙定王子封於零道之舂陵鄉，為舂陵侯。敞父仁嗣侯，於時見戶四百七十六，以舂陵地勢下濕，有山林毒氣，難以久處，上書願減戶徙南陽，留男子昌守墳墓，元帝許之。	躲避毒氣
4	《舊唐書》卷三九〈地理志〉	貴鄉（今河北大名）	北周	魏州雄，漢魏郡元城縣之地。後魏天平二年（535），分館陶西界，於今州西北三十里古趙城置貴鄉縣。後周建德七年（578），以趙城卑濕，東南移三十里，就孔思集寺為貴鄉縣。	躲避濕氣
5	《文苑英華》卷八〇〇〈黔州觀察使新廳記〉	黔州（今四川彭水）	唐	公堂庳陋，延士接賓，禮容不稱。君乃規崇構，開華軒，西廂東序，靚深宏敞，廣廈翼張。	躲避濕氣
6	《文苑英華》卷八〇七〈宣州響山新亭新營記〉	宣州（今安徽宣城）	唐	元和二年（807）冬十月，宣城長帥中執法襄陽郡王路公作新亭新營。……初興師所處，在郡之北偏，地泒墊下，水泉沮洳，積弊不遷，介夫病焉。至是則修武備，建長利，寢興得安其室處，坐起以觀其習變。	鏟除低窪積水
7	《文苑英華》卷八一〇〈朝陽樓記〉	韶州（今廣東韶關）	唐	庭除湫底，秋之澍雨，沉氣乃上，暑之燀爍，清風不下。人慢吏褻，無嚴諸侯，於是掠旁入之利，乘可為之時，端景相勢，凝土度木，經營未幾，興就疑然，登閟豐崇。	躲避濕氣

第五章　散落的衛生——現代視角的古史尋覓

	出處	地點	時代	關鍵語句	目的
8	《全唐文》卷五二三〈判曹食堂壁記〉	越州（今浙江紹興）	唐	而食堂之制，陋而不稱。期年，故太子少師皇甫公來臨是邦，始更而廣之。……有爽塏之美，無濕燠之患。頤神寧體，君子攸處。	躲避濕氣
9	《全唐文》卷四八一〈鄆州刺史廳壁記〉	鄆州（今山東東平）	唐	貞觀初，廢府復為州，八年（634）始自鄆城移於是，就高爽也。	躲避濕氣
10	《全唐文》卷五一三〈漳州圖經序〉	漳州（今福建漳州）	唐	（漳州）初在漳浦水北，因水為名。尋以地多瘴癘，吏民苦之，耆壽余恭訥等乞遷他所，開元四年（716）敕移就李澳州置郡，廢故綏安縣地也。	躲避瘴氣
11	《文苑英華》卷八〇四〈泉州六曹新都堂記〉	泉州（今福建泉州）	唐	（原六曹都堂）處湫居卑，非智也，……（改造後）夏處其達則炎天以涼，冬居其隩則凄風以溫。	躲避濕氣
12	《韓昌黎文集校註》卷六〈唐故江西觀察使韋公墓誌銘〉	洪州（今江西南昌）	唐	為瓦屋萬三千七百，為重屋四千七百……民無火憂，暑濕則我乘其高。……為長衢，南北夾兩營，東西七里，人去漯污，氣益蘇，復作南昌縣，徙廨於高地，因其廢倉大屋，馬以不連死。	鏟除污穢、積水
13	《文苑英華》卷八三一〈鄂政記〉	鄂州（今湖北武昌）	唐	鄂城置在島渚間，土勢大凹凸，凸者頗險，凹者潨浸，不可久宅息，不可議制度。公命削凸堙凹，廓恢閭巷，修通衢，種嘉樹，南北繩直，拔潨浸者升高明，湖澤瘴癘，勿藥有愈。	鏟除低窪積水，預防瘴氣
14	《文苑英華》卷八〇二〈楚州刺史廳記〉	楚州（今江蘇淮安）	唐	然則刺史大廳卑而且儉……及夏秋之交，淮海蒸濕之氣中人為病，多至煩熱憤悶，居常無以逃其虐。……（鄭公）乃築崇基，乃創宏規。……清氣和風，旦暮飂飂，氛厲不干，笑語自怡。大會其中，寒暑皆宜。	躲避濕氣
15	《全唐文》卷八〇六〈虔州孔目院食堂記〉	虔州（今江西贛州）	唐	院食堂舊基圮陋，咸通七年夏，前太守隴西公，遇時之豐，伺農之隙，因革廨署，爰立茲堂。環之高樓，翼之虛楹，有風月之景，花木之陰。無燥濕之虞，墊陷之慮。	躲避濕氣

從疾病到人心——中古醫療社會史再探

由上表可見，在城鎮改造過程中，對於"濕"的規避是重要目的。濕氣被認為是致病的六淫之一，而南方地區比北方潮濕，所以上述改造多半發生於南方。這裏面有兩點值得注意：首先，主持改造的基本上都是北方到南方任職的士大夫；其次，改造思想來源於實踐。醫學思想中的六淫邪氣觀念並未對積水、潮濕與瘧疾之間的關係進行明確的論述，但上表中第6、12、13項均提到去除死水可預防疾病，尤其是瘴氣。瘴氣包含種類多多，但惡性瘧疾始終是重要的一端，[1] 古人雖不懂蚊子對於瘧疾傳播的作用，但是憑藉實踐經驗得知遠離或者消除死水可以有效減少瘧疾發病率，所以才有了這樣的舉措。它實際上是移風易俗的眾多舉措之一罷了。中古時期南方經濟文化均落後於北方，所以北方來的官員往往以移風易俗為己任，而城鎮改造便是舉措之一，相關問題可參看馬強〈唐宋士大夫與西南、嶺南地區的移風易俗〉[2]，其主要目的是以"王化"改造落後地區。實際上整個士大夫階層在衛生問題上的態度是多元的，以上城鎮改造雖然屬衛生之舉，但與創建衛生體系是兩回事，它屬地方官的個人行為，是所謂德政的一部分，具有偶發性、非制度性的特點，並不具備公共事務的基本特徵。城鎮改造不涉及儒家的基本價值觀，所以他們可以聽從經驗的安排，但是他們極有可能在另外的問題上有展現出其固執——只要這些問題侵犯到了儒家信條，這主要體現在他們對於隔離措施的態度上。由於平民無法明確區分傳染性、流行性和非傳染性疾病，所以往往會將隔離變成一種普適措施，即不分種類，均以隔離相對。而這一點恰恰違背了儒家敦親的信條，所以儒家在這個問題上態度基本一致，即親身證明"疫不相染"。

1　參看龔勝生：〈2000 年來中國瘴病分佈變遷的初步研究〉，《地理學報》第 48 卷第 4 期，1993 年，第 304—316 頁。蕭璠：〈漢宋間文獻所見古代中國南方的地理環境與地方病及其影響〉，載《"中央研究院"歷史語言研究所集刊》1993 年第 63 本第 1 分，第 67—72 頁。

2　馬強：〈唐宋士大夫與西南、嶺南地區的移風易俗〉，《西南師範大學學報（人文社會科學版）》2006 年第 2 期，第 39—44 頁。

表 5-2　中古時期官員移風易俗與避疫矛盾事例

	出處	事跡	地點
1	《晉書》卷八八〈孝友・庾袞傳〉	咸寧中，大疫，二兄俱亡，次兄毗復殆，癘氣方熾，父母諸弟皆出次於外，袞獨留不去。諸父兄強之，乃曰：「袞性不畏病。」遂親自扶持，晝夜不眠，其間復撫柩哀臨不輟。如此十有餘旬，疫勢既歇，家人乃反，毗病得差，袞亦無恙。父老咸曰：「異哉此子！守人所不能守，行人所不能行，歲寒然後知松柏之後雕，始疑疫癘之不相染也。」	潁川（今屬河南）
2	《隋書》卷七三〈辛公義傳〉	以功除岷州刺史。土俗畏病，若一人有疾，即合家避之，父子夫妻不相看養，孝義道絕，由是病者多死。公義患之，欲變其俗。因分遣官人巡檢部內，凡有疾病，皆以床輿來，安置廳事。暑月疫時，病人或至數百，廳廊悉滿。公義親設一榻，獨坐其間，終日連夕，對之理事。所得秩俸，盡用市藥，為迎醫療之，躬勸其飲食，於是悉差，方召其親戚而諭之曰：「死生由命，不關相著。前汝棄之，所以死耳。今我聚病者，坐臥其間，若言相染，那得不死，病兒復差！汝等勿復信也。」諸病家子孫慚謝而去。	岷州（今屬甘肅）
3	《舊唐書》卷一七四〈李德裕傳〉	江、嶺之間信巫祝，惑鬼怪，有父母兄弟屬疾者，舉室棄之而去。德裕欲變其風，擇鄉人之有識者，諭之以言，繩之以法，數年之間，弊風頓革。	江嶺之間（今湖北、湖南、江西一帶）
4	《冊府元龜》卷五九	（後唐明宗）三年八月，帝聞隨、鄧、復、郢、均、房之間，父母骨肉有疾，以竹竿遙致粥食於病者之側。出嫁女父母有疾，夫家亦不令知，聞哀始奔喪者。敕曰：「萬物之中，人曹為貴；百行之內，孝道居先。……宜令隨處觀察使、刺史丁寧曉告，自今後父母骨肉有疾者，並須日夕專切，不離左右看侍，使子奉其父母，婦侍其舅姑，弟不慢於諸兄，侄不怠於諸父。如或不移故態，老者臥病，少者不勤侍養，子女弟侄，並加嚴斷。出嫁女父母有疾不令其知者，當罪其夫及舅姑。」	隨、鄧、復、郢、均、房（今湖北及河南一部）

由上表可以看出，面對民間自發的隔離措施，士大夫全部採取否定態度，並經常以身作則，親身照顧疾患，以示疫不相染。值得注意的是，以上行為發生地基本上都是南方（第2、3、4項），所以這種行為背後又帶有移風易俗的用意。其實土著如此做是出於隔離傳染病之需，因為他們的知識水平不足以區分傳染病、流行病、非傳染病，所以將隔離措施擴大到所有疾病種類。這固然是矯枉過正，然士大夫們將染病與否歸結為"命"，並強行否定隔離措施的積極意義，則又屬再度的矯枉過正。經過漢儒改造的神秘化的儒學原本就相信個人德行可以規避乃至戰勝疾病，例如《全唐文》卷三九〇獨孤及〈唐故洪州刺史張公遺愛碑〉："人相食，厲鬼出行，札喪毒痛，淮河之境，胳骱成岳，而我會如陵，我民孔阜，犬牙之境，疵癘不作，災不勝德也。"[1]意即境無瘟疫全靠長官功德。皮日休《祝瘧癘文》將瘧疾的發作與人的德行聯繫起來，認為"癘之能禍人，是必有知也"，既然如此，那就應該降臨在不忠、不孝、諂媚之徒身上。[2]宋洪邁《夷堅志》丁卷"管樞密"云：疫鬼不犯之家是"或三世積德，或門戶將興"[3]。所以面對疾病，他們堅信儒家的孝悌完全可以使得疾病不相染易。

有些類似"衛生"的舉措實際上與防病無關，試舉一例：相比於城鎮衛生體系的缺位，監獄的衛生常常受到高度重視。《唐大詔令集》和《全唐文》中保留有唐玄宗、代宗、文宗、後唐閔帝時期多道有關清查冤獄的敕文，時間多為夏季，目的是避免鬱蒸之氣導致囚徒死亡，故應及時釋放有冤情的囚犯並清潔環境。相關問題可參看杜文玉的研究。[4]這與政府對城市衛生的麻木形成了強烈對比，但究其原因，也是出於"申通和氣"，避免災禍的目的。《冊府元龜》卷九三後唐明宗長興元年（930）二月乙卯制："欲通

1　（唐）獨孤及：《唐故洪州刺史張公遺愛碑》，載（清）董誥等編《全唐文》，中華書局，1983年，第3966頁。
2　（唐）皮日休：《皮子文藪》，上海古籍出版社，1981年，第45—46頁。
3　（宋）洪邁著，何卓點校：《夷堅志》，中華書局，2006年，第546頁。
4　杜文玉：〈論唐宋監獄中的醫療系統——兼論病囚院的設置〉，《江漢論壇》2007年第5期，第90—97頁。

和氣，必在申冤。"[1]《舊唐書》卷七二〈虞世南傳〉："又山東足雨，雖則其常，然陰淫過久，恐有冤獄，宜省繫囚，庶幾或當天意。"[2] 冤獄會導致天地災異，故錄囚成為重要工作，這其中雖然包含著對於夏季人口密集、環境污穢導致疫病爆發的認知，但是總的來說這仍屬從"氣"的概念出發的行為，屬儒家天人合一的範疇。

綜合以上可以說，囿於認知能力和時代思維模式，無論是醫家還是政府、士大夫階層都沒有將"清潔"、防"未病"的舉措上升為公共事務，而中國自古缺乏自治傳統和強大的宗教團體，所以也就沒有能代替他們的力量。再加上各種"散落"的衛生舉措預先佔位，起到了部分避免疫病的作用，所以長久以來將衛生視為個人事務成了中國人的固有觀念。清代《皇朝經世文統編》卷九九〈論養生〉：

> 華人雖重視生命，然地廣人稠，官府既不能一一代為之計，而又人心不同，各如其面，故未能強以所難行。觀於香港患疫華人之傳染者，不願入西醫院居住，則其畛域之未化可知。且街談巷議，更有以逐戶查視為不便者，則性情之迥異又可知。要之王道貴順人情，原不必強人以所難，而養生之法為人生所必不可廢，括以片言，亦不過曰去污穢而就清淨而已。似於西人之法，不妨節取，疫癘傳染時固可藉以辟疫，即毫無疾病時行之，亦屬有益。[3]

要改變這一現狀，毫無疑問需要的是整個社會結構、社會思想的改變，只有在西學的衝擊之下，人們才將這個問題上升到國家現代化問題層面上。人口在明中後期以來的爆炸性增長、城鎮人口的密集化和環境污穢化、鴉片對國民健康的摧殘綜合在一起促生了一種社會焦慮，持這種焦慮

1 （宋）王欽若等編纂，周勳初等校訂：《冊府元龜》卷九三〈帝王部〉，鳳凰出版社，2006年，第1024頁。

2 （後晉）劉昫等：《舊唐書》卷七二〈虞世南傳〉，中華書局，1975年，第2567頁。

3 （清）邵之棠輯：《皇朝經世文統編》卷九九《格物部五·醫學·論養生》，光緒辛丑年上海寶善齋石印本，第3函第7冊第29頁。

者站在西學視角審視國史，才能發出建立西式衛生體系的強烈籲求，而且他們習慣用西方式的術語和思維來解釋中國歷史。帶著這樣的眼光在中國古代歷史中是找不到"衛生"的，因為它散落在各個角落，從不同維度起到一定的衛護健康的作用，但是從來沒有任何人、任何思想將它們整合起來，直到近代為止。

第五章　散落的衛生——現代視角的古史尋覓

第六章　中古南方風土的分層研究批判

一、風土——"族群邊界"的觀察切入

本章的宗旨在於展望中古時期南北文化互動關係研究。本章將回顧前人相關研究成果，但並不是簡單的文章羅列，而是要將研究者本人可能都沒有意識到，或者說沒有深究的問題提綱挈領加以歸納，從而總結其規律及共性，揭示諸多南方自然、人文形象符號問題背後的文化問題。這組自然、人文符號本來並不相干，但是在"天地人混合為一"思想作用下形成了標誌主流與非主流文化、文明與野蠻的心理邊疆。

對中古南方風土的研究是觀察"中華"形成過程、觀察族群關係演變的絕佳窗口。"在族群關係中，一旦以某種主觀範準界定了族群邊緣，族群內部的人不用經常強調自己的文化內涵，反而是在族群邊緣，族群特徵被強調出來，因此，邊緣成為觀察、理解族群現象的最佳位置。"[1] 內部地域文化的巨大差異並不一定妨礙一個族群的形成，關鍵在於這個族群以什麼樣的方式標明自己的"邊界"。王明珂認為："族群是由族群邊界來維持；造成族群邊界的是一群人主觀上對外的異己感（the sense of otherness），以及對內的基本情感聯繫（primordial attachment）。"[2] 如今，對一系列構成族群

---

1 王明珂：《華夏邊緣——歷史記憶與族群認同》，社會科學文獻出版社，2006 年，第 45 頁。
2 同上書，第 4 頁。

"裏"、"外"的標誌和邊界的文化符號進行攻關研究顯得至關重要。而這組符號最集中的地方就是中古時期的南方。形象地說，這組符號就是所謂的"心理邊疆"。

本章所指的南方包括中國長江流域、嶺南、西南、東南地區。本章所指的中古時期涵蓋了東漢後期至隋唐時段。之所以要重視此一階段內南方風土問題，是因為這一話題更多的不是歷史事實的陳述，而是人們的感受、心理變遷史，它的發展變化反映出"中國"這一概念的泛化、民族意識的凝成，它是話語權轉移變化的歷史，是中古時期南北方文化發展不平衡的產物，在其下蘊藏著容量可觀的歷史學、社會學、人類學、民族學話題。對這一問題的重視，可以構成新的研究領域、催生新的研究方法。

中國自古國土廣袤，且各地域向心力較強，故地域問題格外引人矚目。秦以前中國固然已有南北問題，然卻被湮沒在東西武裝集團對抗中，致為不顯。秦漢以後，南北問題終於上升為地域問題的主題，傅斯年[1]、桑原騭藏[2]對此均有宏論，此不贅言。政治上的南北之合在秦朝即已實現，雖有反覆，但至漢武帝平定南越、閩越時已經基本定型，而文化的統一、南北方人群之間的認同與互相接受卻是一個漫長的過程。

"南北問題"涵蓋範圍廣泛，政治、經濟、文化諸多方面均有研究意義。截至目前，中古時段"南北問題"最為引人注目的是"南朝化"和"北朝出口"的問題，其次是南方地區民族問題，再次是南方開發和經濟重心轉移問題，這三方面的研究浩如煙海，茲不贅言。本章關注的問題與以上主題有異，希望探討的是北人面對南方的心理變遷史。本章所論北人，指的是黃河流域人士。在宋以前，黃河流域的文化長期領先於南方，這種文化以經濟優勢為基礎，有政權力量作為保障，並且有悠久深厚的歷史和璀璨的成果，吸引著周邊族群，形成了所謂主流文化圈，其他文明則環立周

1　傅斯年：〈夷夏東西說〉，載氏著《民族與古代中國史》，河北教育出版社，2002 年，第 1—39 頁。
2　〔日〕桑原騭藏：〈歷史上所見的南北中國〉，載劉俊文主編、黃約瑟譯《日本學者研究中國史論著選譯》第一卷，中華書局，1992 年，第 19—67 頁。

圍，形成了《尚書》之〈酒誥〉、〈禹貢〉兩篇，《周禮》之〈夏官〉、〈秋官〉兩篇，以及《國語・周語》等文獻中所描述的畿服形態，構成較為弱勢的所謂非主流文化圈。雖然這種同心圓佈局往往出自古人的理想化描述，而且非主流文化圈更準確地說不是圓形而是點狀分佈在主流文化圈之外，但是兩種文化圈的並存則是毫無疑問的。有趣的是，兩種文化圈之間的關係並非靜態，而是時刻處於發展變化中，中國歷史的發展某種程度上來說就是主流文化圈不斷拓展的歷史。

欲觀察以上問題，中古“南方風土”是一個很好的切入點。

（一）南方風土問題實際上是話語權不平衡的問題。而話語權不平衡是經濟、文化水平發展不平衡的結果，我們目前所看到的有關南方地區的史料大多數正是出自主流文化圈人士的筆下，他們對於南方風土的描述不可避免地帶有主流文化圈的傲慢、偏見與好奇。中古正是中國經濟重心由北方向南方轉移的時期，也是“中國”這一概念不斷擴大、主流文化圈不斷拓展的時期，在這一階段，主流文化圈與南方非主流文化圈之間往往存在著激烈的碰撞、融合。偏見的產生來自主流文化圈對非主流文化圈的誤解與歧視，偏見的修正意味著主流文化圈與非主流文化圈之間產生了互動，偏見的消失則意味著主流文化圈與非主流文化圈的融合。從這個角度來說，南方風土問題的演變實際上是“中國”概念的泛化過程。這是一個由小見大的窗口。

（二）在談論南方與北方主流文化圈融合問題時，政治、經濟方面都有比較成熟、直觀的衡量標準，例如政治問題可從政權更迭、行政區域變化等角度加以論述，而經濟問題則有人口、農墾、商業、貨幣等數據可資判斷。但這些只是問題的一小部分，如果把南北方的隔膜以及所謂“族群邊界”比喻作一堵牆的話，政治、經濟問題只是這堵牆上的兩塊磚而已，共同組成這堵牆的其他磚塊同樣值得我們關注，而這些“磚”形式多樣，可能是人文問題，也可能是自然問題，但是在古人“天地人混合為一”思想作用下，這些問題都帶上了文化歧視的色彩，成為主流文化圈標誌非主流文化圈的符號，對這些符號的綜合研究可起到一窺全豹的作用。

（三）南方風土問題屬意識問題、文化問題，是上層建築，與經濟基礎變化密切相關。而經濟基礎的變化則是中國南北方互動關係的基礎。

（四）南方風土問題在宋代以後即逐漸失去意義，原因在於此時經濟重心已經完成了由北向南的轉換，文化重心也隨之轉移，隨著大規模的開發和人群交往，南方地區風土文化失去了神秘感，此時除了嶺南和東南沿海山區部分地帶之外，基本上已經不存在主流與非主流文化的衝突問題，因此“南方風土”問題只有放在中古時段考察才更有意義。

二、自然、民俗與印象

“南朝與北朝”等於“南方與北方”嗎？南方風土問題主要包含哪些問題？這些問題看似繁雜，實際上有著共同的特徵——它們都是主流文化圈對非主流文化圈的認知問題。它們可能有一定的事實基礎，但是在話語傳播的過程中，在主流文化圈優越感的作用下，不同程度地帶上了偏見、誤解的色彩。南北朝時南北雙方鬥爭激烈，勢同水火，唯獨在這個問題上出現了有趣的現象——南北雙方上層社會均以主流文化圈自居，北方自然以居於中原為傲，而在南方統治者看來，文化“正統”已經隨著衣冠南渡“遷移”到了江南。但是南方風土問題卻成了他們的“軟肋”，在此以《洛陽伽藍記》的一段記載為引：

梁武帝派遣陳慶之護送元顥入洛陽。在洛陽，一路過關斬將的陳慶之曾與北魏大臣楊元慎發生過一場爭論，《洛陽伽藍記》卷二“景寧寺”條記載較詳。當時陳慶之說：

> 魏朝甚盛，猶曰五胡。正朔相承，當在江左，秦皇玉璽，今在梁朝。

楊元慎答曰：

> 江左假息，僻居一隅。地多濕蟄，攢育蟲蟻，疆土瘴癘。蛙黽共穴，人鳥同群。短髮之君，無杼首之貌；文身之民，稟叢陋之質。浮

於三江，棹於五湖。禮樂所不沾，憲章弗能革。雖復秦餘漢罪，雜以華音，復閩、楚難言，不可改變。雖立君臣，上慢下暴。是以劉劭殺父於前，休龍淫母於後，見逆人倫，禽獸不異。加以山陰請婿賣夫，朋淫於家，不顧譏笑。卿沐其遺風，未沾禮化，所謂陽翟之民，不知瘦之為醜。我魏膺籙受圖，定鼎嵩洛，五山為鎮，四海為家。移風易俗之典，與五帝而並跡；禮樂憲章之盛，凌百王而獨高。豈（宜）卿魚鱉之徒，慕義來朝，飲我池水，啄我稻粱；何為不遜，以至於此？[1]

這段向我們透露出如下重要信息：

第一，雙方爭論的焦點是誰代表了主流文化的正統。應該看到，陳慶之、楊元慎各自代表的是政治意義上的“南朝”與“北朝”，而不是地理和文化意義上的“南方”與“北方”。梁人雖然居於南蠻之地，但是仍然因為保留有“移植”到南方的漢代以來的衣冠禮樂制度而自認為勝於北人。他們在意的是文化的正統，而這個“正統”正是我們前面所說的“主流文化”，表面看起來是一場激烈的爭論，實際上雙方的價值觀卻是一致的。對於南方風土，南朝人士卻少有關注，甚至可能會以北方主流文化圈的視角來看待自己所處的地域（這一點後文會提到）。南朝在禮樂制度方面歷來用力頗深，正如高歡所云：“江東復有一吳兒老翁蕭衍者，專事衣冠禮樂，中原士大夫望之以為正朔所在。”[2] 即便是北魏的典章文物，也是由劉芳、王肅等人自南朝傳入的漢魏以來的典章文物。陳寅恪《隋唐制度淵源略論稿》對此已有論述，此不贅言。在學術方面也是南朝領先北朝，唐長孺《魏晉南北朝隋唐史三論》對此已有詳盡論述，亦不贅。這是南朝底氣的由來。而北方則仰仗的是正統文化地域優勢，這是長久以來畿服觀念帶來的心理優勢。

第二，對於南方地理的偏居和土著文化的短陋，陳慶之主動迴避，楊元慎卻抓住大做文章，陳慶之最後在論戰中敗下陣來，其後還有一段陳慶

1 （北魏）楊衒之著，范祥雍校註：《洛陽伽藍記校註》卷二“景寧寺”條，上海古籍出版社，1978年，第117—118頁。

2 （唐）李百藥：《北齊書》卷二四〈杜弼傳〉，中華書局，1972年，第327頁。

之南歸後向慕北人的記載[1]。《洛陽伽藍記》出自魏人楊衒之之手，自然有所偏袒，因此不可盡信。但是這段記載被《資治通鑒》卷一五三所採信，這體現出楊衒之、司馬光們的心態——中原地理優勢比文化問題更重要。

為何他們如此看重地理的優勢？地理在古人心目中不僅僅是自然問題，更是文化優勢的載體，這種思維模式符合中國一貫的五行和畿服思想。《尚書‧禹貢》論述天下風物氣候土產時尚未將地理與居民品性、地域文化相聯繫，至《楚辭‧招魂》則始肇其端，以四方風土人情之不堪襯托楚國之可貴。但是將自然地理與人文問題"全面"掛鈎的深層背景應該是五行思想的崛起，西漢成書的《黃帝內經》、《淮南子‧墜形》已經開始將東南中西北五方與五行、氣候、居民體質、文化糅合在一起，在這種視野裏，原本與人事無關的自然地理缺點也可以成為標誌南北方差異、顯示主流文化優越感的依據。這就是楊元慎、楊衒之們的底氣所在。

楊元慎所列舉的南方落後的標誌主要包括以下四項：

1. 地理上的偏居；

2. 氣候、地理的惡劣；

3. 語言、習尚的短陋；

4. 種種有悖倫理的醜聞。

以上各項中，第1項無可討論，在當時"中國"和畿服概念之下，南方地區的地理位置毫無疑問不佔優勢。第2、3項，則是本章所討論的重點。至於第4項，它屬布羅代爾所云的"個別時間"，也不在本章討論範圍內。

第2、3項筆者以"風土"一詞概括之，這裏包含著主流文化圈意識下的南方氣候地理與語言習尚問題。這些問題乍看起來無非是自然問題或者

1 （北魏）楊衒之著，范祥雍校註：《洛陽伽藍記》卷二"景寧寺"條："其慶之還奔蕭衍，用為司州刺史，欽重北人，特異於常。朱異怪，復問之。曰：'自晉、宋以來，號洛陽為荒土，此中謂長江以北，盡是夷狄。昨至洛陽，始知衣冠士族，並在中原。禮儀富盛，人物殷阜，目所不識，口不能傳。所謂帝京翼翼，四方之則。始（如）登泰山者卑培塿，涉江海者小湘、沅。北人安可不重？'慶之因此羽儀服式，悉如魏法。江表士庶，競相模楷，褒衣博帶，被及秣陵。"（上海古籍出版社，1978年，第119頁）

民俗問題，我們長時間以來相信史籍中記載的南方風土樣貌的真實性，但這存在一定的偏差。準確來說，史籍中"南土"的書寫，更多的是一種北人的認識，它有一定的事實基礎，同時也與真實狀況有一定差異；

更有趣的是，這種認識會憑藉主流文化圈強大的"壓迫力"帶動南土向著自己所塑造的形象轉變，完成所謂"模塑"，從而以"結果"反證"原因"。這個現象是應該引起學界高度重視的。

三、南土之惡

那麼中古時期主流文化圈的"南方風土"具體形態如何呢？這是一個開放性的話題，可以歸入其中的項目很多，在筆者看來，南方環境的潮濕、暑熱、地方病與傳染病、迷信心理和巫鬼文化、醫藥觀念、服飾外觀等均是北人詬病的對象，並以此為要素塑造了他們心目中的南方風土。心理邊疆的具體體現就在此處。

應該說這些問題多多少少有事實作為依據，只是在傳播的過程中被有意無意地模塑，構成了真假參半的"南方想像"，而這種想像會在多種因素作用下發生改變和轉移，下面我們結合學界研究成果，以幾個典型問題為綫索，對這一現象進行總結與評述。

（一）瘴氣問題

有關瘴氣的研究，可以說是學界第一次將自然地理問題與主流文化圈對南方文化歧視問題相掛鈎。

在北人有關南方風土的諸多觀念中，瘴氣始終是一個鮮明的符號。龔勝生〈2000 年來中國瘴病分佈變遷的初步研究〉[1]與蕭璠〈漢宋間文獻所見古代中國南方的地理環境與地方病及其影響〉[2]是較早注意到"瘴氣"分佈

（左側豎排）從疾病到人心——中古醫療社會史再探

1　龔勝生：〈2000 年來中國瘴病分佈變遷的初步研究〉，《地理學報》第 48 卷第 4 期，1993年，第 304—316 頁。

2　蕭璠：〈漢宋間文獻所見古代中國南方的地理環境與地方病及其影響〉，《"中央研究院"歷史語言研究所集刊》1993 年第 63 本第 1 分，第 67—172 頁。

地域在各個歷史時期有變化且與人類活動相關聯的兩篇論文。前者認為瘴氣就是指惡性瘧，該文注意到了瘴氣地域的歷史變遷，認為先秦至西漢瘴氣分佈區域為秦淮綫以南，隋唐五代時則主要在長江以南至嶺南地區，明清時期則大為縮小，局限於五嶺以南至雲貴一帶。作者在分析這種變遷的原因時主要歸結為人為土地開發和自然環境以及氣候的變化。後者亦傾向認為瘴氣即是瘧疾，並且從南方山地丘陵潮濕地貌入手，分析瘴氣的產生原因，涉及的問題較廣，時段較長，對於瘴氣對人類活動的影響敘述較為完整。

但是兩篇文章都有自己的問題。龔文認為瘴氣分佈與地域開發息息相關，中國的開發歷史上的確是由北向南次第進行的，瘴氣地域變化與地域開發恰好同步。要說瘴氣分佈與此無關顯然不合理。但是該文對於瘴氣本身性質的分析有所欠缺，實際上瘴氣包含種類不止瘧疾，因此其變化原因也是多樣的。另外，瘴氣地域的"變化"究竟是自然的真實變化還是人的意識的變化？龔文顯然是傾向於前者的，自然的變化因素固然存在，但是人的意識變化是否應該得到更多的關注呢？梅莉、晏昌貴、龔勝生〈明清時期中國瘴病的分佈與變遷〉一文強調了北方移民不斷南遷與瘴氣分佈地域不斷南移之間的關聯，強調了經濟開發與瘴區縮小之間的關係。這一點筆者深為贊同，因為主流文化圈的意識演變的確是基於人口流動的。於是接下來就有學者分析了瘴氣的分佈區域變化與主流文化圈的意識變化關係。

左鵬的兩篇文章〈漢唐時期的瘴與瘴意象〉和〈宋元時期的瘴疾與文化變遷〉均闡述了一種觀點——"'瘴'雖然可以視作一種致病之因，但實際上它起源於人們對某些地方的一種感受、一種偏見、一種印象，並將其歸為一類地理現象的結果。'瘴'的分佈、擴散與收縮，既是一種人群的遷移與同化，又是一種文化的傳播與涵化。這就是說，地方景觀是地方歷史文化的有機組成部分，它展示的不僅是一種空間形態，而且是一種文

1　梅莉、晏昌貴、龔勝生：〈明清時期中國瘴病的分佈與變遷〉，《中國歷史地理論叢》1997年第 2 期，第 33—44 頁。

化形態、歷史形態。對這類文化景觀的深度描述，有助於認識人群的歷史觀念的演化與文化觀念的演變，有利於解讀地方意象在不同文化背景上的演進，以及這些地方從邊緣向中心的轉化。"[1] "瘴疾的分佈有一個大體穩定的區域；其分佈地區的變遷，反映了中原王朝的勢力在這些地區的進退盛衰；各地區瘴情的輕重差異，反映了此地為中原文化所涵化的深淺程度。"[2]

瘴氣觀念形成於秦漢之後基本上是一個共識。左鵬意識到了馬援南征交趾這一重大歷史事件對於瘴氣觀念的影響，當時馬援班師時 "軍吏經瘴疫死者十四五"[3]，對漢人形成了極強烈的感官刺激，因此很可能使得他們意識到南方與北方迥然不同的風土以及北人面對這種環境時的脆弱。他們對於瘴氣的初步了解就來源於這次行軍。左鵬注意到所謂瘴氣分佈地域與當時南方交通路綫的關係："出現瘴氣記載的地點，大抵沿河流分佈，如瀘水、瀘津、禁水、盤江等，此或與當時交通綫路多沿河流兩岸而行頗有關係，而其更深入的地區還沒有進入北來的人們的視野。"[4] 這一點就與前揭龔、蕭文章以及後來的研究者張文的觀點形成了差異，龔、蕭均指出了瘴氣分佈區域由北向南的演變，但是沒有意識到早期瘴氣分佈區域並不是按部就班由北向南 "壓路機" 式逐步推進的，而是有可能首先出現在更靠南的地區（比如嶺南），由點及面逐漸拓展的，因為那裏是漢軍首先遭遇到瘴氣之害的地方，也就是說漢文史籍中有關瘴氣的早期記載均來自有南方經歷的北方人的描述，從而更進一步論證了 "瘴氣" 觀念與當時人認知範圍和主觀觀念有關。

目前有關瘴氣的所有研究幾乎都注意到一個現象：瘴氣分佈區域隨著時間推移在不斷縮小，很多 "瘴鄉" 不知不覺中擺脫了污名，左鵬對此的

1　左鵬：〈漢唐時期的瘴與瘴意象〉，載榮新江主編《唐研究》第 8 卷，北京大學出版社，2002 年，第 272 頁。

2　左鵬：〈宋元時期的瘴疾與文化變遷〉，《中國社會科學》2004 年第 1 期，第 194 頁。

3　（南朝宋）范曄：《後漢書》卷二四〈馬援傳〉，中華書局，1965 年，第 840 頁。

4　左鵬：〈漢唐時期的瘴與瘴意象〉，載榮新江主編《唐研究》第 8 卷，北京大學出版社，2002 年，第 260 頁。

解釋是："筆者相信，'瘴'觀念的產生與衍化，'瘴'分佈區域的伸張與收縮，不僅描畫了中原諸夏對異地的地理觀念的形成與轉換，而且勾勒了諸夏文化向周邊地區傳播、中原民族向周邊地區轉移的過程。……這也是諸夏文化不斷涵化周邊少數民族文化，將其納入諸夏文化的過程。"[1] 如此則將瘴氣問題的研究引入了一個新的領域，即將一個單純的歷史地理問題升級為人類學問題——主流文化圈是如何將非主流文化圈的自然環境問題轉化成文化心理優勢的，非主流文化圈的歷史形象又是如何在長時段中逐步變遷的。

在左鵬研究基礎之上，有學者提出了更直接的結論——所謂"瘴"就是中原對異域、少數族群的偏見與歧視。張文〈地域偏見和族群歧視：中國古代瘴氣與瘴病的文化學解讀〉一文認為："明清以後，這一概念（瘴氣）的所指範圍不僅沒有縮小，甚至有所擴大。因此，那種基於經濟開發導致環境改善從而使瘴區逐漸縮小的看法是缺乏足夠事實依據的。事實上，自從瘴氣說產生以來，瘴氣的概念總體上是逐漸泛化的，瘴區的範圍總體上是呈現擴大趨勢的，要對這一切做出合理解釋，從疾病學角度顯然無法給出滿意答案，若從文化學角度出發則可以較好地解釋這一切。即：所謂的瘴氣與瘴病更多地是一種文化概念，而非一種疾病概念；瘴氣與瘴病是建立在中原華夏文明正統觀基礎上的對異域及其族群的偏見和歧視，而這一觀念的理論基礎，則與中國自古即有的地域觀念和族群觀念相聯繫。"[2] 於是在這個問題上就出現了一個有趣的現象：不論瘴氣分佈區域是逐步變小還是擴大，學者們的結論卻有共同點——瘴氣區域變化與文化有關，縮小意味著南方地區逐步被融入主流文化圈，所以有關該地的偏見在消退。擴大也能證明"瘴氣"概念的文化歧視意味——凡是不開化地區都可被視為瘴鄉，這樣就包括了"新晉"不開化地區的北方蒙古地區，這樣"瘴"就已

1　左鵬：〈漢唐時期的瘴與瘴意象〉，載榮新江主編《唐研究》第 8 卷，北京大學出版社，2002 年，第 271 頁。
2　張文：〈地域偏見和族群歧視：中國古代瘴氣與瘴病的文化學解讀〉，《民族研究》2005 年第 3 期，第 74 頁。

經超越了疾病範疇，成為一種純粹的文化歧視的符號。

綜合以上可以看到，近年來有關瘴氣的研究呈現一個階梯形發展路線。從龔勝生、蕭璠開始，學界注意到瘴氣區域變化與南方地區開發和環境變遷之間的關係。從左鵬開始，學界注意到瘴氣問題與族群歧視、文化強弱之間的關係。而張文的觀點則更為堅決，認為"瘴氣與瘴病更多地是一種文化概念"。雖然張文的論述更多地依靠唐宋以後的史料，針對的主要是概念泛化以後的瘴氣，因此結論也更適合唐宋以後時段，但是這種階梯式的遞進關係的確反映了學界對這一問題的思路轉變。

我們對中古時段瘴氣問題作一小結：

A. 瘴氣多數情況下指的是南方特有疾病。

B. 瘴氣的觀念來源於北人對南方的痛苦記憶。

C. 瘴氣由於是蠻夷地區特有現象，在天地人混合為一思想作用下，逐漸成為南方不開化的象徵，成為主流文化圈心目中非主流文化圈的標誌。

D. 瘴氣分佈區域的變化不僅與自然環境變化有關，也和主流文化圈的觀念改變有關。當一地得到充分開發、文化上融入主流文化圈以後，該地也就退出了瘴鄉名單。隨著主流文化圈不斷擴大，新的"邊緣地帶"又成為瘴鄉。

如前所述，瘴氣問題發展到元明清時期概念內涵在擴大，意義被引申，由此產生出有關瘴氣的觀念與社會問題也與中古時期有差異，在某種程度上可以說是瘴氣概念本土化之後，當地土著自我衍生的一系列觀念問題，有關這一點可參看周瓊《清代雲南瘴氣與生態變遷研究》一書。[1]

（二）蠱毒問題

蠱毒歷來被視為南方族群特有的神秘巫術。隋代巢元方著《諸病源候論》卷二五〈蠱毒病諸候〉：

> 凡蠱毒有數種，皆是變惑之氣。人有故造作之，多取蟲蛇之類，

1　周瓊：《清代雲南瘴氣與生態變遷研究》，中國社會科學出版社，2007 年。

176

以器皿盛儲，任其自相啖食，唯有一物獨在者，即謂之為蠱。便能變惑，隨逐酒食，為人患禍。患禍於他，則蠱主吉利，所以不羈之徒而畜事之。又有飛蠱，去來無由，漸狀如鬼氣者，得之卒重。凡中蠱病，多趨於死。以其毒害勢甚，故云蠱毒。[1]

蠱毒與史學界耳熟能詳的＂巫蠱＂並非一回事，後者一般指的是漢武帝戾太子案中的那種使用俑人作法的交感巫術，而＂蠱毒＂是另一種巫術，據說有人蓄養毒蟲，通過令其自相殘殺獲得其中最毒者（即蠱蟲），然後將其下入飲食中，可導致受害者死亡，據說蓄養蠱蟲者如不害人則會反遭其害。

一千多年以來，有關蠱毒的傳說史不絕書，截至目前，在西南少數民族聚居區和湘西山區尚有殘餘，有民眾被指責為蓄蠱者，由此釀成不少糾紛，影響到當地社會安定。筆者在指導本科生暑期實踐時曾建議來自西南的少數民族同學調查本村寨蓄蠱問題，該同學聞之色變，堅辭之，可見蓄蠱餘威尚存。有關蠱毒的研究也很多，但是有的將其歸為民俗問題，例如早期的凌純聲、芮逸夫《湘西苗族調查報告》[2]；有的將其視為一種疾病問題，例如著名醫史學家范行準《中國預防醫學思想史》及《中國病史新義》[3]；更多的學者將其視為一種巫術加以研究，例如高國藩《中國巫術史》[4]，馬新〈論兩漢民間的巫與巫術〉[5]，賈靜濤《中國古代法醫學史》[6]，鄧啟耀《中國巫蠱考察》[7]，劉黎明《宋代民間巫術研究》[8]，范家偉《六朝隋唐醫學之傳承與整

1　（隋）巢元方等撰，南京中醫學院校釋：《諸病源候論校釋》，人民衛生出版社，1980 年，第714 頁。

2　凌純聲、芮逸夫：《湘西苗族調查報告》，民族出版社，2003 年。

3　范行準：《中國預防醫學思想史》，華東醫務生活社，1953 年。范行準著，伊廣謙等整理：《中國病史新義》，中醫古籍出版社，1989 年。

4　高國藩：《中國巫術史》，上海三聯書店，1999 年。

5　馬新：〈論兩漢民間的巫與巫術〉，《文史哲》2001 年第 3 期，第 119—126 頁。

6　賈靜濤：《中國古代法醫學史》，群眾出版社，1984 年。

7　鄧啟耀：《中國巫蠱考察》，上海文藝出版社，1999 年。

8　劉黎明：《宋代民間巫術研究》，巴蜀書社，2004 年。

合》，容志毅〈南方巫蠱習俗述略〉[2]，傅安輝〈西南民族地區放蠱傳說透視〉[3]，高發元、朱和雙〈中國南方少數民族巫蠱文化中的性愛主題〉[4] 等等。

其實蠱毒問題更多地是一種文化歧視，是一種主流文化圈對非主流文化圈的想像與偏見，在這一點上它和瘴氣問題異曲同工。李植人在抗戰時期就著文認為蠱的實質是自然疾病，但是由於漢族對苗人有歧視情緒，故將此演變成苗人有意為之。[5] 李卉在 1960 年代指出蠱毒的實質是漢族人來到南方罹患寄生蟲病，又風聞西南少數民族有使用毒物的黑巫術，故將兩者結合起來，產生了蓄蠱想像。[6] 黛曼（Diamond Norma）亦指出苗族聚居區的“蓄蠱”傳言實際上源自漢族人對苗族的怪異想像。[7] 鄧啟耀《中國巫蠱考察》已經意識到蓄蠱傳說的虛妄，鄧先生在西南地區進行了多年的田野調查，深入有蓄蠱傳說的村寨，與傳說中的蓄蠱者近距離接觸，他的結論是所謂“中蠱”現象都是各種疾病，所謂蓄蠱者均是社會底層的婦女。所以從根本上推翻了“蠱毒”存在的可能性。

潘文獻《苗人·巫蠱——對於他者的想像和指控》是相關研究中比較系統地運用了人類學、社會學研究手段的一種，作者對蓄蠱傳說的實質有更明確的論斷，他說：“明清時期，大量的漢人移民進入西南地區。在他們周圍是不熟悉的自然環境和敵對的少數民族，新環境裏遭受的許多疾病在

1　范家偉：《六朝隋唐醫學之傳承與整合》，香港中文大學出版社，2004 年。

2　容志毅：〈南方巫蠱習俗述略〉，《湖北民族學院學報（哲學社會科學版）》2003 年第 2 期，第 20—24 頁。

3　傅安輝：〈西南民族地區放蠱傳說透視〉，《黔東南民族師範高等專科學校學報》2005 年第 1 期，第 79—81、86 頁。

4　高發元、朱和雙：〈中國南方少數民族巫蠱文化中的性愛主題〉，《民族研究》2005 年第 2 期，第 31—41 頁。

5　李植人：〈苗族放蠱的故事〉，載吳澤霖，陳國鈞等編《貴州苗夷社會研究》，民族出版社，2004 年，第 176—178 頁。

6　李卉：〈說蠱毒與巫術〉，《“中央研究院”民族學研究所集刊》第 9 期，1960 年，第 271—282 頁。

7　〔美〕Diamond Norma, "The Miao and Poison: Interactions on China Southwest Frontier," *Ethnology*, 1988, 27: 1: 1-25.

中醫裏被診斷為蠱疾。漢人移民對周圍的各種潛在危險感到不安和憂慮。漢人開始想像南方的少數民族使用蠱毒來毒害他們，並對此保持警惕。明清以來，苗漢矛盾加劇，苗人不斷地爆發起義。由於苗漢之間有顯著差異的社會結構、文化實踐和文化觀念，以及雙方維持顯著民族邊界的願望，造成了漢人對苗人的巫蠱想像。特別是想像苗人婦女放蠱。這種想像藉助疾病、謠言以及文化產品使漢人對苗人感到恐懼。"[1]

以上研究成果已經形成了階梯狀遞進關係，由最初的民俗描述，進一步發展成對巫術的研究，再進一步意識到這種巫術從技術上來說是不可能存在的，從而對其本質進行深入剖析，如上所述，部分學者已經意識到了"蓄蠱"傳說與文化歧視的關係，意識到這是不同族群間文化衝突的結果。筆者認為這是一條正確的道路。

但是相關研究也存在一些問題，主要體現在對蓄蠱傳說整體歷史風貌缺乏系統、詳盡的分析。被指責為蓄蠱的族群絕不止苗族，歷史上所謂蓄蠱之地的分佈和瘴鄉的分佈一樣，都存在一個逐步變化的過程，而這個過程恰與主流文化圈的拓展同步。目前西南部分少數民族聚居區的蓄蠱傳說是歷史發展過程中層累而來，這裏上演的故事在兩千年來已經從北到南完整演變過一遍。這不僅是某個民族或者族群所遭受的不公待遇，而是主流文化圈與非主流文化圈碰撞的必然結果。這是以往學者重視不足的地方。

筆者〈蓄蠱之地——一項文化歧視符號的遷轉流移〉一文把傳說中"蓄蠱之地"的變遷過程劃分為四個階段：1. 南北皆有階段（漢—隋末唐初）；2. 長江中下游、福建階段（唐初—唐中期）；3. 嶺南（兩廣）、巴蜀、長江中下游、福建階段（唐中期—明後期。）；4. 廣西、雲貴、福建、湘西階段（明後期—今）。這四個階段中，第1階段蓄蠱的族群歧視色彩尚不濃厚，但是已經有了"蠱鄉"的觀念，而"蠱鄉"的觀念推而廣之，就是後來更大範圍的"蓄蠱之地"觀念之發軔。這與原始人群中"他群"與"我群"

---

1 潘文獻：〈苗人·巫蠱——對於他者的想像和指控〉，中央民族大學碩士學位論文，2005年，第1頁。

概念的產生是"民族"概念之開端是一個道理。第 2 階段蓄蠱之地已經開始"南方化",黃河流域此時已經基本與"蓄蠱"脫鈎了。此時蓄蠱已經開始有了族群歧視的色彩。第 3、4 階段則是第 2 階段的延續,有趣的是在第 2 階段裏被指責為蓄蠱之地的長江中下游由於經濟開發較快,與主流文化圈融合程度高,故在第 3、4 階段已經擺脫了蓄蠱污名。而自第 2 階段開始被視為蓄蠱重災區的嶺南地區也悄然出現分化:廣東在第 4 階段已經擺脫了蓄蠱污名,相對較為封閉落後的廣西則繼續保持"蓄蠱"稱謂。明朝萬曆年間王臨亨說:"舊傳粵人善蠱,今遍問諸郡,皆無之。云此風盛於粵西。"[1] 這就是文化強弱程度對蓄蠱污名影響的體現,同樣的道理,關中地區原本是中原王朝的中心地帶,主流文化的核心所在,根本不在"蓄蠱之地"名單裏,但是唐以後關中政治、文化地位急劇衰落,發展到明代已經是人們心目中的西北邊陲,故明徐應秋《玉芝堂談薈》卷九:"(蠱毒)閩、廣、滇、貴、關中、延綏、臨洮俱有,但其方不同耳。"[2] 關中地區竟然也被列為蓄蠱之地了,這就是文化強弱對蓄蠱之地分佈影響的例證。

筆者總結蓄蠱之地變遷的主要特點是:1. 基本上由北向南逐步推進;2. 早先被指責為蓄蠱之地的地域如果完全融入主流文化圈,則會洗刷掉蓄蠱污名;3. 每個時代被指責蓄蠱的地域都是那個時代主流文化圈與非主流文化圈交匯的地區,而更遙遠、理論上來說更加"野蠻"的地區由於尚未與主流文化發生接觸則會暫時"相安無事"。4. 蓄蠱之地的變化與北方移民的推進過程相適應,但由於屬上層建築中的意識問題,故並不與移民過程完全同步,而是稍晚半步。

(三)卑濕問題

南方地區比北方潮濕是毫無疑問的,這種氣候差異所引起的問題,古今卻大有不同。今之北方人最多將其視為一種不適感,但是漢代以來,"南土卑濕"被視為是一件生死攸關的大事:

---

1 (明)王臨亨撰,凌毅點校:《粵劍編》卷二〈志土風〉,中華書局,1987 年,第 77 頁。

2 (明)徐應秋:《玉芝堂談薈》卷九,《文淵閣四庫全書》本。

《淮南子》卷四〈墜形〉："南方陽氣之所積，暑濕居之，其人修形兌上，大口決眦，竅通於耳，血脈屬焉，赤色主心，早壯而夭。"[1]

《史記》卷一二九〈貨殖列傳〉："江南卑濕，丈夫早夭。"[2]

《漢書》卷六四〈嚴助傳〉："南方暑濕，近夏癉熱，暴露水居，蝮蛇生，疾癘多作，兵未血刃而病死者什二三。"[3]

《史記》卷八四〈屈原賈生傳〉記載了賈誼被貶長沙時對南方卑濕環境的恐懼心理："賈生既以適居長沙，長沙卑濕，自以為壽不得長。"[4]賈誼為此還做了一首〈鵩鳥賦〉以示"傷悼"。

筆者就此問題專門進行了研究。與剛才提到的瘴氣、蠱毒問題一樣，筆者認為，對卑濕的誇張恐懼實際上受到了多種因素的影響：一則是現實疾病的威脅，南方地方病比北方多，且多半與潮濕悶熱的自然環境有關；二則是醫學理論的影響，《內經》成書以來醫學觀念中"六淫"觀念深入人心，而六淫之"風、寒、暑、濕、燥、火"與現實中的"風、寒、暑、濕、燥、火"並未加以明確區別，因此人們對卑濕心懷恐懼，且直接與生死掛鈎；三則是傳聞影響。這裏就又出現了文化問題。與前面的瘴氣、蠱毒問題一樣，卑濕成為南方風土特定符號。而且由於南方是貶謫之地，今天能看到的許多中古時段有關南方的史料出自於被貶謫到南方的官員之手，官場失意帶來的惡劣心情也是他們對於南方充滿偏見的一大因素。也正因為如此，卑濕的問題被無限放大，成為攸關生死的大問題。張蜀蕙對此有過精彩的論述，她將唐宋士大夫對南方風土的觀念變化稱為"馴化"，亦即認為環境的變量不如人的認識變量，存在一個適應和重新認識南土的過程。[5]

筆者比較了漢代賈誼與唐代張謂之間關於長沙卑濕的不同看法，以及

第六章 中古南方風土的分層研究批判

---

1 （漢）劉安編，何寧撰：《淮南子集釋》，中華書局，1998年，第352頁。

2 （漢）司馬遷：《史記》，中華書局，1959年，第3268頁。

3 （漢）班固：《漢書》，中華書局，1962年，第2781頁。

4 （漢）司馬遷：《史記》，中華書局，1959年，第2496頁。

5 張蜀蕙：〈馴化與觀看——唐、宋文人南方經驗中的疾病經驗與國族論述〉，《東華人文學報》2005年第7期，第41—84頁。

唐代劉禹錫和清代張際亮之間有關嶺南卑濕的不同看法、宋代蘇軾對於南方風土的階段性認識變化，得出的結論是：有關卑濕的問題也存在一個逐步推移的現象——最早是長江中下游被視為卑濕之地，其後是嶺南地區，最後人們認為嶺南地區的卑濕也算不上大問題。這剛好與前面談到的瘴氣、蠱毒問題適相神肖，可見它們同樣都是一組文化符號，它們有共同的根基——主流文化的傲慢與誤解、非主流文化圈逐漸融入主流文化圈、人們（尤其是知識分子）觀念的變化，正因為如此它們才有類似的表現。也正是抓住這根主綫，一些看似毫無聯繫的風土問題才能被作為一個有機整體加以審視。

四、研究餘地

以上列舉了三個學界已經涉及的問題加以探討，可以從中發現一個新的"子領域"呼之欲出，它具備獨特的、不可替代的研究對象，並能構成一個知識系統：它所研究的是南方風土，但與歷史地理學不同，它的重點在於人們心目中各個時期南方風土形象變化問題，這裏就羼雜了大量的心理因素分析和史料價值判斷。它與民族學有很多交集，著眼點還是在於以儒家文化為主體的主流文化圈的擴大化，涉及少數民族，也涉及中古南方漢族，這也就是本章採用"族群"概念而非"民族"一詞的原因。同時，它也會涉及大量環境史、醫學史問題。由環境、醫學入手，著眼點落在人的意識問題上，使得南方風土的研究必須帶有交叉學科色彩。

另外，它有自己的方法體系，風土、變化、族群、南北方經濟文化關係消長是南方風土研究要素，研究者應該把握以下重要原則：

A. 對史料的懷疑與批判。釐清南土"真實形象"與"心理形象"的界限。在史料較為稀缺的中古以前環境史研究領域內，有關南方風土的為數不多的史料被廣泛引用，這裏面有的史料本身真實性就值得懷疑[1]。這種情況倒還在其次，更多的情況則是前面提到的北方主流文化圈對南方風土的"模塑"，尤其是面對宋以前的史料更要強調這一點。因此彼時中國經濟文化重心尚在北方，故話語權亦被北方所掌握，史料中主觀意識更強烈。

B. 長時段變化的眼光。這種變化與南方的次第開發、經濟重心的南移[2]、主流文化圈的擴大與包容密切相關。故相關研究必須著眼於一個較長時段。短時段的個案研究意義不大。

C. "華夏邊緣"是重點。"華夏"基本等同於主流文化圈，但是這個圈時刻處於變化之中，而其邊緣地帶——主流文化圈與非主流文化圈的交界地帶是最有研究價值的。如果一一列舉相同點來歸列族群，那麼這項工作將無窮無盡且毫無意義，與其強調族群內部的共同點，不如強調族群的"邊緣"意識，即他們以什麼樣的共同標準作為內、外族區別的標誌。

下面就該領域內今後的研究內容提出自己的一些看法，當然只是個人愚見，還望學界同仁賜教補充。

1. 結合南方生態環境的變化研究主流文化圈的擴大問題。中古時期中國環境變化目前是環境史研究熱點之一，這裏涉及氣候變遷、江河變遷、人類活動等諸多要素。環境的變化和人類生產技術的進步與南方的開發息息相關，也與人們心目中的南方風土形象密切相關，前揭瘴氣、蠱毒、卑濕等問題皆是如此。筆者贊同伊懋可（Mark Elvin）在《象之退隱：中國環境史》（*The Retreat of the Elephants: An Environmental History of China*）中提到的環境史概念："主要研究人和生物、化學以及地質這三個系統之間

1　例如相傳為晉代嵇含所撰《南方草木狀》是有關南方風土記載較詳的著作，但是其內容頗值得懷疑，今本《南方草木狀》極有可能是南宋初年的偽作。參看陳連慶：〈今本《南方草木狀》研究〉，載《文史》第18輯，中華書局，1983年，第93—100頁。

2　有關中國古代經濟重心南移問題是一個參與者眾多、關係重大的研究課題，自民國迄今討論頗多，相關研究回顧請參看程民生：〈關於我國古代經濟重心南移的研究與思考〉，《殷都學刊》2004年第1期，第47—58頁。筆者比較傾向於鄭學檬《中國古代經濟重心南移和唐宋江南經濟研究》（岳麓書社，1996年）一書的觀點，即中國歷史上經濟重心的南移以六朝為準備階段，唐五代為起點，至北宋後期已經基本完成，至南宋則完全實現。

不斷變化的關係，這兩者之間以複雜的方式互為支持和威脅。具體而言，有氣候、岩石、礦物、土壤、水、樹和植物、動物和鳥類、昆蟲以及差不多所有事物的基礎——微生物。所有這些都以不同的方式互為不可缺少的朋友，也互為致命的敵人。技術、經濟、社會和政治制度，還有信仰、感知、知識和主張都一直與自然界在相互作用。在某種程度上，人類體系有自己的動力，但如果不涉及環境就不能得到完整的理解。"[1]他從大象在中國數千年的逐步退隱入手，逐漸深入到森林濫伐、土壤侵蝕、水利灌溉、農業過密化、軍事、政治、文化的作用等領域，這其中就涉及人類的認識歷程與自然發展的互動關係，也涉及史料評判問題。筆者認為，將南土形象的變遷完全歸結為人自身的意識變化也是不合理的，自然環境的變遷也是必須考慮的一個重要因素，環境變化帶來南方風土諸要素的變化，人的意識也會產生變化。另外，唐宋時期盛行一時的南方移風易俗運動中包含了大量對南方城鎮、水環境的改造，[2]這也勢必會影響到人的意識。醫學的問題同樣如此（後文會談及）。

2. 結合南方地區文化的進步研究南方知識分子階層的心理變化以及話語權的逐漸轉移。經濟的發展必然帶來文化的進步，文化的進步首先體現在知識分子階層的壯大之上。但是中古時期南方知識分子有著雙重性表現：一方面，他們心理上受到主流文化圈的影響。筆者在研究蓄蠱問題時發現南方籍知識分子並未以親身經驗反駁蓄蠱污名，反倒隨聲附和。例如南朝顧野王本是吳郡吳人，屬江南望族，作為長期生活在江南的人士，應就蓄蠱問題有所辯白才對，但是他所撰《輿地志》亦曾指"江南數郡有畜

---

1 譯文參照包茂宏：〈解釋中國歷史的新思維：環境史——評述伊懋可教授的新著《象之退隱：中國環境史》〉，《中國歷史地理論叢》2004 年第 3 期，第 94 頁。

2 參看馬強：〈唐宋士大夫與西南、嶺南地區的移風易俗〉，《西南師範大學學報（人文社會科學版）》2006 年第 2 期，第 39—44 頁。于賡哲：〈疾病、卑濕與中古族群邊界〉，《民族研究》2010 年第 1 期，第 63—71 頁。

蠱者，主人行之以殺人，行食飲中，人不覺也"[1]。前揭鄧啟耀《中國巫蠱調查》亦揭示出今日西南少數民族聚居地民眾多半相信蓄蠱的存在，查爾斯・霍頓・庫利（Charles Horton Colley，1864—1929）1902 年在《人類本性與社會秩序》一書中提出了"鏡像自我"的概念（looking-glass self，亦有譯作"鏡中自我"者），認為人的自我意識是在與他人的互動過程中通過想像他人對自己的評價而獲得的。不過庫利的概念著眼點在於研究人的自我認知是如何形成的，以及由此造成的個體與社會之間的互動關係。本章所要探討的是主流文化圈與非主流文化圈之間的關係，著眼點是這種背景下非主流文化圈成員的自我感是如何形成的，當弱勢文明遇到強勢文明的壓力之後是如何以新的角度看待自身的，因此可用相近的"鏡觀化自我審視"一詞來加以闡釋，即非主流文化圈成員常常以鏡觀化（藉助強勢文明的目光）的方式來看待本地區、本民族（自我的重新審視）。但是在另一方面，南方知識分子和在南方有生活經歷的北方知識分子中又不乏清醒的認識，有時兩種現象可以集於一人之身，例如唐代劉恂就是如此，他的《嶺表錄異》一方面記錄有大量基於想像和迷信的"嶺南描述"，一方面又有對部分污名的辯白，例如關於蓄蠱問題他是如此表述的："嶺表山川盤鬱，結聚不易疏洩，故多嵐霧作瘴，人感之多病，腹漲成蠱。俗傳有萃百蟲為蠱以毒人，蓋濕熱之地毒蟲生之，非第嶺表之家性慘害也。"[2] 這就是長期實踐帶來的客觀認識。但是這樣的客觀評價有多少？起到了什麼作用？在前揭大量研究成果中，研究者均注意到了話語權的逐步變化問題，但是變化的過程如何，外界因素（自然的、人文的）對知識階層心理產生了怎樣的影響、話語權轉變的標誌是什麼，這些都是很有意義、尚待開發的課題。

　　3. 研究移民的影響力。歷史上的移民問題研究已經比較充分，但是移民面對南方風土的心理變化以及他們對主流文化圈觀念的影響研究還不夠

1　見（梁）蕭統編，（唐）李善註：《文選》卷二八〈苦熱行〉註，中華書局，1977 年影印本，第 404 頁。

2　（唐）劉恂：《嶺表錄異》卷上，廣陵書社，2003 年影印本，第 67 頁。

多。張蜀蕙〈馴化與觀看——唐、宋文人南方經驗中的疾病經驗與國族論述〉根據對唐宋時期筆記小說中南方風土形象的研究得出結論："南貶文人的疾病論述，表現了他們內心的恐懼：居於夷，為夷所化。除此之外，更重要的是他們透過疾病展開國族論述，架構他們已失去的力量。另一方面，這些南貶文人透過疾病親身經歷南方，疾病，讓他們沒有任何躲藏的機會，疾病反而成為他們思索人生的一個起點。根據本文的研究，唐宋兩代文人在南方的疾病論述取向是有所轉變的，唐人描述疾病的困擾與死亡逼臨的恐懼，宋人則多書寫養生禦瘴，可見由疾病書寫中國族論述的轉變，意味他們與南方的關係是由‘馴化’、‘被馴化’到‘凝視’、‘觀看’的過程。"[1]該文落腳點還是文人的記述，但其描繪的心理歷程應該說是全體南渡北人的心理歷程，其中應該包括了佔據人口大多數的基層移民，而有關他們的研究目前而言還是不夠豐滿。基層移民始終是主流文化圈擴大的主力因素，史料中的南方風土形象很多來自他們的記憶與轉述，知識分子階層（尤其是缺乏南方經歷者）受其影響頗大。與此同時，移民是勞動力，帶來了相對先進的技術與文化，是南方開發的重要力量，是南方風土新觀念的先知先行者，在此過程中他們構成了新的南方族群，從而成為新階段南方風土形象的承擔者。有關他們的研究尚待深入。

4. 與移民問題相關的就是交通綫的問題。如同前揭左鵬有關瘴氣的系列成果所展示的那樣，主流文化圈的擴大不是壓路機式由北向南平步展開的，而是由綫及面，以交通綫為軸逐步展開的。交通綫附近是北方移民首先進入的地區，也是觀念改變最先發生的地方。交通綫的開通往往是一地融入主流文化圈的先聲，例如唐玄宗時期大庾嶺道路的開闢，就使得中原與嶺南地區的交通得到了根本性的改觀，從而也極大影響了移民流向。不久安史之亂爆發，大量民眾由北向南遷移，嶺南地區成為移民流入地之

1　張蜀蕙：〈馴化與觀看——唐、宋文人南方經驗中的疾病經驗與國族論述〉，《東華人文學報》2005 年第 7 期，第 41 頁。

一。[1]筆者研究蠱毒、卑濕等問題時發現，也就在這時，嶺南地區的形象開始出現改觀，極有可能就是移民影響所致。與此相關的很多課題都有深入發掘的必要。

5. 研究南方族群底層民眾心理問題。南方族群底層往往是很多風土污名的最終承擔者。而且由於他們的文化水平有限，故往往成為史料中"沉默的大多數"，久而久之形成了百口莫辯的狀態，以至於本族群內部也會將懷疑的矛頭指向他們。例如歷史上就曾將蓄蠱歸結為少數族群底層婦女所為[2]，並且這種傳言在漫長的發展過程中逐漸程式化，影響力一直持續到今日。鄧啟耀先生《中國巫蠱調查》就以實地調查的方式揭示了西南地區少數民族村寨內部的蠱婦特殊階層的心理與生活狀況，並且對蓄蠱污名為何專指底層婦女進行了分析。實際上，這種指向恰恰說明了南方風土污名的本質——偏見與歧視，而一個族群將外來族群的偏見"內化吸收"了之後，就會以同樣的思維模式將污名轉向本族群內最不"開化"、最底層的人群，這種思維模式與外來族群對他們的歧視如出一轍。這種底層民眾的心理反應大可以成為標本和窗口，供我們研究同樣形態下不發達地區族群面對發達地區文化時的心理狀態（例如中國 20 世紀的新文化運動）。這樣的研究方式是人類學和民族學經常採用的。

6. 醫學觀念的改變。南方許多風土問題最終都指向了疾病領域。建立在北方話語權基礎上的醫學觀念會影響人們的感觀，從而使他們對南方風土有先入為主的觀念。但是與此同時，隨著南方風土觀念的變化，醫學也會發生變化。在中古以前南方醫學主要受到北方影響，例如《黃帝內經》之《素問·陰陽應象大論》中有關各地風土對人體質影響的論述明顯是以北方黃河流域為中心，《史記》、《漢書》中的醫學人物以北方籍居多，即便是

---

1 參看凍國棟：《中國人口史·隋唐五代時期》第二卷，復旦大學出版社，2002 年。

2 （清）金鉷：《廣西通志》卷一二八引《永福縣志》："蠱毒民間無有，惟獞婦蓄之。"（《文淵閣四庫全書》本。）（清）魯曾煜：《廣東通志》卷九八："按下蠱多出於獞婦，若徭婦則不能。而粵東諸山縣人雜徭蠻亦往往下蠱，有挑生鬼，特滇黔粵西尤甚。"（華文書局，1968 年，第 1693 頁。）

出土的南方醫書看起來也很可能是北方的舶來品。例如《五十二病方》出土於西漢長沙國境內，但其內容明顯是摘抄自外來醫書，多處在原有藥材名下有"荊名"註釋，即為了方便本地人辨別藥材，以本地方言註釋醫書。在這種背景下，主流文化圈的觀念會左右整個中國的醫學思想，因此就存在一個以北方醫學觀念解釋南方地方病和傳染病的現象，這會進一步影響主流文化圈的南方風土觀。梁其姿〈疾病與方土之關係：元至清間醫界的看法〉[1]曾經探討過元明清時期醫家對於南方疾病的看法，涉及南方濕熱、雜氣、污穢等環境問題，以及傳統醫學診療手段和藥物的南方化問題。中古時段的類似研究需要加強。另外一方面，隨著南北文化的交流，醫學觀念也會發生交融，例如宋代周去非《嶺外代答》卷六〈食檳榔〉記載嶺南土著有檳榔預防瘴氣的觀念："詢之於人，何為酷嗜如此？答曰：'辟瘴，下氣，消食。食久，頃刻不可無之。無則口舌無味，氣乃穢濁。'"[2]檳榔是南方特有土產，而"瘴氣"是北方輸入的疾病觀念，檳榔預防瘴氣這個小小的藥方看似簡單，卻可由小見大，可以看作是南方土著醫藥經驗與北方主流文化圈醫學觀念結合的產物，可以從側面體現出土著"內化"主流文化圈觀念並以此為視角對本土產物加以新的詮釋的過程。到了宋代，"瘴"甚至成為南方所有疾病的代名詞，周去非《嶺外代答》卷四："南方凡病皆謂之瘴，其實似中州傷寒，蓋天氣鬱蒸，陽多宣洩，冬不閉藏，草木水泉，皆稟惡氣，人生其間，日受其毒，元氣不固，發為瘴疾。"[3]瘴氣這種原本特有所指的名詞最後被放大為南方土著疾病的代名詞，可見"內化"之深入。此類現象還有很多，對這種現象加以研究，會大大有助於分析南方土著"鏡觀化自我審視"的心理歷程。

在中古時期有關南方風土的紛繁複雜、光怪陸離的各種記述中，抓住主綫毫無疑問是研究者的主要任務，主流文化圈對非主流文化圈的認知應

1　梁其姿：〈疾病與方土之關係：元至清間醫界的看法〉，載李建民主編《生命與醫療》，中國大百科全書出版社，2005年，第357—389頁。

2　（宋）周去非撰，楊武泉校註：《嶺外代答校註》，中華書局，1999年，第236頁。

3　（宋）周去非撰，楊武泉校註：《嶺外代答校註》，中華書局，1999年，第152頁。

該說就是這一根主綫。心境可以決定眼界，而眼界對心境的影響則需要一個漫長的過程，風土問題不僅僅是旅行家的見聞，它背後所蘊含的是一個龐大的話題——"華夏"的擴大是沿著什麼樣的軌跡進行的？那一個個"污名"產生、變化及至消失轉移的過程，難道不就是主流文化圈前進的腳印？在這個過程中，人的主觀性有多大作用？主流文化圈和非主流文化圈之間的"包容"與"界限"是以何種形式標明自身的？對於南方風土的研究已經有了一定的成果，有了相當程度的共識，並且可以為傳統的史學、民族學研究開闢新的視野，提供一個"由小見大"的窗口，應該引起學界的高度重視。

第七章 瀰漫天地間

——氣與中國古代瘟疫的「致」與「治」

　　把握古人思維模式對歷史研究的重要性不言而喻，在瘟疫問題上，醫家和民眾的思維無不反映中國式思維的特點。民國以來中國古典醫學深受西方醫學衝擊，因此醫學史研究者的旨趣與其他自然學科史（例如物理、數學、天文等）不同，那些學科在科學進入之後全部"皈依"，唯醫學仍堅持其陣地，但從業者（包括學科史研究者）心態已發生重大變化，在第一章筆者曾指出："在西學強大壓力下，即便是古典醫學的擁護者也在不自覺中受到了西方醫學的巨大影響，從而形成了如此的思維模式：在對西醫強大壓力進行反彈的時候，傳統醫界實際上是在照著西醫的樣式反覆闡明自身的'科學性'，在站到西醫對面的同時也成為其映像（Abbildung），從而反證了西醫的統治力。"此之謂也。

　　對於疾病尤其是傳染病成因的認識就有這樣的歷程。唯有今天在接受了西學洗禮之後，才能藉助"他者"的眼睛重新審視這個過程。這是一個不得已的過程，因為現代中醫領域的重大問題都緣起於科學的進入及其映照，不必強調孰優孰劣，起碼要承認有了"他者"的映照，"我者"才有了輪廓邊際，"問題"才得以構成。

　　西方自古希臘時代就高度重視概念的精確，這一切緣於西方語言是"聲音語言"，有別於漢語這種形象語言，"由於聲音語言內部的緊張，必須不斷掌握外部世界的固定性、尋找聲音的根源，以形成概念及觀念。——不同於中國語言的積聚性，西方語言是意義的重新界定；不是用一種語言重複說明外在世界，而是不斷發明新的名詞以不斷重新界定外在世界。這正是西方理性主義的理想。西方強調固定不變的指謂，每個意義必須加以固定而不能積聚，於是能夠產生多元的理論體系、概念系統、理論架構。中國語言則不同，如'陰陽觀念'，幾乎可以指代說明一切。強調語言的積聚性，這正是中國語言的特徵。西方強調剛性定位、固化指謂（rigid designation），根據固定規則以對外在事物進行重新界定，重新系統化，於是產生邏輯思維方式和科學思維方式。"[1]而今站在現代思維的角度（不可諱言的是所謂現代思維是以西方思維為基礎發展而來的）來審讀中國古代醫學，必然會時常有憾於古人概念、邏輯與今人的巨大反差。

　　本文將以瘟疫問題為例，分析中國古代瘟疫致病觀大略的演變過程，並且分析古人在對抗瘟疫時對瀰漫性物質的依賴。茲事體大，不是本文小小篇幅可以備述的，所以筆者將抓住古人瘟疫觀的一條主綫即"氣"來加以論述。瘟疫觀的演變正可以展現傳統思維的特點。

一、中國古代的致病觀

　　《章太炎醫論》如此總結古代之致病觀："人之病也，自非七情過差，及直犯水、火、兵刃、木、石、蠱、獸，與夫飲食、床笫之過，則必以風為長。"[2]張嘉鳳總結了古人所認為的六種疾病相染的途徑：1. 與病人的直接接觸；2. 與病人長時間或者近距離的接觸；3. 在特定地點參加特定活動；4. 異常的氣候與環境變化；5. 飲食；6. 遭鬼排擊。[3]可以看到，在這六項之中，前 4 項都和氣有著或多或少的關聯，具體到傳染病方面更是如此。氣就是這林林總總概念的聯繫紐帶，它是傳統唯象思維的產物，不是物理學意義上的氣，而是一種瀰漫性物質，中國古代對傳染病的認識無論從哪方面來說都是氣論的產物。

1　張岱年、成中英等：《中國思維偏向》，中國社會科學出版社，1991 年，第 195—196 頁。

2　章太炎：《章太炎醫論》，人民衛生出版社，1957 年，第 38 頁。

3　張嘉鳳：〈"疫病"與"相染"——以《諸病源候論》為中心試論魏晉至隋唐之間醫籍的疾病觀〉，載李建民主編《生命與醫療》，中國大百科全書出版社，2005 年，第 406 頁。

《莊子·知北遊》：

> 人之生，氣之聚也。聚則為生，散則為死。……故曰："通天下一
> 氣耳。"[1]

所謂"通天下一氣耳"，的確可以看作是那個階段生命觀的基礎。

有關先秦時期"氣"的發展演變，尤其是氣與生命和人體的關係，黃俊傑《孟子》第三章[2]，余英時《論天人之際——中國古代思想起源試探》[3]、《東漢生死觀》[4]，小野澤精一、福永光司、山井湧《氣的思想——中國自然觀與人的觀念的發展》[5]，本傑明·史華茲（Benjamin I. Schwartz）《古代中國的思想世界》[6]，杜正勝〈形體、精氣與魂魄——中國傳統對"人"認識的形成〉[7]等均有較為詳細的論述。例如杜正勝文梳理了從周至漢代對於人體認識逐漸由表及裏的過程，並推斷出戰國中期建立了身體生理學中基礎的五臟系統，人體構成中"氣"是其核心，基於此，人與自然和諧的宇宙觀和生命觀也得以建立。

疾病尤其是傳染病的確和氣候、時令有很大的關聯性，這也符合古人的觀察能力，那麼將各種傳染病的起因置入"氣"的框架之內是情有可原的，六淫的觀念由此誕生。《左傳·昭公元年》：

> 天有六氣……淫生六疾。六氣曰陰、陽、風、雨、晦、明也，分
> 為四時，序為五節，過則為災。陰淫寒疾，陽淫熱疾，風淫末疾，雨

1　（清）郭慶藩：《莊子集釋》卷七，中華書局，2012 年，第 733 頁。
2　黃俊傑：《孟子》，東大股份有限圖書公司，1993 年。
3　余英時：《論天人之際——中國古代思想起源試探》，中華書局，2014 年。
4　余英時著，侯旭東等譯：《東漢生死觀》，上海古籍出版社，2005 年。
5　〔日〕小野澤精一、福永光司、山井湧編，李慶譯：《氣的思想——中國自然觀與人的觀念的發展》，上海人民出版社，2007 年。
6　〔美〕本傑明·史華茲（Benjamin I. Schwartz）著，程鋼譯：《古代中國的思想世界》，江蘇人民出版社，2008 年。
7　杜正勝：〈形體、精氣與魂魄——中國傳統對"人"認識的形成〉，《新史學》1991 年第 2 卷第 3 期，第 1—65 頁。

淫腹疾，晦淫惑疾，明淫心疾。[1]

《素問‧至真要大論》又說"六氣分治"[2]，即一歲之中有風、熱、濕、火、燥、寒六種氣候分治四時，這裏"氣"已經明顯被賦予了與"氣候"類似的意味。同書《天元紀大論》："寒、暑、燥、濕、風、火，天之陰陽也，三陰三陽上奉之。"[3]宋陳無擇《三因極一病證方論》卷二："六淫，天之常氣，冒之則先自經絡流入，內合於臟腑，為外所因。"[4]六淫的"淫"有太過之意。"六淫"可理解為原本正常的六氣太過之意，成為疾病的致病原因。

南朝陶弘景將邪氣視為百病之源，《本草經集注》："夫病之由來雖多，而皆關於邪氣。邪者不正之因，謂非人身之常理，風、寒、暑、濕、飢、飽、勞、佚，是皆各邪。"[5]可以看到他所謂邪氣的主要部分就是六淫。

這種氣論的特點之一是整體性。中國式思維具有很強的積聚性，且無精確概念的意識，張岱年認為："中國民族的傳統思維重視事物的功能聯繫，輕視實體形質，對問題強於綜合而弱於分析，重視實踐因素超過空間因素。具有整體性、對待性、直覺性、模糊性、內向性、意向性等特點。"[6]正是這種思維模式使得國人自古以來就善於類比聯繫，將原本無關聯的事物加以整體論述，但是在上升到一定理論層次後卻又不再進行細化的分析，而是以模式化思維來對待客體，始終以超有限、超距離的整體框架解釋萬物，所以《靈樞‧九經十二原》才說"粗守形，上守神"[7]，《淮南子‧說山》才會強調"君形者亡焉"[8]，天人合一在此時誕生不是偶然的，五運六氣

1　（清）阮元校刻：《十三經注疏‧春秋左傳正義》卷四一，中華書局，2009 年，第 4396 頁。

2　《黃帝內經素問》卷二二〈至真要大論〉，人民衛生出版社，1963 年，第 503 頁。

3　同上書，卷一九〈天元紀大論〉，第 366 頁。

4　（宋）陳言：《三因極一病證方論》，人民衛生出版社，1957 年，第 19 頁。

5　（南朝梁）陶弘景編，尚志鈞、尚元勝輯校：《本草經集注》（輯校本）卷一〈序錄〉，人民衛生出版社，1994 年，第 15 頁。

6　張岱年、成中英等：《中國思維偏向》，中國社會科學出版社，1991 年，第 2 頁。

7　河北醫學院校釋：《靈樞經校釋》，人民衛生出版社，2009 年，第 3 頁。

8　（漢）劉安編，何寧撰：《淮南子集釋》，中華書局，1998 年，第 1139 頁。

誕生於此時也不是偶然的。

成中英將這種機械化的整體思維稱為"非理性直覺",他指出:"非理性直覺就是不掌握概念、觀念,也不凝成概念和觀念,而是把握變動不居的、不著形象的整體真實,打破了概念的限制和語言的固定。"[1] 這種"變動不居的、不著形象的整體真實"應該就是道、氣、太極之屬,它們展現在"天人合一"大框架內,主客一體相通,構成了一種動態整體框架。這種框架是非實體性質的,不能作為細分和概念化的對象,否則動態整體將遭到僵化與割裂。

對於這種整體觀,本傑明·史華茲站在一個"外人"的視角上進行了觀察,這種視角大約可視同為西學對中國傳統思想的觀察,那就是"氣"的實質究竟是什麼,本傑明·史華茲說:"我們終於找到了與西方的物質(matter)概念最接近的對應中國術語。"[2] 但是這樣的觀念毫無疑問並不能概括氣的全部,按照西學概念來說,氣是一種假設,而非事實觀察,史華茲注意到"氣"概念的模糊化以及本源性:"它更接近於阿那克西曼德(Anaximander)的'無定型'和'不可定義者'。……世界上所有各自分立的元素和實體都從其中產生出來。"[3]"氣"概念的整體化對於西方人來說是足夠驚訝的:"在氣的概念中,它被賦予了物理性質,又被賦予了非物理的性質,它無處不在而又呈現為連續的質料能量。……在許多典籍中,它只是作為一種與大而全的秩序有關的連接性實體(connective substance)的面目而出現。"[4]

古人不會有這樣的問題,這是接受了現代科學理念的人,或者是具有聲音語言世界重視概念特性的人才會有的疑問。正因為這個原因,對古人疾病觀的理解必須採取了解之同情,要看到"氣"的統治地位。古人相信

1　張岱年、成中英等:《中國思維偏向》,中國社會科學出版社,1991年,第190頁。

2　〔美〕本傑明·史華茲著,程鋼譯:《古代中國的思想世界》,江蘇人民出版社,2008年,第242頁。

3　同上書,第247頁。

4　同上書,第247—248頁。

"天地人混合為一"[1]，所以不但氣候問題，連地形、地勢也被納入這樣的整體框架內，被認定是疾病的致病原因，但是這種影響的媒介依然是氣，例如《淮南子》曰：

> 土地各以類生人，是故山氣多男，澤氣多女，水氣多瘖，風氣多聾，林氣多癃，木氣多傴，岸下氣多腫，石氣多力，險阻氣多癭，暑氣多殘，寒氣多壽，谷氣多痹，丘氣多狂，衍氣多仁，陵氣多貪。[2]

這樣機械、模式化的思維有一定的事實作基礎，例如"險阻氣多癭"，山地居民由於飲食結構缺陷多有碘缺乏，導致甲狀腺疾病多發，自古及今均是如此。再例如"岸下氣多腫"，則可能指的是近水居民多血吸蟲病。而其他諸項則不免以偏概全或想像誇大。請注意，地形地勢與疾病的確是有關聯的，且原因是多種多樣的，但在《淮南子》裏一概被歸結為"氣"，可見此時的"氣"除了氣候之外還有其他種類，可謂一個"象"。

但是魏晉以來的氣也不是完全沒有細分細化的跡象，例如向秀〈難嵇叔夜《養生論》〉："縱時有耆壽者老，此自特受一氣，猶木之有松柏，非導養之所致。"[3]向秀是反對嵇康養生思想的，他這裏特別指出，耆壽之人在天地之氣中"特受一氣"，這個氣顯然是具有特殊性的，遺憾的是，向秀的反對意見的思想基礎是命定論，認為這種氣的受納與人的活動無關。另外還有聖人論，郭象《莊子注》："神人者，非五穀所為，特稟自然之妙氣。"[4]如此則氣的受納更進一步與凡人無關。加納喜光認為："所謂'神仙……特受異氣，秉之自然'是決定論的極端性情況，而在常人，'食物之氣'影響性質和身體。"[5]而所謂食物之氣，在醫學上一般被表述為"穀氣"。既然如此，

1 《史記正義》引孟康語，（漢）司馬遷：《史記》卷二五〈律書〉，中華書局，1959 年，第1250 頁。

2 （漢）劉安編，何寧撰：《淮南子集釋》，中華書局，1998 年，第 338—339 頁。

3 （晉）向秀：〈難嵇叔夜《養生論》〉，載（清）嚴可均編《全上古三代秦漢三國六朝文》，中華書局，1958 年，第 3753 頁。

4 （晉）郭象註，（唐）成玄英疏：《南華真經注疏》，中華書局，1998 年，第 13 頁。

5 〔日〕小野澤精一、福永光司、山井湧編，李慶譯：《氣的思想——中國自然觀與人的觀念的發展》，上海人民出版社，2007 年，第 239 頁。

這樣的細分也就沒有醫學上的意義，因為對待瘟疫還要回歸到一般意義上的"氣"範疇內。

二、氣的運作模式與特質

那麼對於凡人來說，氣是如何運作的呢？這裏借用加納喜光的話進行一個概述："人不僅從大氣中吸收'氣'（先天之氣），而且從水穀中吸收（後天之氣）。水穀精氣變化的產物就是衛氣和營氣。三焦之中，上焦出衛氣，中焦出營氣。衛氣的性質是慓疾滑利，所以不能進入經脈之中，在皮膚和肌肉之間行進（《素問·痹論》），其功能是主對邪氣的防衛。與此相反，營氣，正如《靈樞·營衛生會篇》所說的那樣：'泌糟粕，蒸津液，化其精微，上注於肺脈乃化而為血，以奉生身，莫貴於此，故得獨行於經隧。'是行於經脈之中，有著榮養的作用。衛氣、營氣都在體內不斷地循環。……但是，氣、血、營、衛是後天之氣，和先天的氣，即與宏觀世界相通的'氣'有著怎樣的關係呢？實際上，構造是不清楚的。後天的氣中，有一種被稱作真氣，就是《靈樞·刺節真邪篇》中作'真氣者，所受於天，與穀氣並而充身'者。還有一種就是前面所述的宗氣。但宗氣又是進入胃的水穀精氣的一部分，是匯集氣海，上行而走息道，下注氣街，流注四肢者。宗氣的功能除了呼吸以外，還使血氣流通順暢，也有認為水穀之氣與大氣相結合而成者便是宗氣之說。"[1]

也就是說，氣是致病原因，氣是其他致病原因的載體，氣同時也是治病、防病的要素。在本書第六章中探討的"瘴氣"即為一例。自然界中無瘴氣，但瘴氣的觀念到現在也未完全從國人頭腦中消失。瘴氣觀念背後蘊含著地域歧視、主流文化圈與非主流文化圈的衝突。這裏值得注意的是瘴氣一詞的演變。蕭璠指出"瘴"的早期寫法是"障"[2]，王子今亦持有類似觀

---

1 〔日〕小野澤精一、福永光司、山井湧編，李慶譯：《氣的思想——中國自然觀與人的觀念的發展》，上海人民出版社，2007年，第287頁。

2 蕭璠：〈漢宋間文獻所見古代中國南方的地理環境與地方病及其影響〉，《"中央研究院"歷史語言研究所集刊》1993年第63本第1分，第67—172頁。

點,他說:"《淮南子·地形》所見'障氣',或許可以看作'比之更早的時代'對於'瘴氣''有了認識'的實例之一。"[1] 既然瘴氣(障氣)不過是一些疾病的綜合稱謂,那麼這個詞的發明者何以不假思索指向了"氣"?

"障"與"氣"的結合是中國式思維在疾病領域內的典型體現。前者標明了主流文化圈對周邊蠻夷的想像,即蠻荒之地有神秘物質導致中原人士得病,形同"障礙"。"氣"則體現出"象"的意味,因為瘴氣具有瀰漫性、大範圍存在並傳染(或者說流行)的特徵,所以最適合以"氣"命名。假如惡性瘧與中原熟知的間日瘧、三日瘧症狀相同,則不會有新詞的誕生,但正因為其不同,所以人們不假思索地將其歸結為"氣","氣"就是一個動態框架,幾乎所有大範圍存在的致病因素——尤其是不熟悉的致病因素——都可以被放到這個框架內加以闡釋。一旦歸結定性為氣,則不再有細分和進一步的概念化。

隨著南方的開發和南北方文化交流加深,嶺南的真實面貌逐漸被人們所知,這本身是嶺南融入主流文化圈、地域觀念發生變化的結果,明清時期嶺南瘴氣觀念已經逐漸淡化,屈大均意識到了這種變化,但是他藉以解釋的理論工具仍舊是氣:

> 在今日,嶺南大為仕國,險隘盡平,山川疏豁,中州清淑之氣,數道相通。夫惟相通,故風暢而蟲少,蟲少故煙瘴稀微,而陰陽之升降漸不亂。[2]

氣包含著多種特質,在這裏它是王化帶來的正氣,也是主流地域(中州)向非主流地域(嶺南)灌輸的清氣,唯有它可以抵擋瘴氣、濕氣等邪氣,也最適合用來解釋大面積區域內疫病觀的巨大變化。氣在這裏將自然因素、人文因素"完美"結合。

可以說,在瘴氣這個問題上最能體現古人疫病觀思維模式。

1 王子今:〈漢晉時代的"瘴氣之害"〉,《中國歷史地理論叢》2006年第3期,第10頁,註釋二。

2 (清)屈大均:《廣東新語》卷一〈瘴氣〉,中華書局,1985年,第24頁。

氣觀念雖然也不斷發生著變化，但這種變化是萬變不離其宗的變，是進兩步退一步的變。筆者在這裏無意宣揚綫性發展觀，但是如果非要按照所謂"科學"視角來看的話的確如此。漢代是中國思維模式定型的關鍵時期，而機械化思維滲透到了漢人生活的方方面面，在醫學方面也不例外，漢以來有關五運六氣的學說成為人們解釋疾病成因的主要武器，五運六氣中的"氣"多數情況下單指氣候（醫籍中人體內的氣不在本文討論範圍內），按照《素問・平人氣象論》的說法，春多肝病，夏多心病，長夏多脾病，秋多肺病，冬多腎病。[1]《素問・五運行大論》：

> 不當其位者病，迭移其位者病，失守其位者危，尺寸皮者死，陰陽交者死。先立其年，以知其氣，左右應見，然後乃可以言死生之逆順。[2]

曹植〈說疫氣〉亦云：

> 此乃陰陽失位，寒暑錯時，是故生疫。[3]

主時氣運應按規律遞遷，假如失常導致該就位的不就位、該退位的不退位，則必生災疫。五運六氣之排列雖然意識到了氣候與疾病之間的關係，但是對於其理解卻是通過"司歲"以"備物"，靠五運（木、火、土、

從疾病到人心——中古醫療社會史再探

1 《黃帝內經素問》卷五四〈平人氣象論篇第十八〉，人民衛生出版社，1963 年，第 109—117 頁。

2 《黃帝內經素問》卷二四〈諸注候〉，人民衛生出版社，1963 年，第 373—374 頁。《黃帝內經》的七篇大論（〈天元紀大論〉、〈五運行大論〉、〈六微旨大論〉、〈氣交變大論〉、〈五常政大論〉、〈六元正紀大論〉、〈至真要大論〉）成書時代有爭議，一說起自漢魏之後，一說起於隋唐。但現代論者有認為是東漢作品者，《黃帝內經素問校註》之〈校註後記〉即持此觀點。龍伯堅《黃帝內經概論》（上海科學技術出版社，1980 年）從干支紀年之採用推斷是東漢章帝元和二年以後的作品，否定〔日〕丹波元胤《醫籍考》（學苑出版社，2007 年）有關七篇大論起於隋以後的觀點。錢超塵《內經語言研究》（人民衛生出版社，1990 年）根據七篇大論中"明"字與耕部相押等現象，也認為這些大論是東漢之作。李學勤〈《素問》七篇大論的文獻學研究〉（《燕京學報》新 2 期，北京大學出版社，1996 年，第 295—302 頁）亦持此觀點。

3 （宋）李昉等：《太平御覽》卷七四二〈疾病部〉，中華書局，1960 年，第 3294—3295 頁。

金、水）、六氣（厥陰風木、少陰君火、太陰濕土、少陽相火、陽明燥金、太陽寒水）主運、司天來預測疫病。所以傷寒、時氣觀念[1]都是基於這樣的理論基礎。

值得注意的是此時"六淫"邪氣被認為是直接排擊人體，罕見有關邪氣感染人體之後病者再傳染他人的描述，可見此時傳染病仍然被認為是置身邪氣之中的結果，而非人際傳染的結果。

耐人尋味的是，隋代本來已經產生"注病"觀念，這是一個進步。病情久延，反覆發作，或注易旁人者，均被巢元方《諸病源候論》稱為注病（疰病）："凡注之言住也，謂邪氣居住人身內，故名為注。此由陰陽失守，經絡空虛，風寒暑濕飲食勞倦之所致也。其傷寒不時發汗，或發汗不得真汗，三陽傳於諸陰，入於五臟，不時除瘥，留滯宿食；或冷熱不調，邪氣流注；或乍感生死之氣；或卒犯鬼物之精：皆能成此病。其變狀多端，乃至三十六種，九十九種，而方不皆顯其名也。"[2]其中的生注、死注、食注、殃注等具有較為典型的傳染病特徵：

表 7-1　《諸病源候論》卷二四生注、死注、食注、殃注一覽表

注名	候	傳染途徑	備　注
生注[3]	人有陰陽不調和，血氣虛弱，與患注人同共居處，或看侍扶接，而注氣流移，染易得注，與病者相似，故名生注。	生者——生者	
死注[4]	人有病注死者，人至其家，染病與死者相似，遂至於死，復易傍人，故謂之死注。	死者——生者	

1　《大唐六典》、《天聖令》復原唐《醫疾令》中"時氣"與"傷寒"並列，所謂"時氣"極可能就是"時行"，而《小品方》證實人們有將"傷寒"與"時行"等同視之，大概是出於此原因，《唐六典》、《天聖令》復原唐《醫疾令》制定者將傷寒與時氣相提並論，蓋依從當時之觀念。

2　（隋）巢元方等撰，南京中醫學院校釋：《諸病源候論校釋》，人民衛生出版社，1980年，第689頁。

3　同上書，第697—698頁。

4　同上書，第698頁。

注名	候	傳染途徑	備　注
殃注[1]	人有染疫癘之氣致死,其餘殃不息,流注子孫親族,得病證狀與死者相似,故名為殃注	死者——子孫	同時包含遺傳病、家族病。
食注[2]	人有因吉凶坐席飲唆,而有外邪惡毒之氣,隨食飲入五臟,沉滯在內,流注於外,使人支體沉重,心腹絞痛,乍瘥乍發。以其因食得之,故謂之食注。	食物——人	除消化道傳染病之外還應包含食物中毒。

　　注病觀念產生的意義就在於在五運六氣以氣候為主的大框架下,注意到了個體受邪氣侵犯的偶發事例,有了初步的細分、精分思想,"氣"在這裏不是氣候,也不是瀰漫性的、無差別造成傷害的物質,而是一種特定環境、特定條件下導致疾病的因素。表中只排列了四項,實際上其餘很多項注病也可以肯定包含有傳染病,具備特定區域大規模流行的特徵。席文(Nathan Sivin)認為將其稱為流行病更為準確,所以他將注病翻譯為"流行性惡魔附身"(epidemic possession)。[3]注病雖然不能說完全是以傳染病為論述對象的,但是其中所蘊含的重視概念、以觀察為基礎,精分、細分的做法頗有邏輯思維的色彩,強調了傳染病的接觸前提,是一個顯著的進步。

　　但在宋代,以《聖濟總錄》為代表的官方醫著用五運六氣學說把 60 年

1　(隋)巢元方等撰,南京中醫學院校釋:《諸病源候論校釋》,人民衛生出版社,1980 年,第706 頁。

2　同上書,第 706—707 頁。

3　〔美〕Nathan Sivin, "Note on the Identiication of Medical Disorders Mentioned in *Tan ching yao chueh*, 1987: 297。有關注病問題還可參看姜伯勤:〈道釋相激:道教在敦煌〉,載氏著《敦煌藝術宗教與禮樂文明》,中國社會科學出版社,1996 年,第 276—280 頁。萬方:〈古代注(疰)病及禳解治療考述〉,《敦煌研究》1992 年第 4 期,第 91—98 頁。易守菊、和中浚:〈解注文之"注"與注病——從解注文看古代傳染病〉,《四川文物》2001 年第 3 期,第34—36 頁。〔日〕阪出祥伸:〈冥界の道教の神格——「急急如律令」をめぐって〉,《東洋史研究》第 62 卷第 1 號,2003 年,第 75—96 頁。劉昭瑞:〈冥談考古發現的道教解注文〉,《敦煌研究》1991 年第 4 期,第 51—57 頁。〔日〕鈴木雅隆:〈鎮墓文の系譜と天師道との関係〉,《史滴》第 25 號,2003 年,早稻田大學東洋史懇話會,第 2—20 頁。陳昊:〈漢唐間墓葬文書中的注(疰)病書寫〉,載榮新江主編《唐研究》第 12 卷,北京大學出版社,2006 年,第 267—304 頁。

中的疾病都推算排列出來，卻又不能不說是個機械的退步。該書前兩卷為
《運氣》，以"甲子歲圖"開篇，以"癸亥歲圖"收尾，第三卷才是《敘例》，
這種奇特的卷目排列方式是想以開宗明義的方式將未來疾病以預言的方式
"預定"下來，然後才是具體的診療。此書是宋徽宗敕撰，而宋徽宗本人強
烈的道教思維可能是導致五運六氣再度走向機械化的主要原因之一。可以
說注病的"類邏輯思維"的傳承只能稱為"不絕如縷"。

除了官方醫學之外，民間醫學也大抵如是。或有以"三因說"為中國
古代疾病發生學之集大成者，但實際恐非是。這一理論的系統論述較為晚
出，雖然東漢張仲景《金匱要略·臟腑經絡先後病脈證第一》早已提出"千
般疢難，不越三條：一者，經絡受邪，入臟腑，為內所因也；二者，四肢
九竅，血脈相傳，壅塞不通，為外皮膚所中也；三者，房室、金刃、蟲獸
所傷。以此詳之，病由都盡。"[1]但是公認將這一理論系統化的學說來於南宋
陳無擇《三因極一病證方論》，他以天人感應和表裏虛實為基礎，將病源歸
納為內因、外因、不內外因三大類。其中所謂外因，亦即"六淫"，這沒有
擺脫氣論。而所謂內因，陳氏指出乃七情所傷，七情者，指的是喜、怒、
憂、思、悲、恐、驚七種情志變化，而這其中情志對人體的傷害所藉助的
仍然是"氣"這個平台，《黃帝內經·素問》："帝曰：善。余知百病生於氣
也，怒則氣上，喜則氣緩，悲則氣消，恐則氣下，寒則氣收，炅則氣洩，
驚則氣亂，勞則氣耗，思則氣結。"[2]也就是說不論內外因，均以氣為平台。
而所謂"不內外因"則為有悖常理導致身心所傷者，包括疲極筋力、盡神
度量、飲食飢飽、叫呼走氣、房室勞逸、金瘡折、虎野狼毒蟲、鬼疰客
忤、畏壓溺等，這些則與傳染病關聯較小。三因說並未突破"氣"的範疇。

而且這種氣是瀰漫天地間，無孔不入的，茲以柳公綽《太醫箴》為例：

> 天布寒暑，不私於人。……寒暑滿天地之間，浹肌膚於外；好愛

---

1 （漢）張仲景著，劉渡舟、蘇寶剛等編著：《金匱要略詮解·臟腑經絡先後病脈證第一》，天
　津科學技術出版社，1984年，第2頁。
2 《黃帝內經素問》卷三九，《四部叢刊》影明翻宋本。

溢耳目之前，誘心知於內。清潔為堤，奔射猶敗，氣行無間，隙不在大。……人乘氣生，嗜欲以萌，氣離有患，氣凝則成。巧必喪真，智必誘情，去彼煩慮，在此誠明。醫之上者，理於未然，串居虛後，防處事先。心靜樂行，體和道全，然後能德施萬物，以享億年。[1]

柳公綽的本意並不是闡釋醫理，而是以此勸誡皇帝不要癡迷於享樂，要以德為治國之先，這裏流露出對“氣”的看法：1.“氣”瀰漫天地之間；2.“清潔”是抵禦疾病的堤壩；3.“氣行無間，隙不在大”；4.個人的修行可以抵禦疾病。即氣是無孔不入的。

也正因為如此，所以瘟疫來臨時，患病與否幾乎就成了個人體質與命運的事情。例如《晉書》卷八八《孝友·庾袞傳》：“咸寧中，大疫，二兄俱亡，次兄毗復殆，癘氣方熾，父母諸弟皆出次於外，袞獨留不去。諸父兄強之，乃曰：‘袞性不畏病。’遂親自扶持，晝夜不眠，其間復撫柩哀臨不輟。”[2]再例如《隋書》卷七三〈辛公義傳〉：“以功除岷州刺史。土俗畏病，若一人有疾，即合家避之，父子夫妻不相看養，孝義道絕，由是病者多死。公義患之，欲變其俗。因分遣官人巡檢部內，凡有疾病，皆以床輿來，安置廳事。……於是悉差，方召其親戚而諭之曰：‘死生由命，不關相著。前汝棄之，所以死耳。今我聚病者，坐臥其間，若言相染，那得不死，病兒復差！汝等勿復信之。’”[3]這裏個人秉性和體質都是抵禦瘟疫的工具，是“個人事務”，並未否定六淫之氣的瀰漫性。

三、氣論對傳染病因的掩蓋

氣論還有一個好處，就是可以實現與人體內部氣血榮衛的無縫銜接，“氣”與“氣”既然可以融匯，由此也就免除了具體傳染機理的分析，所以我們看到古人有關染病的論述中往往一句“氣相染”就萬事大吉。這一狀

1　（後晉）劉昫等：《舊唐書》卷一六五〈柳公綽傳〉，中華書局，1975 年，第 4301 頁。

2　（唐）房玄齡等：《晉書》，中華書局，1974 年，第 2280 頁。

3　（唐）魏徵、令狐德棻：《隋書》，中華書局，1973 年，第 1682 頁。

況直到明代吳有性推出《溫疫論》才得到扭轉。他突破了傷寒學說和五運六氣學說的束縛，否定了氣的"氣候"屬性，指出了"雜（戾）氣為病"以及其複雜性：

> 病疫之由，昔以為非其時有其氣，……得非時之氣，長幼之病相似以為疫。余論則不然，夫寒熱溫涼，乃四時之常，因風雨陰晴，稍為損益……未必多疫也。[1]

> 劉河間作《原病式》，蓋祖五運六氣，百病皆原於風、寒、暑、濕、燥、火，謂無出此六氣為病，實不知雜氣為病，更多於六氣為病者百倍。不知六氣有限，現在可測；雜氣無窮，茫然不可測也。專務六氣，不言雜氣，焉能包括天下之病歟？[2]

> 至又雜氣為病，一氣自成一病，每病各又因人而變，統而言之，其變不可勝言矣。[3]

他否定了五運六氣的氣候之屬，而提出"雜氣"概念："所謂雜氣者，雖曰天地之氣，實由方土之氣也。蓋其氣從地而起，有是氣則有是病。譬如所言天地生萬物，然亦由方土之產也。但植物藉雨露而滋生，動物藉飲食而頤養，必先有是氣，然後有是物，推而廣之，有無限之氣，因有無限之物也。"[4]

五運六氣之說起自秦漢時期，是站在中原地帶環視四周的產物，原本就不能完全適應中國廣袤疆域，尤其是在南方得到充分開發且文化日益發達之後，這種學說勢必要得到修正。吳有性的修正就是諸多修正中最重要的一項，他不再籠統說"氣"，而是將致病原因進行界定和細分，強調一時一地之不同，使得治療更有針對性。而且吳有性還注意到了瘟疫傳染的渠道，即口鼻傳入，到達膜原，他說：

1　（明）吳有性：《溫疫論》卷上〈原病〉，人民衛生出版社，2007年，第1頁。
2　同上書，卷下〈雜氣論〉，第51頁。
3　同上書，卷下〈知一〉，第73頁。
4　同上書，卷下〈論氣所傷不同〉，第52頁。

此氣之來，無論老少強弱，觸之者即病，邪自口鼻而入。[1]

這又是一個重大的發現。以往的"氣論"只有泛泛的論述，即所謂六淫邪氣入內，《傷寒論》說："中而即病者，名曰傷寒。不即病者，寒毒藏於肌膚，至春變為溫病，至夏變為暑病。"[2] 這段描述對感染機理的描述是模糊的，是指傷寒之氣可以潛伏在肌膚中？還是指寒毒通過肌膚感染？可以說傷寒學說對傳染病感染渠道從沒有清晰的論述。實際上醫家在這個問題上從來都是模糊處理，氣的那種瀰漫性和無孔不入的特性可以讓人們想當然地接受這個學說。吳有性口鼻膜原論毫無疑問是一種新的突破。《溫疫論》是在明末大鼠疫背景下寫成的，吳有性所注意到的呼吸道傳染，早於1910 年伍連德關於東北肺鼠疫通過呼吸道直接實現人—人傳染的發現。這一發現，使得鼠疫的防備有了具體的理論前提，《四庫全書總目》卷一〇四評價說："推究病源，參稽醫案，著為此書，瘟疫一證，始有繩墨之可守，亦可謂有功於世矣。"[3] 此言是也。吳有性的成功是建立在對先賢的質疑基礎上的，雖然仍在沿用"氣"這個詞，但是已經有了邏輯思維的初步意識，可以說"氣"的內涵已經有所改變。這一發現被視為醫學理論的巨大突破，促進了溫病學派的崛起。他受到的廣泛讚譽也表明，中國傳統醫學基壤中有對邏輯思維的內在需求。而吳有性之所以發明膜原說，恐怕也反映出他內心的焦慮——他不能完全無視舊說，膜原說可以解釋為何戾氣通過口鼻進入人體之後，為害甚於六淫，六淫只是伏於肌膚淺層，故不及戾氣為害之大。這又反映出吳有性在顛覆舊說的時候不得不顧及持舊論人們的懷疑，中國的思想史歷來缺乏顛覆性的質變，這種進兩步退一步的思想歷程在中國歷史上是屢見不鮮的。

通過對思維模式的把握來理解古人的瘟疫觀，毫無疑問是研究古代疫

1　（明）吳有性：《溫疫論》卷上〈原病〉，人民衛生出版社，2007年，第1頁。

2　（漢）張仲景撰，劉渡舟等校註：《傷寒論校註》卷二〈傷寒例〉，人民衛生出版社，1991年，第31頁。

3　（清）永瑢等：《四庫全書總目》卷一〇四《子部·醫家類二》，中華書局，1965年，第877頁。

從疾病到人心——中古醫療社會史再探

206

病史的一把鑰匙，在中國古人的疫病觀中，氣始終是一條主綫，它最大的特點就是瀰漫性。瀰漫性可以用來闡釋瘟疫兩大要素：第一，存在的廣泛性；第二，流動及傳染性。形象語言對概念的模糊導致這種思想有了存在的基壤，歷代對 "氣" 的內涵都有自己的解釋，其概念在漫長的歷史中不斷被闡釋，被置換，被各種思想反覆拉扯；但即便是在邏輯思維取得進步之時，新事物仍被置於 "氣" 的框架下。這裏舉一個有趣的例子——美洲被發現之後，梅毒傳向舊大陸，[1]明代後期該病自嶺南傳入中國。面對著這樣一個全新的疾病，如果是今天的話，會從流行病學調查、概念確定入手，但古代醫者則幾乎不假思索地將其納入 "氣" 的範疇內，例如李時珍《本草綱目》卷一八 "土茯苓" 條：

> 楊梅瘡古方不載，亦無病者。近時起於嶺表，傳及四方。蓋嶺表風土卑炎，嵐瘴熏蒸，飲啖辛熱，男女淫猥。濕熱之邪積畜既深，發為毒瘡，遂致互相傳染，自南而北，遍及海宇，然皆淫邪之人病之。[2]

楊梅瘡即梅毒在中國的早期稱呼之一，另還有 "黴瘡"、"廣瘡"、"時瘡" 等稱呼。面對這樣一種新型疾病，李時珍卻並無隔閡感，而是直接將其納入六淫框架內，而且看起來天衣無縫。唯有一點較難解釋，即該病通過性渠道傳播，要知道雖然廣義的性病在中國古已有之，但像梅毒這樣的烈性傳染病還是極其罕見的，所以必須找到它與其他傳染病不同的原因，李時珍敏銳地捕捉到了該病的傳播渠道，將其納入道德評判的範疇內，指出淫邪之男女是高危人群。這則是中國古代有關傳染病的另一觀念的體現，即道德在傳染機制中的作用問題，這一點後文會涉及。

這個例證反映出傳統醫學早已有固定之六淫理論框架，遇到新型疾病便可將其納入其中，即這是濕（氣）熱（氣）之邪導致。所以說所謂 "李

1　有關梅毒是由美洲傳向舊大陸的，還是舊大陸古已有之的疾病，學界目前還有不同的看法，詳見本書第八章第三節 "梅毒如何進入中國"。但就本節主題而言，梅毒是由西方傳入，並且是在廣東沿海登陸的，這一點學界並無大的分歧。

2　（明）李時珍：《本草綱目》卷一八〈土茯苓〉，人民衛生出版社，1979 年，第 1296 頁。

約瑟難題"本身是一個偽命題，因為中國式的思維注定不會對新事物先進行細緻的觀察分類，再進行概念的建構和分析。而"科學"的特徵之一就是將各種知識通過細化分類形成逐漸完整的知識體系，或者如《辭海》1999年版所說："（科學是）運用範疇、定理、定律等思維形式反映現實世界各種現象的本質和規律的知識體系。"[1] 在面對梅毒這個新型疾病的時候，中國傳統醫學的思維模式可謂袒露無遺。"氣"觀念的包容性和普適性由此可見一斑。

也正因為氣觀念的強大張力，新舊思想不能截然分離，對於社會思想沒有形成全面的影響和衝擊，所以我們可以看到巢元方、吳有性以後，"氣"的各種闡釋依舊被人各取所需。甚至於與自然現象不相干的"王化"也可以被看作是氣的一種，這是一種至高的德化，而且因為其高其大，因此可以用來抵禦致病之氣。

四、氣、水、火——瀰漫性的對抗

值得注意的是——針對"氣"這種瀰漫性的病源，人們把對抗的希望也寄託在瀰漫性物質上面，可謂"兵來將擋，水來土掩"。醫者尚能針對不同的疫病辨證施治，但"文本歷史"的背後有著更"寬廣"的真實，在對抗疾病的力量中，醫從來只是其中的一部分罷了，有時甚至不是主要力量。[2] 民眾有自己的應對思維，而這裏面，氣、火、水等具備瀰漫特徵的物質受到極大關注，反映了以瀰漫性物質針對瀰漫性病源的比類思維。

《雲笈七籤》卷三三引《攝養枕中方》："故行氣可以治百病，可以去瘟疫，可以禁蛇獸，可以止瘡血，可以居水中，可以辟飢渴，可以延年命。其大要者，胎息而已。胎息者，不復以口鼻噓吸，如在胞胎之中，則道成

1　舒新城主編：《辭海》（縮印本），上海辭書出版社，1999 年，第 1154 頁。
2　參看于賡哲：〈漢宋之間醫患關係衍論——兼論羅伊・波特等人的醫患關係價值觀〉，《清華大學學報（哲學社會科學版）》2014 年第 1 期，第 100—117 頁。

矣。"[1]這裏行氣被視為是去瘟疫的手段。所以治未病也好，袪疾也好，防備瘟疫也好，均以培養正氣為目標，甚至於衛生工作也可以"申通和氣"為形為出發點。《唐大詔令集》和《全唐文》中保留有唐玄宗、代宗、文宗，後唐閔帝時期多道有關清查冤獄的敕文，時間多為夏季，目的是避免鬱蒸之氣導致囚徒死亡，[2]但在官方表述中則表達為"申通和氣"，避免更大災異。《冊府元龜》記載後唐明宗長興元年二月乙卯制："欲通和氣，必在申冤。"[3]《舊唐書》卷七二〈虞世南傳〉："又山東足雨，雖則其常，然陰淫過久，恐有冤獄，宜省繫囚，庶幾或當天意。"[4]冤獄會導致天地災異，故錄囚成為重要工作，這其中雖然包含著對於夏季人口密集、環境污穢導致疫病爆發的認知，但總的來說仍屬從"氣"的概念出發的行為。

相關史料可謂汗牛充棟，茲不贅言。這裏專門提一下以往學界論述較少的另外幾件具有瀰漫性特徵的防治瘟疫的手段：水、火、德行。

三國以降曾有對聖水的崇拜，而這些崇拜往往發生在瘟疫爆發時期，茲列若干條如下：

《北史》卷二七〈李先傳〉："靈太后臨朝，屬有沙門惠憐以咒水飲人，云能愈疾，百姓奔湊，日以千數。"[5]

《高僧傳》卷一〇〈晉洛陽大市寺安慧則〉："晉永嘉中，天下疫病，則晝夜祈誠，願天神降藥以愈萬民。一日出寺門，見兩石形如甕，則疑是異物，取看之，果有神水在內。病者飲服，莫不皆愈。"[6]

《雲笈七籤》卷二八〈二十八治部〉："治在遂寧郡小漢縣界，上有泉水，

1 （宋）張君房著，李永晟點校：《雲笈七籤》，中華書局，2003年，第744頁。

2 參看杜文玉：〈論唐宋監獄中的醫療系統——兼論病囚院的設置〉，《江漢論壇》2007年第5期，第90—97頁。

3 （宋）王欽若等編纂，周勳初等校訂：《冊府元龜》卷九三〈帝王部〉，鳳凰出版社，2006年，第1024頁。

4 （後晉）劉昫等：《舊唐書》卷七二〈虞世南傳〉，中華書局，1975年，第2567頁。

5 （唐）李延壽：《北史》，中華書局，1974年，第979頁。

6 （南朝梁）慧皎撰，湯用彤校註，湯一玄整理：《高僧傳》，中華書局，1992年，第372頁。

治萬民病，飲之無不差愈，傳世為祝水。"[1]

葛洪《抱朴子內篇》："後有一人姓李名寬，到吳而蜀語，能祝水治病頗愈，於是遠近翕然。……又洛西有古大墓，穿壞多水，墓中多石灰，石灰汁主治瘡，夏月，行人有病瘡者煩熱，見此墓中水清好，因自洗浴，瘡偶便愈。於是諸病者聞之，悉往自洗，轉有飲之以治腹內疾者。近墓居人，便於墓所立廟舍而賣此水。而往買者又常祭廟中，酒肉不絕。而來買者轉多，此水盡，於是賣水者常夜竊他水以益之。其遠道人不能往者，皆因行便或持器遺信買之。於是賣水者大富。人或言無神，官申禁止，遂填塞之，乃絕。"[2]

按以水治病，古已有之（這裏指的不是以水入藥或熬藥，而是指以水的特性為主進行治療，其中很多含有"超自然力"），甚至在醫學理念的塑造方面也曾大量借鑒水的形象和特質。楊泉《物理論》："夫水，地之本也。吐元氣，發日月，經星辰，皆由水而興。……星者，元氣之英……氣發而升……名之曰天河。……游濁為土，土氣合和，而庶類自生。"[3]這種思想是將水與生命之起源掛鈎。加納喜光認為，早期經絡概念就是在觀察水道基礎上誕生的，與其說中國早期醫學經絡觀念的產生是基於針感反應點（穴位）—連接綫—脈絡這樣的"原子論式"的思想，不如說是用水來推擬人體的結果。他指出："作為生理構想設想了流體通行的經絡，這樣才演繹成經絡概念的。"[4]羅根澤以前曾指出《管子·水地篇》是漢初醫家的著作，加納喜光更是強調其重要性。他根據內中"男女精氣合，而水流行"認為《管子》中的水相當於內經醫學中的"氣"，同時認為水、氣二說在秦漢是並行的。他認為"經"是縱貫流通到海之川，而"落渠"是橫著與經水聯絡的

1 （宋）張君房編，李永晟點校：《雲笈七籤》，中華書局，2003年，第640頁。

2 （晉）葛洪著，王明校釋：《抱朴子內篇校釋》，中華書局，1985年，第174頁、第176頁。

3 （晉）楊泉撰，（清）孫星衍輯，翟江月點校：《物理論》，載王承略、聶濟冬主編《子海精華編》，山東人民出版社，2018年，第92—97頁。

4 〔日〕小野澤精一、福永光司、山井湧編，李慶譯：《氣的思想——中國自然觀與人的觀念的發展》，上海人民出版社，2007年，第278頁。

溝渠，他認為"落"等於"絡"："由此看來，人體中的經脈和絡脈從水利工程的思想中產生出來的可能性是不能否認的。"[1]他還列舉了漢代王充《論衡》裏"水之在溝，氣之在軀，其實一也"和"夫血脈之藏於身也，猶江河之流地"等語，指出："把血作為說明生理、病理的概念，雖完全是由於經驗性的動機，但'氣'的導入可以認為，《管子》、《呂氏春秋》、《淮南子》等的思想起了很大的中介作用。"[2]所以自先秦以來中國並不缺乏以水治病的傳統。然以水為"聖"，對特定地點或者特定方式獲取的水進行神化，概取其禳災去疫之神效，又反映出人們對於瀰漫性物質（氣）所導致的疾病的焦急，有兵來將擋、水來土掩之用意，即以水的瀰漫性對抗氣的瀰漫性。

為此甚至引發過群體性事件，唐李德裕《會昌一品集・亳州聖水狀》有過詳細記載，當時亳州出現所謂"聖水"，可以癒疾，整個江南都陷入癲狂，每三十家僱一人遠道取水，每日渡江者不下三五十人，李德裕評價說："昔吳時有聖水，宋齊有聖火，事皆妖妄，古人所非，乞下本道觀察使令狐楚，速令填塞，以絕妖源。"[3]《白氏長慶集》卷六七有白居易判文〈得有聖水出，飲者日千數〉："從古未聞聖水，無聽虛誕之說，請塞訛偽之源。"[4]白與李是同時代的人，是否受到了亳州事件的影響不可備知，但他們對聖水均持否定態度。白指出聖水之事是近世產物，古代沒有，李則提及三國已有此物，所以不能排除聖水崇拜受到了漢末以來佛教的影響。

李還提及南朝有聖火，亦與疫相關，此事見於《南史》卷四〈齊本紀〉："有沙門從北賫此火而至，色赤於常火而微，云以療疾。貴賤爭取之，多得其驗。二十餘日，都下大盛，咸云'聖火'。詔禁之不止。"[5]《太平御覽》

1　〔日〕小野澤精一、福永光司、山井湧編，李慶譯：《氣的思想——中國自然觀與人的觀念的發展》，上海人民出版社，2007年，第279頁。

2　同上書，第280頁。

3　（唐）李德裕：《會昌一品集》，《景印文淵閣四庫全書・集部・別集類》，商務印書館，1983年，第1079冊第273頁。

4　（唐）白居易著，朱金城箋校：《白居易集箋校》卷六七〈判凡五十道〉，上海古籍出版社，1988年，第3635頁。

5　（唐）李延壽：《南史》卷四〈齊紀上〉，中華書局，1975年，第125頁。

卷四二引戴延之《西征記》："邙山西匡東垣，亘阜相屬，其下有張母祠，即永嘉中，此母有神術，能愈病，故元帝渡江時，延聖火於丹陽，即此母也。今祠存焉。"[1]《建康實錄》卷五："初隨帝過江有王離妻者，洛陽人，將洛陽舊火南渡，自言受道於祖母王氏，傳此火，並有遺書二十七卷，臨終使行此火，勿令斷絕。火色甚赤，異於餘火，有靈驗，四方病者將此火煮藥及灸，諸病皆愈。轉相妖惑，官司禁不能止。"[2]六朝時南方曾有祆教流行[3]，這種聖火崇拜可能與祆教有關。

水、火之所以會成為民眾迷信的對象，除了宗教影響之外，恐怕與以瀰漫性物質應對瀰漫性邪氣的比類思維有關，水的流動與火的光照都可以應對邪氣，尤其在患者日益增多的情況下，瀰漫性物質可以滿足"面對面"大規模治療的需求，變成了想像中對付瘟疫的"終極手段"，試看以下二例：

《高僧傳》卷一〇〈晉洛陽耆至山呵羅竭傳〉："晉武帝太康九年（公元二八八年）暫至洛陽，時疫疾甚流，死者相繼，竭為咒治，十差八九。"後面又開闢泉源，"來飲者皆止飢渴，除疾病"。[4]

《歷世真仙體道通鑑》卷三〈負局先生〉："負局先生不知何許人，語似燕代間人。……後大疫，家至戶到與藥，活者萬計，不取一錢，吳人乃知其真人也。後上吳山絕崖頭，懸藥下與人，將欲去時語下人曰：吾還蓬萊，為汝曹下神水。崖頭一旦有水，白色，流從石間來下，服之多愈疾。立祠十餘處。"[5]

兩個傳說都有共同點：瘟疫流行之初，高人以藥物或者咒禁治療患

1　（宋）李昉等：《太平御覽》卷四二《地部七·河南宋鄭齊魯諸山·邙山》，中華書局，1960年，第199頁。

2　（唐）許嵩著，張忱石點校：《建康實錄》，中華書局，1986年，第134頁。

3　王素：〈魏晉南朝火祆教鈎沉〉，《中華文史論叢》1985年第2輯，上海古籍出版社，第225—233頁。

4　（南朝梁）慧皎撰，湯用彤校註，湯一玄整理：《高僧傳》，中華書局，1992年，第370頁。

5　《正統道藏·洞真部·記傳類·歷代真仙體道通鑑》卷三〈負局先生〉，新文豐出版社，1977年，第八冊，第0342頁。

者，可謂"點對點"的治療，當患者日益增多之時，則開闢水源，以神異之水實行"面對面"的治療。當"氣"仍被視為是天氣、氣候之屬的時候，人力自然無法複製並加以利用，那麼就有了對水、火等等而下之的瀰漫性物質的迷信傳說，這些物質最能滿足瘟疫時期人們對醫療效率的需求。

"德行"也被視為一種具備瀰漫性的抵禦疫病的手段，一國之君、一郡之長、一家之主，德行可以庇佑全境域，反之則會導致瘟疫蔓延。《左傳》："上下和睦，周旋不逆，求無不具，各知其極。故詩曰'立我烝民，莫匪爾極'，是以神降之福，時無災害。"[1]獨孤及〈唐故洪州刺史張公遺愛碑〉："人相食，厲鬼出行，札喪毒痛，淮河之境，胳胔成嶽，而我倉如陵，我民孔阜，犬牙之境，疵癘不作，災不勝德也。"[2]意即境無瘟疫全靠長官功德。皮日休〈祝瘧癘文〉將瘧疾的發作與人的德行聯繫起來，認為"癘之能禍人，是必有知也"，既然如此，那就應該降臨在不忠、不孝、諂媚之徒身上。[3]宋洪邁《夷堅志》丁卷"管樞密"條云疫鬼不犯之家是"或三世積德，或門戶將興"[4]。

唯象思維對整體性的強調導致氣傳染的具體渠道、機理被忽視或被賦以形而上學的解釋，它並不注重區分對象的層次，特別注重整體層面的表象，同時十分關注這些表象與環境的互動關係，從而凝結成總體性的認識。這也就是"氣"等瀰漫性物質在瘟疫觀中左右通吃的原因。氣的觀念的誕生是中國式思維的產物，而它的內核出現變化是醫學的需要，也是邏輯思維發展的產物。但是這種變化是緩慢的，這也就是在西學東漸之時，傳染病這個領域內西學迅速佔據主動地位的原因之一。

第七章　瀰漫天地間——氣與中國古代瘟疫的「致」與「治」

1　（清）阮元校刻：《十三經注疏·春秋左傳正義》卷二八"成公十六年"，中華書局，2009年，第4162頁。

2　（清）董誥等編：《全唐文》卷三九〇，中華書局，1983年，第3966頁。

3　（唐）皮日休著，蕭滌非、鄭慶篤整理：《皮子文藪》，上海古籍出版社，1981年，第45—46頁。

4　（宋）洪邁著，何卓點校：《夷堅志》，中華書局，2006年，第546頁。

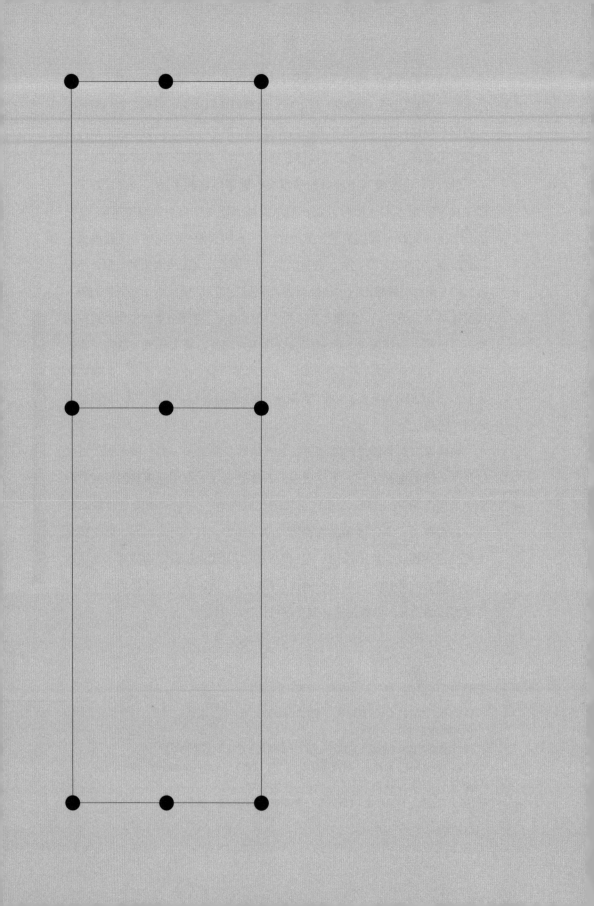

第八章 性病與中國的青樓文化

——認知限制的歷史

古來對性病的認識可謂"認知史"的演變。青樓之形象一直與文人雅興、詩詞彈唱密切相關，能影響其地位、形象的唯有歷代政府對於官員嫖娼之不同政策以及社會輿論的道德批判。而性病之影響在明代以前似乎並不顯著，例如張邦煒討論宋代妓女問題時候說："性醫學的發展在很大程度上取決於性疾病的發病率。綜觀人類文明史，性醫學的大發展都出現在性疾病的大流行之後。兩宋時期無性疾病流行的跡象，性醫學無大發展，自在情理之中。"[1] 不僅兩宋，置之更長時段中觀察，亦未見廣泛的性病恐慌。是什麼原因造成性病在青樓文化敘事過程中的缺位？是真的沒有性病的困擾，還是什麼因素在干擾古人對於性病的"病"與"因"的歸納？外來的疾病又是如何影響國人對於青樓的印象？這是本章要闡述的問題。

一、性病從未缺席

性病從未缺席，缺席的是對它的認知。中國古代史問題的建構，往往要從近現代來尋找根源。正是 16 世紀以來進入中國的梅毒逐漸改變了青樓文化的形象，而國人的認知從最初的"氣論"、淫邪與娼家責任的討論，到最後逐漸形成共識，在清末民國時期這種共識轉化為民族主義的焦慮，

[1] 張邦煒：〈兩宋時期的性問題〉，載鄧小南主編《唐宋女性與社會》，上海辭書出版社，2003年，第451頁。

從疾病到人心——中古醫療社會史再探

進而帶來對青樓前所未有的否定浪潮。在這個過程中，產生了道德潔癖想像，塑造出"賣藝不賣身"的清倌人、歌女形象，而這一切的根源，不能不承認起碼原因中的一部分與性病認識的發展密切相關。

清末民國以來學者認為性病主要有淋病、梅毒、軟性下疳，陳邦賢："現世界以顯微鏡研究花柳病之病原菌有三，故分花柳病為三種，一梅毒，二軟性下疳，三淋病。"[1] 余雲岫〈花柳病之識別〉："花柳病分為三種……三種為何？曰梅毒，曰淋病，曰軟性下疳也。"[2] 俞鳳（風）賓 1921 年所寫《花柳病之陷溺個人與危害群說》則認為有"梅毒"和"淋病"兩種："花柳病中，常見者有二種，一曰淋病，一曰梅毒。"[3]

古代醫者的疾病分類與今迥異，而且對於性病的認識也不僅僅是醫者的事情。在經驗主義至上的年代裏，對疾病的認識必然受到各種醫學外社會因素的影響，再加上性病不同於其他疾病，此病常為人所諱言，故更缺乏統計及普遍認識之根基，各種混亂認識的產生也就不足為奇了。

這不是中國獨有的現象，在歐洲長時間以來也有性病分類的混亂認知：

> 此後（按：16 世紀以後）有兩世紀之久，流行的便是這種"同一論"，把梅毒、下疳、淋病看作同一疾病的不同的形式。……直到十九世紀的三十年代，法國研究家黎科爾（Philippe Ricord）才把一向盛行的"花柳病"同一論打倒。他相信，一世紀之久的醫學界也都相信，淋病、軟性下疳、硬性下疳（初起的梅毒病象），是由三種不同的毒質引起的。不過，在細菌學確立以前，這問題並未結束。在一八七九年，奈塞爾（Neisser）發現造成淋病的淋病菌（gonococcus）；在一八八九年，杜克里（Ducrey）發現生出軟性下疳的有機體

1　陳邦賢：《花柳病救護法》上編〈總論〉第一章〈花柳病之緒論〉，上海醫學書局，1917 年，第 3 頁。

2　余岩原著，祖述憲編註：《余雲岫中醫研究與批判》，安徽大學出版社，2006 年，第 381 頁。

3　俞鳳（風）賓：《花柳病之陷溺個人與危害群說》，上海進德會，1921 年，轉引自池子華、崔龍健編《中國紅十字運動史料選編》第 1 輯，合肥工業大學出版社，2014 年，第 386 頁。

第八章　性病與中國的青樓文化——認知限制的歷史

（Streptobacillusulcerismollis）；最後，在一九〇五年，勺丁（Schaudinn）與霍普曼（E.Hoffman）共同發現梅毒的真正原因（Spirochaeta Pallida）。[1]

中國歷史上對於性病的認識，尤其是感染渠道的認識也存在著一個逐步發展的過程，而伴隨著這個過程的則是青樓形象的逐漸蛻變。

二、未被認識為性病的淋病與軟性下疳

在梅毒進入中國之前，中國的性病主要就是淋病。在三種性病之中，淋病是古已有之且已經被諸醫家詳細記載並分析者。然淋病之認識並未影響到青樓文化，因為淋病之感染渠道未能與青樓和房事清晰掛鈎，故未能引起足夠之警覺。

淋病自何時而起已不可考。《左傳·昭公元年》有"是謂'近女室，疾如蠱'"[2]，而《黃帝內經·素問·玉機真藏論篇》有云："少腹冤熱而痛，出白，一名曰蠱。"[3]余雲岫就此認為這是中國最早的淋病記載："膀胱炎不皆近女，而近女所生之病，往往與膀胱炎之候相似，故曰如蠱，竊以為即今之花柳病淋病。"[4]彭衛則認為截止到漢代尚無淋病，當然也沒有梅毒。[5]隋代《諸病源候論》對於淋病症狀的記載和分析則比《內經》更為詳細，提出了七淋和白濁的概念，該書卷一四〈諸淋候〉：

> 諸淋者，由腎虛而膀胱熱故也。膀胱與腎為表裏，俱主水。水入小腸，下於胞，行於陰為溲便也。腎氣通於陰，陰，津液下流之道也。若飲食不節，喜怒不時，虛實不調，則腑臟不和，致腎虛而膀胱

---

1 〔德〕布式克（Buschke）、雅各生（Jacobsohn）著，董秋斯譯：《性健康知識》，生活·讀書·新知三聯書店，1991 年，第 144—145 頁。

2 （清）阮元校刻：《十三經注疏·春秋左傳正義》，中華書局，2009 年，第 4396 頁。

3 《黃帝內經素問》卷六〈玉機真藏論篇第十九〉，人民衛生出版社，1963 年，第 124 頁。

4 余雲岫：《古代疾病名候疏義》，人民衛生出版社，1953 年，第 326 頁。

5 彭衛：〈腳氣病、性病、天花——漢代疑問疾病的考察〉，《浙江學刊》2015 年第 2 期，第 54—70 頁。

從疾病到人心——中古醫療社會史再探

熱也。膀胱津液之府，熱則津液內溢，而流於睪，水道不通，水不上不下，停積於胞。腎虛則小便數，膀胱熱則水下澀。數而且澀，則淋瀝不宣，故謂之為淋。其狀，小便出少起數，小腹弦急，痛引於齊。[1]

在病因分析上，《諸病源候論》指出所有 "淋" 皆 "由腎虛膀胱熱故也"。"諸淋" 涵蓋七種，分別是血淋、勞淋、膏淋、石淋、氣淋、熱淋、寒淋，七淋及白濁病徵記載如下：

表 8-1　《諸病源候論》中的七淋和白濁

病名	症狀
血淋	是熱淋之甚者，則尿血，謂之血淋。心主血，血之行身，通遍經絡，循環腑臟。其熱甚者則散失其常經，溢滲入胞，而成血淋也。
勞淋	勞淋者，謂勞傷腎氣，而生熱成淋也。腎氣通於陰。其狀，尿留莖內，數起不出，引小腹痛，小便不利，勞倦即發也。
膏淋	膏淋者，淋而有肥，狀似膏，故謂之膏淋，亦曰肉淋，此腎虛不能制於肥液，故與小便俱出也。
石淋	淋而出石也。腎主水，水結則化為石，故腎客沙石。腎虛為熱所乘，熱則成淋。其病之狀，小便則莖裏痛，尿不能卒出，痛引少腹，膀胱裏急，沙石從小便道出。甚者塞痛，令悶絕。
氣淋	腎虛膀胱熱，氣脹所為也。膀胱與腎為表裏，膀胱熱，熱氣流入於胞，熱則生實，令胞內氣脹，則小腹滿，腎虛不能制小便，故成淋。其狀，膀胱小腹皆滿，尿澀，常有餘瀝是也。亦曰氣癃。診其少陰脈數者，男子則氣淋。
熱淋	三焦有熱，氣搏於腎，流入於胞而成淋也。其狀，小便赤澀。亦有宿病淋，今得熱而發者，其熱甚則變尿血。亦有小便後如似小豆羹汁狀者，畜作有時也。
寒淋	其病狀，先寒戰，然後尿是也。由腎氣虛弱，下焦受於冷氣，入胞與正氣交爭，寒氣勝則戰寒而成淋，正氣勝則戰寒解，故得小便也。
白濁	勞傷於腎，腎氣虛冷故也。腎主水而開竅在陰，陰為溲便之道。胞冷腎損，故小便白而濁也。

1　（隋）巢元方著，南京中醫學院校釋：《諸病源候論校釋》卷一四，人民衛生出版社，1980年，第 464 頁。

這些"淋"中,的確某些症狀與現代意義"淋病"較為相似,但又缺乏完全對應者。汪於崗認為:"如淋病而有石淋、膏淋、氣淋、癆淋、赤淋、熱赤淋、寒淋之分,實則此等症狀,或為貢性淋病,或為非淋毒性之他種疾病,今盡入於淋病中。"[1] 余雲岫《古代疾病名候疏義》:"要之,凡小便頻數而澀,淋瀝有痛者,舊醫籍皆名為淋,非如今日專屬之於傳染性花柳病之一種也。"[2] 而所謂"白濁"的症狀描述則更接近於現代意義上的"淋病",如"小便白而濁也"可能就是對淋病大量膿性分泌物的描述,但這裏的描述依舊是較為模糊的。《證治準繩》卷一四〈赤白濁〉:"今患濁者,雖便時莖中如刀割火灼而溺自清,唯竅端時有穢物如瘡膿目眵,淋瀝不斷,初與便溺不相混濫。"[3] 此處對於"白濁"的描述則基本可以確定為現代意義的淋病。

對於淋病的感染機制認知,則長期處於模糊狀態,首先未能與傳染病掛鈎,其次未能與性生活掛鈎。

對於白濁病因,上引《諸病源候論》認為是"勞傷於腎,腎氣虛冷故也"[4]。《證治準繩》卷一四〈赤白濁〉:"蓋由精敗而腐者什九,由濕熱流注與虛者什一。丹溪云:屬濕熱,有痰有虛。赤屬血,由小腸屬火故也。"[5] 這裏對於淋病的認識已經聯繫到了生殖系統,"精敗而腐者",但並未直接與性生活以及傳染性相聯繫。陳邦賢《花柳病救護法》:"巢元方之《病源候論》曾記載此事……且不言其傳染。"[6]

明代孫一奎《赤水玄珠》卷一五:"方古庵曰:淋症其感不一,或因勞房、厚味、醇酒、忿怒所致。夫房勞者,陰虛火動也。忿怒者,氣動生火

1 汪於崗:〈花柳病概論〉,載中國衛生社編《國民衛生須知》,中國衛生社,1935年,第166頁。
2 余雲岫:《古代疾病名候疏義》,人民衛生出版社,1953年,第240頁。
3 王肯堂輯,倪和憲點校:《證治準繩》,人民衛生出版社,1991年,第613頁。
4 (隋)巢元方等撰,南京中醫學院校釋:《諸病源候論校釋》,人民衛生出版社,1980年,第228頁。
5 王肯堂輯,倪和憲點校:《證治準繩》,人民衛生出版社,1991年,第614頁。
6 陳邦賢:《花柳病救護法》下編〈各論〉第二章〈淋病〉,上海醫學書局,1917年,第37頁。

也。醇酒厚味者，釀成濕熱也。積熱既久，熱結下焦，所以小便淋瀝，欲去不去，不去又來，而痛不可忍者。初則熱淋、血淋，久則煎熬水液，稠濁如膏、如沙、如石也。"[1] 這裏雖然與"勞房"相聯繫，但卻把可能的現代意義上的"淋病"與前列腺炎、膀胱炎、尿道炎、膀胱結石相混淆，統歸為"積熱既久，熱結下焦"，所以說此處的"勞房"認知更類似一種臟象分析，並不見得是真的意識到性傳染渠道。不過在另一處，作者有更清晰一些的認識："若小便將行而痛者，氣之滯也；行後而痛者，氣之陷也；若小便頻數而痛，此名淋濁。"[2] 這個淋濁病因又被歸結為"又醉以入房，或臨房忍精，以致小腸膀胱熱鬱不散，而為淋濁者"[3]，《醫案》也說："總由酒後竭力縱慾，淫火交煽，精離故道，不識澄心調氣、攝精歸源之法，以致凝滯經絡，流於溺道，故新血行至，被阻塞而成淋濁也。"[4] 也就是說意識到這個病和性生活有關，卻沒意識到這是傳染病，而以為是患者自己性生活方式不當造成。《傅青主男科·濁淋門》："濁淋二症，俱小便赤也。濁多虛，淋多實，淋痛濁不痛為異耳。濁淋俱屬熱症，惟其不痛，大約屬濕痰下陷及脫精所致；惟其有痛，大約縱淫慾火動，強留敗精而然。不可混治。"[5] 這裏的論述包括現代意義的淋病，而原因則是"強留敗精而然"。綜合以上可以看到，對於淋病的歸類本身存在模糊和前後期的變化，而病因分析雖然已經意識到了與性生活有關，卻並未意識到傳染的存在。

另外，還有一個因素也是古人未能認知淋病與性渠道傳染的關係的可能原因——淋病的男女症狀不一樣，古人極可能並未能意識到兩種不同的症狀是同一種疾病，自然也就沒有會導致感染的認知。男性淋病患者的症狀分為急性和慢性兩種，急性症狀為尿道口灼癢、黏膜紅腫，尿頻、尿痛，尿道口有少量黏性分泌物，3—4 天後則產生大量膿性分泌物（白濁的

1　（明）孫一奎著，周琦校註：《赤水玄珠》，中國醫藥科技出版社，2011 年，第 328 頁。

2　同上書，第 250 頁。

3　同上書，第 15 頁。

4　（明）孫一奎著，楊潔校註：《孫文垣醫案》，中國醫藥科技出版社，2012 年，第 213 頁。

5　（清）傅山著，岳雪蓮、李佔永、李曉林校註：《傅青主男女科》，中國中醫藥出版社，1993年，第 184 頁。

名號應該由此而來）。而慢性淋病一般表現為尿道炎症狀，平時症狀不明顯。而女性患者則有3—5天的潛伏期，然後會出現尿道炎、宮頸炎、前庭大腺炎、直腸炎等，其中以宮頸炎，尿道炎最常見，慢性患者會有下腹墜脹、腰酸背痛、白帶多等症狀，這些症狀與男性症狀不大相似，可能會產生誤導，也就是說即便發生了男女之間的傳染，也極有可能沒有被準確認知為男女同病。在古人對傳染病的認知中，必須症狀相似才能認定為"相染"。"瘟疫"是古代對傳染病（包括流行病）的稱謂，《說文解字》說："疫，民皆疾也。"[1]《字林》："疫，病流行也。"[2] 這裏應該包括"同時"、"症狀類似"兩層含義，正如所謂《素問》遺篇之〈刺法論〉所云："余聞五疫之至，皆相染易，無問大小，病狀相似。"[3] 再例如《諸病源候論》對注病（疰病）的認識也是如此，該書卷二四〈諸注候〉："凡注之言住也，謂邪氣居住人身內，故名為注。"[4] 其中的生注、死注、食注、殃注等具有較為典型的傳染病特徵，這一點在本書第七章已有論述，茲不贅言。

"注"體現了傳染病的特點，可以看出來，《諸病源候論》反覆強調的是症狀與病者或者死者相似，才可以稱為注病，那麼面對男女淋病不一樣的臨床表現，古人意識不到其傳染性也是很有可能的。筆者這樣的推測是有理由的，即便到了近代，對於女性是否會有淋病，社會上仍然存在模糊認識，陳邦賢指出：

> 誤認花柳病為別種病，不獨為普通人所誤認，即吾國號稱醫生者猶比比是也。余為此言非固作苛論，實有據可稽也。何以見之？以淋

1 （漢）許慎：《說文解字》卷七下，天津古籍出版社，1991年，第156頁上欄。
2 （宋）丁度等編：《集韻》去聲七引《字林》，上海古籍出版社，1985年影印本，上冊，第478頁。
3 該篇應該為唐宋之間人偽託之作，參見甄志亞：《中國醫學史》（修訂版），上海科學技術出版社，2001年，第34頁。裘沛然：《中國醫籍大辭典》，上海科學技術出版社，2002年，第4頁。
4 （隋）巢元方等撰，南京中醫學院校釋：《諸病源候論校釋》，人民衛生出版社，1980年，第689頁。

病見之。他種花柳病世人多知其慘，惟淋病人多不注意。淋病非吾人所謂最輕者乎？又非以為其純為男子溺道之病乎？以為婦女無淋病，豈知淋病婦女尤多，蓋婦女生殖器之構造及位置尤宜於淋病菌之生長也。[1]

此書撰於 1917 年，但那時社會上還存在著"純為男子溺道之病"、"婦女無淋病"的錯誤認識，考諸醫籍，的確可以發現古代醫者對於淋病的記述分析主要是針對男性的，前引諸醫籍對病因的解釋也不離"脫精"、"敗精"、"莖中如刀割火灼"之類的"偏男性"描述。在這樣的思想背景下，更加難以認識到淋病與男女性交的關係。馬伯英《中華醫學文化史》指出："淋病在中國歷史已久……但一般多未指明與性交的關係。"[2] 此為的論。

軟性下疳也是古老的性病的一種。但是此病容易和梅毒下疳相混淆，故多人以此斷定梅毒古已有之。余雲岫《花柳病之識別》："以為從花柳界來者，淋即是梅，梅即是疳。其謬甚矣！"[3] "不潔性交後，越一日即陰部生小癤，三日而潰爛流膿者，軟性下疳也。世人往往誤認此為梅毒，而要求醫生施行梅毒治療，耗費而無功，真無謂之舉也。"[4] 前揭布式克、雅各生《性健康知識》也指出了這種"同一論"，即把梅毒、下疳、淋病混同為一種疾病的不同階段症狀。[5]

《備急千金要方》卷二四稱軟下疳為"妒精瘡"："夫妒精瘡者，男子在陰頭節下，婦人在玉門內。並似甘瘡。"[6] 這裏明確指出男女皆有可能患病，男子之瘡在龜頭下，而女子之瘡在陰道內，但是仍然未能發現與性交傳染

1 陳邦賢：《花柳病救護法》上編〈總論〉第一章〈花柳病緒論〉，上海醫學書局，1917 年，第 3 頁。

2 馬伯英：《中國醫學文化史》，上海人民出版社，2010 年，第 628 頁。

3 余岩原著，祖述憲編著：《余雲岫中醫研究與批判》，安徽大學出版社，2006 年，第 381 頁。

4 同上書，第 382 頁。

5 〔德〕布式克（Buschke）、雅各生（Jacobsohn）著，董秋斯譯：《性健康知識》，生活・讀書・新知三聯書店，1991 年，第 144 頁。

6 （唐）孫思邈撰，高文柱、沈澍農校註：《備急千金要方》卷二四，華夏出版社，2008 年，第 442 頁。

的關係。而且從比《千金方》更晚的宋代張杲《醫說》的描述來看，認知並沒有多少進步。《醫說》卷一〇：

> 有富家子唐靖，年十八九未娶，忽於陰頭上生瘡，初只針眼來大小，畏疼不敢洗刮，日久攻入皮肉，連莖爛一二寸許，醫者止用膏藥貼之，愈疼，亦無人識此瘡。有貧道周守真曰：此謂下疳瘡，亦名妒精瘡。緣為後生未娶，精氣益盛，陽道興起，及當洩不洩，不洩強洩，脹斷嫩皮，怕疼痛失洗刮，攻入皮內，日久遂爛，有害卻命者。靖告先生為治之，守真曰：若欲治此疾，須是斷房事數日，先用荊芥、黃皮、馬鞭草、甘草，銼，入葱煎湯洗之，去膿靨，以呵子燒灰，入麝香，乾摻患處，令睡，睡醒服冷水兩三口，勿令陽道興起，脹斷瘡靨，靨堅即效。[1]

這種症狀可能就是軟下疳，但是在病因分析中，道人周守真將其稱為"妒精瘡"，而病因闡述與前面的淋病的闡述基本類似，是因為精氣益盛、當洩不洩造成的，這裏沒有把軟下疳歸為傳染病，更談不到性交渠道的問題，與"精"的掛鈎可能還是一種臟象分析的邏輯。

其實在另外在《金瓶梅》第七十九回中也涉及軟下疳的描述，這一回中西門慶垂危之際臨床表現包括腎囊腫痛、排尿困難、龜頭疳瘡。醫人診斷說："官人乃是酒色過度，腎水竭虛。"[2] 小說作者有詩云："醉飽行房戀女娥，精神血脈暗消磨。遺精溺血流白濁，燈盡油乾腎水枯。"[3] 這裏所描述的症狀應該同時包括了淋病和軟下疳，原因是"酒色過度"，在這種文學化的描述中作者還加入了遺精、血尿等與性病不一定有關的症狀，用來強調西門慶的荒淫，其病因究竟是道德的原因還是有具體的感染渠道和方式？作者顯然用意不在後者。這裏大約能曲折反映出人們對於性病的認識——性

1　（宋）張杲著，曹瑛、楊健校註：《醫說》，中醫古籍出版社，2013年，第368—369頁。

2　（明）蘭陵笑笑生著，卜鍵重校評批：《金瓶梅》第七十九回，作家出版社，2010年，第1924頁。

3　同上書，第七九回，第1924頁。

從疾病到人心——中古醫療社會史再探

病與淫蕩的私生活密切相關，但感染的渠道並不見得真的明瞭。

當然，歷史上也有對軟下疳性渠道傳染的認知，例如《唐會要》卷一百〈呵陵國〉："呵陵在真臘之南海中洲……有毒女，與常人居止宿處，即令身上生瘡，與之交會即死。"[1] 這種由性交傳染的"毒瘡"應該不是淋病，是軟下疳的可能性不小，這裏已經意識到"毒女"是傳染渠道。但是請注意，這裏依然缺乏完整的傳染機制的認識，而且這似乎是一種對於"域外風情"的獵奇性描述，幾乎沒有對傳統醫學的主流觀點產生任何影響。

其實對性病傳染渠道認識之不足，是中國古代傳統醫學致病觀的體現之一罷了。上一章中，筆者已經論述了在中國古人的疫病觀中，氣始終是一條主綫，是聯繫一切概念的紐帶。氣有正邪之分，所以瘟疫來臨時，患病與否幾乎就成了個人正氣是否充足的"個人事務"，個人秉性和體質都是抵禦瘟疫的工具，這裏可以再補充一個例子：宋文天祥〈正氣歌〉。在這首千古名作的序言裏，文天祥描述了自己被元人繫於囚室的慘景："或圄混、或毀屍、或腐鼠，惡氣雜出，時則為穢氣，疊是數氣，當之者鮮不為厲。"[2] 此處之惡氣、穢氣，基本可以視為"厲氣"之流，人處其中，難免感染，但緊跟著他提出：

> 而予以屬弱，俯仰其間，於茲二年矣，幸而無恙，是殆有養致然。然爾亦安知所養何哉？孟子曰："吾善養吾浩然之氣。"彼氣有七，吾氣有一，以一敵七，吾何患焉！況浩然者，乃天地之正氣也，作〈正氣歌〉一首。[3]

〈正氣歌〉歷來被視為愛國主義詩歌，此固確論，然其背後"無意識"透露出來的信息亦值得玩味：此乃當時社會疾病觀之流露，即將傳染病視為氣的產物，同時又將個體差異視為個體正氣多少之差異，仍然是個人事

1　（宋）王溥：《唐會要》卷一〇〇，上海古籍出版社，2006 年，下冊，第 2117 頁。
2　（宋）文天祥：《文天祥全集》卷一四，中國書店，1985 年，第 375 頁。
3　同上。

務。在這樣的思想背景下，傳染病的渠道被模糊化，傳染病中個體抵抗力的問題被歸結為道德問題。這固然是借喻，但邏輯之基礎仍是時代疾病觀。[1]

對於性病的認識也不會超出這個範疇，前文在論述淋病，軟下疳的時候已經提到，古人憑藉經驗可以意識到性病與性渠道的關係，但具體病理依舊不脫"氣"的範疇。

三、梅毒如何進入中國

性病問題介入中國青樓文化敘事是從梅毒時代開始的。從此以後，性病與性交的關係、青樓的社會地位都在被重新認知、重新評價之列。

傳統看法認為，梅毒是舊大陸沒有的疾病，是哥倫布的船員自美洲帶到了歐洲，然後又傳播向全世界。但是反對的意見認為，梅毒可能早已在舊大陸存在，"在十九世紀末和二十世紀初，專家們依然一致相信，梅毒是一種比較現代的災殃，在古代或中世紀（至少就歐洲而言）並不曾存在。但在近來，流行的見解是，梅毒是一種古老得多的病，開始時或許很厲害，後來變得比較溫和，直到十六世紀，這種病才厲害起來，而且成為一種流行病了。……可以斷言的是，梅毒的流行病開始於一四九三年，從西班牙發展開來，在一四九五年，在查理八世的僱傭兵奪取那不勒斯以後盛行於意大利。解散的兵士把這種病帶到歐洲各國，不久也由葡萄牙人帶到遠東，帶到印度、中國和日本。這種流行病的一般現象是極端嚴重的，在皮膚、骨頭和內部器官中現出化膿和潰爛的樣子，在嚴重階段常是致命的。直到十六世紀中葉，這種猖獗才平靜下來，成為現時我們習見的樣子"[2]。梅毒病與雅司病之間難以區分的特點是導致學者分歧的主要原因，威廉‧麥克尼爾（William H. McNeill）說："當代史料充分證明，梅毒至少就其經性交而傳染的傳播方式，及其症狀的前所未見來說，其在舊大陸乃是一

1　參見本書第七章〈瀰漫天地間——氣與中國古代瘟疫的"致"與"治"〉。

2　〔德〕布式克（Buschke）、雅各生（Jacobsohn）著，董秋斯譯：《性健康知識》，生活‧讀書‧新知三聯書店，1991 年，第 143 頁。

種新疾病。但是，正如我們在前一章所看到的，這或許不能歸因於與美洲的接觸，只要有某種引發雅司疹的螺旋體，在皮膚對皮膚的感染越來越無效的情況下，轉而通過性器官的黏膜在宿主間傳播，這種情形即是梅毒。然而，醫學界的觀點並不一致，有些專家依然相信梅毒是美洲的舶來品，由此也佐證了當時人們的說法——這是一種歐洲人尚未形成免疫力的新疾病。梅毒第一次在歐洲爆發的時間和確切地點恰好又符合這一假說。……直到證明導致雅司疹和梅毒的螺旋體在實驗室裏根本無法區分時，一派醫學史專家才徹底摒棄了上述理論。……但如果這將是生物化學技術永遠無法企及的話，便不可能取得充分證據，在這兩種有關梅毒起源的對立理論中做出選擇。"[1] 洛伊斯·瑪格納（Lois N. Magner）也說："梅毒引起的症狀可與結核、麻風疥瘡和多種皮膚癌混淆。在特殊細菌和免疫學檢查運用之前，這種高度的相似性對診斷來說具有如此的挑戰性，以至於有的人說 '誰完全通曉了梅毒，誰就通曉了所有疾病'。"[2] 約翰·伯納姆（John Burnham）則稱梅毒發源問題是學術界的"地雷陣"。[3] 可以說，梅毒究竟是美洲傳向舊大陸的疾病，還是古已有之的疾病的變種，目前還沒有定論。

　　不論梅毒在歐洲是否古已有之，在中國，它應該就是一種明代中期以後才進入的新病。但對於此中國學者也有不同認識，例如賈得道《中國醫學史略》根據宋竇漢卿著《瘡瘍經驗全書》認為梅毒在宋代已有，但是《瘡瘍經驗全書》成書時代是成疑的，干祖望經過系統考證認為該書實際上是假託竇漢卿之名："本書是明末之作，而偽託古人的偽書。"[4] 既然如此，《瘡瘍經驗全書》就不足為據，因為那時梅毒早已進入中國。王書奴《中國娼妓史》第二十一節也認為梅毒古已有之[5]，但是結論值得商榷。例如該書也曾

1 〔美〕威廉·麥克尼爾著，余新忠、畢會成譯：《瘟疫與人》，中國環境科學出版社，2010年，第131頁。

2 〔美〕洛伊斯·瑪格納著，劉學禮譯：《醫學史》，上海人民出版社，2009年，第195頁。

3 〔美〕約翰·伯納姆著，張大慶註，顏宜葳譯：《什麼是醫學史》，北京大學出版社，2010年，第66頁。

4 干祖望：〈《瘡瘍經驗全書》——偽書話題之三〉，《江蘇中醫》2001年第6期。

5 王書奴：《中國娼妓史》，上海書店，1992年，第252—259頁。

引用《瘡瘍經驗全書》論證宋代已有梅毒，又如把含義模糊的"瘡"、"惡瘡"都理解為梅毒，《神仙感遇傳》中記載某人症狀為"眉髮自落，鼻梁崩倒，肌膚有瘡如癬，皆目為惡疾"[1]，王書奴也認為是梅毒，但這種症狀更有可能是麻風病，尤其說"目為惡疾"，"惡疾"本就是中古時期對麻風病的稱謂，將此歸為梅毒難以令人信服。該書類似處頗多，在此不一一論證。

宋元時期成書的《嶺南衛生方》卷中有"治楊梅瘡法"[2]，眾所周知，"楊梅瘡"是梅毒的別稱。該書稱"楊梅瘡"又名"木棉疔"、"天疱瘡"，儘管沒有仔細描述症狀，也未提到感染渠道，但治療方法中提到了輕粉，而輕粉則是古代治療梅毒的重要藥物，那麼此處的"楊梅瘡"指梅毒的可能性就比較大了。果如是，則梅毒進入中國的時間起碼要提前到宋元時期。但是，《嶺南衛生方》原書已散佚，今本中有很多後人增補內容："本書初由元海北廉訪所刻，明景泰間重鋟，歲久板不復存；明正德八年（1513）廣東行省據鈔本重刊；萬曆四年（1576）復經鄒善校刻，並命婁安道增入八證及藥性於其後。日本天保十二年（1841）梯謙晉造氏據數本校仇付梓，附入《募原偶記》。"[3] 范行準認為："考棉花瘡，即木棉疔也。木棉疔之名，明萬曆四年婁安道附論已見之。見《嶺南衛生方》卷中'治楊梅瘡方'下夾註云：一名木棉疔，一名天疱瘡。按此方為安道所附，非釋繼洪之方。"[4] 如此則不能以《嶺南衛生方》作為梅毒進入中國的判斷依據。同樣的，署名為華佗所著，孫思邈、徐大椿作序的《華佗神醫秘傳》卷一六也提到過"楊梅瘡"和"廣瘡"，果如是則梅毒進入中國要提早到漢唐之間，但此書後出名詞眾多，極可能是 20 世紀早期偽託古人之作，不足為據。[5]

1　（唐）杜光庭撰，羅爭鳴輯校：《神仙感遇傳》卷六"崔言"條，中華書局，2013 年，第531 頁。

2　（宋）李璆、張致遠原輯，（元）釋繼洪纂修：《嶺南衛生方》，中醫古籍出版社，1983 年，第 147 頁。

3　裘沛然主編：《中國醫籍大辭典》，上海科學技術出版社，2002 年，第 393 頁。

4　范行準：《明季西洋傳入之醫學》，上海人民出版社，2012 年，第 148 頁。

5　參看萬方、宋大仁、呂錫琛：〈古方"麻沸散"考——兼論《華佗神醫秘傳》的偽託問題〉，《山東中醫藥大學學報》1985 年第 4 期。

明代俞弁《續醫說》（1522 年）記載："弘治末年，民間患惡瘡，自廣東人始。吳人不識，呼為廣瘡。又以其形似，謂之楊梅瘡。"[1] 這部書被認為是中國最早有關梅毒的記載。關於梅毒進入中國的時間和路綫，陳勝昆〈梅毒的起源及傳來中國的經過〉認為："中國的梅毒是由當時在印度及南洋營商而時常與歐洲人接觸的華僑，帶回中國南方的；因為葡萄牙人以印度作根據地，經營馬來半島，派二十位人員來廣東偵察是 1515 年，這時候中國境內已經有梅毒了，所以中國的梅毒不是葡萄牙人帶來的。"[2] 張箭〈梅毒的全球化和人類與之的鬥爭——中世晚期與近代〉綜合學界觀點以及自己的研究指出："1498 年葡萄牙人首次航達印度，1509 年葡船首次航達馬六甲，1514 年葡人阿爾瓦雷斯率葡船到達中國廣東珠江口屯門島，並與當地中國居民通商。因此梅毒可能是由印度、東南亞作中介傳入中國的。具體的情況既可能是中國人在南洋、印度染上後帶回的，也可能是來華的南亞人、東南亞人傳入的，還可能是由各國各地區的人逐段'接力'輾轉傳入的。"[3] 時間為 16 世紀早期。

比《續醫說》稍晚的汪機《外科理例》（1531 年）也記載了梅毒症狀，並且記載了十多個醫案。他治療的主張是 "濕勝者，宜先導濕。表濕者，宜先解表。……表虛者，補氣。裏虛者，補血。表裏俱虛者，補氣血"[4]，但卻沒有分析病因，更沒有指出性渠道傳染路徑。當然，《外科理例》的特點就是重治療操作、輕病因分析，但是也可以依稀看出作者對預防的忽視，亦可見那時候面對梅毒這種新型疾病認識上的模糊。同樣的，萬曆年間薛己《薛氏醫案》卷五也說："楊梅瘡乃天行濕毒，有傳染，而患者有稟賦。"[5]

---

1 （明）俞弁著，曹瑛校註：《續醫說》卷一〇，中醫古籍出版社，2013 年，第 510 頁。

2 陳勝昆：《中國疾病史》第七章〈梅毒的起源及傳來中國的經過〉，自然科學文化事業股份有限公司，1981 年，第 77 頁。

3 張箭：〈梅毒的全球化和人類與之的鬥爭——中世晚期與近代〉，《自然辯證法通訊》2004 年第 2 期。

4 （明）汪機編：《外科理例》，商務印書館，1957 年，第 190 頁。

5 （明）薛己撰，張慧芳等校註：《薛氏醫案》卷五《保嬰粹要·楊梅瘡》，《文淵閣四庫全書》本。

這裏比《外科理例》有了進步，明確指出這是傳染病，然而進兩步退一步，緊跟著認為患者"有稟賦"，即個人體質導致，這就又回到了老路上來。

李時珍《本草綱目》卷一八 "土茯苓" 條則對病因有自己的分析，並且明確指出了性渠道傳染現象：

> 楊梅瘡古方不載，亦無病者。近時起於嶺表，傳及四方。蓋嶺表風土卑炎，嵐瘴熏蒸，飲啖辛熱，男女淫猥。濕熱之邪積畜既深，發為毒瘡，遂致互相傳染，自南而北，遍及海宇，然皆淫邪之人病之。[1]

要知道雖然淋病等性病在中國古已有之，但像梅毒這樣的烈性傳染病還是極其罕見的，所以必須找到它與其他傳染病不同的原因。李時珍敏銳地捕捉到該病的傳播渠道，將其納入道德評判的範疇內，指出淫邪之男女是高危人群，這是一個歷史的進步，雖然此時的感染渠道的認識還是不脫 "氣" 的範疇，但是性病終於開始和性生活直接掛鈎。

有關對梅毒的認識，明崇禎年陳司成撰《黴瘡秘錄》值得高度重視，從中可以看出對於梅毒與性渠道的關係尤其是與娼妓的關係的認識頗有些 "多元聲音"：

> 或問曰："黴瘡為患，何自而昉乎？" 余曰："嶺南之地，卑濕而暖，霜雪不加，蛇蟲不蟄。諸凡污穢蓄積於此，遇一陽來復，濕毒與瘴氣相蒸，物感之則黴爛易毀，人感之則瘡瘍易侵，更逢客火交煎、重虛之人，即冒此疾。故始謂之陽黴瘡。云以致蔓延傳染，所以娼家有過之說，皆由氣運所使，因漸而致也。"[2]

他也指出此病上古所無，對於病因的解釋則與《本草綱目》有類似之處，即都注意到此病來自嶺南，於是將嶺南的地理氣候納入了分析範疇，認為 "濕毒與瘴氣相蒸" 是主要原因，甚至將 "楊梅瘡" 解釋為 "一陽來復"

1 （明）李時珍：《本草綱目》卷一八，人民衛生出版社，1979 年，第 1296 頁。

2 （明）陳司成著，高丹楓註釋，陳輝譯文：《黴瘡秘錄》，學苑出版社，1994 年，第 10 頁。

造成的"陽黴瘡"，對於"娼家有過之說"則有自己的見解，認為主要原因是五運六氣之氣運所致，但是他也不否認娼妓的推波助瀾：

> 人妄沉匿花柳者眾，忽於避忌，一犯有毒之妓，淫火交熾，真元弱者，毒氣乘虛而襲。初不知覺，或傳於妻妾，或傳於姣童。上世鮮有方書可正，故有傳染不已之意。[1]

這裏的思想和前揭《正氣歌》、《薛氏醫案》一致，都是將染病與否歸結為個人體質，"初不知覺"則可能是在中國歷史上第一次提到了梅毒的潛伏期問題，這在現代人看來大約是在朝著"正確"的道路上前進，但是：

> 或問："老幼之人，不近妓女，突染此瘡，竟有結毒者，何也？"余曰："不獨交媾鬥精，或中患者毒氣熏蒸而成，或祖父遺毒相傳，此又非形接之比也。"
>
> 或問："有人與患者同寢共食，不傳染者，何也？"余曰："此由先天之氣充固，邪氣無間而入，所以有終身為妓、半世作風流客者，竟無此恙。"[2]

這裏認為除了性渠道還有"毒氣熏蒸"這樣一條平行的感染渠道。不過要特別指出的是，《黴瘡秘錄》無論是對梅毒的認識還是診療手段都超過了《本草綱目》，他甚至觀察到了母嬰垂直感染先天性梅毒的染病渠道，雖然"一性模式"[3]的醫學學術語言習慣使得他將嬰兒染病歸結為"祖父遺毒相傳"，但是可以想見，父輩之"毒"難免感染母親，所以這裏完全可以視為是對母嬰垂直感染梅毒的認識。

清乾隆時期官修《醫宗金鑒》卷七三："（梅毒）其名形雖異，總不出

1　（明）陳司成著，高丹楓註釋，陳輝譯文：《黴瘡秘錄》，學苑出版社，1994年，第11頁。

2　同上。

3　〔美〕費俠莉（Charlotte Furth）《繁盛之陰——中國醫學史中的性（960—1665）》第一章〈黃帝的身體〉認為古代中國醫者的敘述模式是"一性模式"，以氣統禦，她稱之為"黃帝的身體"（甄橙主譯，江蘇人民出版社，2006年，第18—54頁）。

氣化、精化二因。但氣化傳染者輕，精化欲染者重。氣化者或遇生此瘡之人，鼻聞其氣，或誤食不潔之物，或登圊受梅毒不潔之氣，脾肺受毒，故先從上部見之，皮膚作癢，筋骨微疼，其形小而且乾也。精化者，由交媾不潔、精洩時毒氣乘肝腎之虛而入於裏，此為欲染，先從下部見之，筋骨多痛，或小水澀淋，瘡形大而且堅。"[1]這裏對於梅毒傳染渠道的認識是比較準確的（雖然其思想依然不出"氣化"之範疇），梅毒感染絕大多數通過性渠道或者母嬰垂直感染，但的確也有少部分因為接觸患者污染的器具和衣物感染。儘管此處的論述可能混淆了梅毒不同期的症狀表現，但仍然可以看作是梅毒治療和觀察經驗積累的產物。

可以看出來，從16世紀初梅毒進入中國開始，中國人對這種新型疾病的認識"新舊雜糅"，一方面注意到了性傳播渠道，一方面對於具體的感染機制又沒有細化分析，這是強調"氣"概念的傳統思維模式所致。

但是，李時珍指向了"男女淫猥"，陳司成也指出當時社會上有"娼家有過之說"，這比起淋病時代對性病的懵懂而言已經是一種進步，但是還是沒有產生對預防機制的論述。而中國古代特有的兩性關係導致梅毒的罪責最終歸向了相對來說比較自由、與男性交往較多的青樓女子。

四、恐慌與排斥——青樓形象的改變

中國古代的青樓文化一直與"風流"、"才子佳人"相聯繫。在中國的兩性關係中，"良家婦女"為禮教所束縛，"內言不出於閫"，且多數文化水平有限並且循規蹈矩，而青樓女子則擔負著男性的希冀——更有才華、更自由奔放的性格以及較大的性自由，可以給與男性更多的溫存。在中古以前，史料話語權主要掌握在士大夫階層手中，而起碼自魏晉時代開始，他們就是青樓的主要恩客，至於無法統計的私娼和普通嫖客則湮沒在歷史長河中寂寂無聞。有關中國古代青樓文化之盛，研究者眾多，茲不贅言。這裏筆者所關心的是梅毒進入後"青樓"形象的變遷。

1 吳謙等：《醫宗金鑒》卷七三，人民衛生出版社，1963年，下冊，第380頁。

青樓原本指的是華麗高樓，《晉書》卷八九〈麴允傳〉："麴允，金城人也。與游氏世為豪族，西州為之語曰：麴與游，牛羊不數頭。南開朱門，北望青樓。"[1]《南齊書》卷七〈東昏侯本紀〉："世祖興光樓上施青漆，世謂之青樓。"[2] 又指女子居住之地，曹植〈美女篇〉："借問女安居，乃在城南端。青樓臨大路，高門結重關。"[3] 施肩吾〈冬日觀早朝詩〉："紫煙捧日爐香動，萬馬千車踏新凍。繡衣年少朝欲歸，美人猶在青樓夢。"[4] 後來則代指妓院，《本事詩》卷三記載有杜牧名句："落拓江湖載酒行，楚腰纖細掌中輕。三年一覺揚州夢，贏得青樓薄倖名。"[5] 自此青樓正式成為煙花柳巷的代名詞。

　　古代妓女並不存在賣藝不賣身的現象，或者說絕大多數情況下不存在此類現象。娼、倡、妓、伎從字面上來說並無本質區別，《說文解字》："倡，樂也。"[6] 李善註《文選》曰："（倡）謂作妓者。"此處"倡"與"妓"等同。此時的"倡"男女皆有，指有技藝之樂人，《漢書》卷九三〈李延年傳〉："李延年，中山人，身及父母兄弟皆故倡也。"[7] 此即明證。而"娼"字乃是後出，要晚到魏晉南北朝，顧野王《玉篇·女部》："娼，婸也，淫也。"[8] 明代《正字通》："倡，倡優女樂……別作娼。"[9]《康熙字典》："娼，俗倡字。"[10] 唐房千里云："夫娼，以色事人者也，

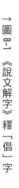
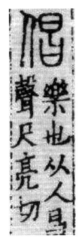

→圖8-1　《說文解字》釋「倡」字

1　（唐）房玄齡等：《晉書》卷八九，中華書局，1974 年，第 2307 頁。

2　（南朝梁）蕭子顯：《南齊書》卷七〈東昏侯本紀〉，中華書局，1972 年，第 104 頁。

3　（三國魏）曹植：〈美女篇〉，載（南朝梁）蕭統編，（唐）李善註《文選》，商務印書館，1936 年，第 602 頁。

4　（清）彭定求等編：《全唐詩》卷四九四，中華書局，1960 年，第 5593 頁。

5　（唐）孟棨撰，董希平等評註：《本事詩·高逸第三》，中華書局，2014 年，第 122 頁。

6　（漢）許慎：《說文解字》卷八上，天津古籍出版社，1991 年，第 166 頁。

7　（漢）班固：《漢書》卷九三《佞幸傳·李延年傳》，中華書局，1962 年，第 3725 頁。

8　（南朝梁）顧野王：《大廣益會玉篇》，中華書局，1987 年，第 18 頁。

9　（明）張自烈編，（清）廖文英補：《正字通》，中國工人出版社，1996 年，第 124 頁。

10　（清）張玉書等編：《康熙字典》，上海書店出版社，1985 年，第 284 頁。

非其利則不合矣。"[1] 清代趙翼《題白香山集後詩》有"尚無官吏宿倡條"一句,也就是說,起碼在字面上不存在"娼"不等於"倡"的現象。

至於"妓",本質上與"伎"也沒有本質區別。廖美雲在《唐伎研究》[2]中歸納了歷史上"妓"的含義,《說文解字》:"妓,婦人小物也。"[3]《華嚴經音義》上引《埤蒼》稱:"妓,美女也。"[4]《康熙字典》:"妓,女樂也。"[5]然後就是一般意義上的"妓女"。在指美女和女樂方面,"妓"和"伎"沒有本質區別。而正如前文所述,女樂與一般意義上的妓女沒有本質區別,要說有區別,大約也就是以才藝為重還是以色相為重的區別,但不可簡單地以"有"和"無"來衡量。

王書奴《中國娼妓史》(初版於 1934 年)是研究娼妓問題的奠基之作之一,他把中國的娼妓史劃分為五個階段:殷商巫娼階段、周秦漢的奴隸娼和官娼階段、魏晉南北朝家妓與奴隸娼妓並行階段、隋唐至明代官妓鼎盛時代、清代以來私營娼妓時代。[6] 青樓文化以唐代為最盛,文人墨客莫不以攜妓春遊為樂且津津樂道。當時法律亦不禁止官員宿娼,甚至有官妓專門為之服務,這一點頗引起後世之"羨慕",宋代《中吳紀聞》卷一:"白樂天為郡時,嘗攜容、滿、蟬、態等十妓夜遊西武丘寺,嘗賦紀遊詩,其末云:'領郡時將久,遊山數幾何?一年十二度,非少亦非多。'可見當時

1 (宋)李昉等編,汪紹楹點校:《太平廣記》卷四九一〈楊娼傳〉,中華書局,1961 年,第 4033 頁。

2 廖美云:《唐伎研究》,學生書局,1995 年。

3 (漢)許慎:《說文解字》卷一二,天津古籍出版社,1991 年,第 262 頁。

4 徐時儀校註:《一切經音義三種校本合刊》(修訂版),上海古籍出版社,2008 年,第 2 冊,第 864 頁。

5 (清)張玉書等編:《康熙字典》,上海書店出版社,1985 年,第 275 頁。

6 當然,這種劃分也有學者有不同意見,尤其是殷商所謂"巫娼",並無確切之史料證據,更多是受到西方史學和人類學影響,以古代巴比倫、希臘等地存在巫娼進而推演所致,武舟《中國妓女生活史》(湖南文藝出版社,1990 年)對此加以辯駁,認為不存在巫娼階段。黃仁生〈巫娼時代純屬虛擬——中西妓女起源比較〉(《湖南師範大學學報》1990 年第 3 期)持同樣觀點。

郡政多暇，而吏議甚寬，使在今日，必以罪去矣。"[1] 趙翼〈題白香山集後詩〉："風流太守愛魂消，到處春遊有翠翹。想見當時疏禁網，尚無官吏宿倡條。"[2] 王書奴《中國娼妓史》將唐代妓女分為宮妓、官妓、家妓三種。[3] 黃現璠《唐代社會概略》第一章第二節"娼妓階級"中則將唐代娼妓分為家妓、公妓二類，而公妓中包括宮妓、官妓、營妓三種。[4] 高世瑜〈唐代的官妓〉將唐代妓女劃分為宮妓、官妓、家妓，將營妓歸為官妓。[5] 日本石田幹之助《長安之春》（增訂版）所收〈長安的歌妓〉將唐代妓女分為宮妓、官妓、家妓與民妓。[6]

但不管怎麼劃分，青樓文化最盛的唐朝的妓女在才藝贏人的背後仍然有皮肉生意，王書奴《中國娼妓史》第五章第七節認為，唐代妓女以言談詼諧、善音律為主，"以色為副品"。宋德熹〈唐代的妓女〉中認為："像北里（平康坊）這種有組織之妓館的形成，在娼妓史上便代表一個新里程碑，意味著近代式商業化妓女的開始。"他還進一步認為，唐代的宮妓、官妓、私妓沒有截然的鴻溝劃分："宮妓、家妓和官妓之間，尚有互相流通的現象。"[7] 廖美雲《唐伎研究》觀點類似："唐代各類型娼妓之角色身份並非一成不變。例如：民籍妓入樂營就成為官妓營妓；若被財富權勢者擁有則為家妓，而色藝俱佳者被朝廷選入教坊成為宮妓，但是宮妓因天子將之賜與臣僚、裁汰冗員、年老色衰放還出宮，或亂世流離等因素，仍有可能再度成為家妓、民妓或女冠。"[8] 儘管《北里志》的妓女被理解為隸屬教坊，

1 （宋）龔明之撰，孫菊園校點：《中吳紀聞》卷一，上海古籍出版社，1986年，第6頁。
2 （清）錢泳撰，張偉點校：《履園叢話》卷二一，中華書局，1979年，第572頁。
3 王書奴：《中國娼妓史》，上海書店，1992年。
4 黃現璠：《唐代社會概略》，商務印書館，1926年，第66—94頁。
5 高世瑜：〈唐代的官妓〉，《史學月刊》1987年第5期，第25—30頁。
6 〔日〕石田幹之助著，錢婉約譯：《長安之春》（增訂版），清華大學出版社，2015年，第60—74頁。
7 宋德熹：〈唐代的妓女〉，載鮑家麟編《中國婦女史論集續集》，台灣稻香出版社，1991年，第69頁、第87頁。
8 廖美云：《唐伎研究》，學生書局，1995年，第129頁。

但是有人認為，所謂"教坊"只是歷史沿襲的習慣性稱謂，唐代最有名的紅燈區平康坊的妓女們與後世的妓女沒有太大的區別，"總之，從《北里志》的內容看，書中娼妓均具商業性質，她們更接近於今天人們所理解的妓女，活躍於民間，服務於社會和私人，獨立經營，自負盈虧。因此《北里志》中妓女的屬性當為市井妓女"[1]。

至於宋代，雖然官府對官員狎妓有所禁止，但宋代發達的商品經濟使得娼妓生意十分興旺，梁庚堯〈宋代伎藝人的社會地位〉對於宋代包括妓女在內的"伎藝人"的組成、身份和社會地位進行了探討，他指出："事實上，不少女伎藝人，在出賣伎藝的同時，兼且出賣色相。"他還對宋代有名的瓦子勾欄中倡優歌伎的陰暗面進行了論述："瓦子勾欄給人的印象所以如此惡劣，女色的引誘自然是原因之一。不僅在瓦子勾欄，即使在其他處所，有時倡優歌伎也被用來作為以色行騙的工具。"[2]明代謝肇淛的《五雜組》卷八〈人部〉對明代娼妓現象進行過概括："今時娼妓佈滿天下，其大都會之地動以千百計，其他窮州僻邑，在在有之，終日倚門獻笑，賣淫為活，生計至此，亦可憐矣。兩京教坊，官收其稅，謂之脂粉錢。隸郡縣者則為樂戶，聽使令而已。唐、宋皆以官伎佐酒，國初猶然，至宣德初始有禁，而縉紳家居者不論也。故雖絕跡公庭，而常充牣里閈。又有不隸於官，家居而賣奸者，謂之土妓，俗謂之私窠子，蓋不勝數矣。"[3]可以說，在清初期以前，娼妓與聲樂密切相關，歌舞技藝、詩詞歌賦、酒席間的詼諧機巧是她們的首要職能，其次則是以色娛人的功能，持類似觀點的學者除了上述諸位之外還有嚴明《中國名妓藝術史》，徐君、楊海《妓女史》，蕭國亮編

1　巴冰冰：〈從《北里志》看唐代的市井妓業〉，首都師範大學碩士學位論文，2007年，第17頁。

2　梁庚堯：〈宋代藝伎人的社會地位〉，載鄧廣銘、漆俠主編《國際宋史研討會論文選集》，河北大學出版社，1992年，第93頁，第94頁。

3　（明）謝肇淛：《五雜組》，中華書局，1959年，第225—226頁。

《中國娼妓史》，鄭志敏《細說唐妓》等。[1]但是隨著私娼甚至洋娼的興起，清代的妓院更多看重的則是肉慾需求，"有清一代，娼妓可謂無所不在。近代以後，尤其是所謂同治中興後，華洋娼妓雲集，更是'繁榮娼盛'。所不同的是，近代以來，它的文化成分下降，舊時各擅一技之長，與文人騷客詩酒往還的情景已不復舊觀，在商品經濟發展的情況下，肉慾的內容大大增加了"[2]。

當梅毒這種全新疾病進入中國之後，國人第一次有了性傳播疾病的觀念，而梅毒那種恐怖的外在表徵又足以引發社會恐慌，在那個時代性關係最為自由的青樓妓院自然也就成了社會輿論的焦點，以往對青樓妓院的指責多停留在道德層面，而此時則扎實引起了真正的擔憂和厭惡。

這種現象絕非中國所獨有，梅毒在歐洲興起後也曾有類似的事件。例如中世紀帶有妓院色彩的浴室被大量關閉，1489年德國南部小城烏爾姆尚有浴室168家，梅毒傳播開來後引起社會恐慌，當局強令浴室中帶有色情服務的一部分關閉。在瑞士、德國很多地方都立法禁止梅毒患者去公共浴室，甚至於兩性正常的交往也受到了衝擊，戀人間的接吻都減少了。社會上還出現了對妓女和梅毒患者的歧視和迫害，例如新教改革領袖馬丁路德甚至揚言應該處死那些患有梅毒的妓女。1656年成立的巴黎總醫院要求梅毒患者入院前要懺悔並且接受鞭笞。[3]

中國亦不例外，前揭諸部醫書對於淫邪與梅毒的論述意味著矛盾的焦點必然指向妓院。但是事情並非水到渠成，按理說，經過梅毒一百餘年的肆虐和醫學經驗的積累，到了清代，梅毒應該引發人們對於妓院的大範圍

1　參見嚴明：《中國名妓藝術史》，文津出版社，1992年；徐君、楊海：《妓女史》，上海文藝出版社，1995年；蕭國亮：《中國娼妓史》，文津出版社，1996年；鄭志敏：《細說唐妓》，文津出版社，1997年。

2　潘洪剛：〈中國傳統社會中的"具文"現象——以清代禁賭禁娼為例的討論〉，《學習與實踐》2007年第5期，第142—150頁。

3　張箭：〈梅毒的全球化和人類與之的鬥爭——中世晚期與近代〉，《自然辯證法通訊》2004年第2期，第70—76頁、第111頁。

恐慌；然而事實恰恰相反，清代初期樂戶等娼妓依舊盛行，後來屢行禁娼，但目的在於整飭風氣，強化吏治，疾病的考量倒在其次。由於此時禮教盛行，人們諱言帶下之疾，"況花柳病一名秘密病，乞醫師之治療者少"[1]，又缺乏檢疫、隔離、彙報機制，信息傳遞無法形成共力，社會無法形成共識，連醫者都不見得人人了解此病。那時也有對於嫖娼的危害的認識，但是認識中卻有不少模糊之處，例如清代名醫景仰山（1855—？）認為："此種病（梅毒）近年患者甚多，為害最烈。其致病之由，皆狎妓之人，因妓女陰戶不潔，致生此病。夫妓女亦婦人耳，何以良家婦女無此病，妓女多有此病，其故何歟？蓋良家婦女僅與其夫一人交合，所受者一人之精，妓女接客多，交合所受者非一人之精，二人之精相合，則化為毒物……若一陰承二陽，陽與陽不相順而相爭，則互相殘害而為毒矣。……至於男子受妓女傳染也，亦自有說。人之狎妓也，不必盡人染毒，一妓之客，或甲染而乙不染，說者謂強者難染，弱者易染，似矣，猶未抉其微也。當男子交合之時，陽物興舉，腎氣正盛之時，雖有毒氣，何能傳人？唯貪戀不捨，洩精後不肯將陽物撤出，精洩氣虛，妓女洩精，其氣射入精孔，此傳染之所由來。故久狎妓者，精洩急將陽物撤出，用淨水洗之，故反不受病。"[2] 此處注意到了性病感染的或然性，與〈正氣歌〉和《薛氏醫案》一樣，作者將這種或然性部分原因歸為個人體質差異，但緊跟著，作者又認為更重要的是交媾之時的方式，方式不妥導致染病，只要方式合適就可以做到"不受病"。他對於梅毒的認識仍然不出"氣論"的範疇，而他所倡導的"正確"方式對於該病預防來說更是毫無助益。從以上各部醫籍來看，當時的醫家認知大致如此，20世紀初梅毒病因和傳染渠道才有科學認知，對於古人自然不能強求，但顯然古人這些認識對於疾病之預防無所助益。一直到清末民初尚且如此，"誤認花柳病為別種病，不獨為普通人所誤認，即吾國號稱

1 陳邦賢：《花柳病救護法》上編〈總論〉第五章〈花柳病之統計〉，上海醫學書局，1917年，第19頁。

2 （清）景仰山原著，張存悌、楊洪雲點校：《景仰山醫學三書》，遼寧科學技術出版社，2012年，第69頁。

238

醫生者猶比比是也"[1]。余雲岫回顧自己的從醫經歷說："余之診所在大馬路，故雖不以花柳病招牌相號召，而花柳病人，亦往往雜沓而至。察其話言，窺其思想，直茫然不知花柳病為何物者，十居其九。此危道也。"[2] 所以社會上對於梅毒的恐慌並不明顯，[3] 以至於外來的西方人誤認為中國作為一個古老的民族有獨特的體質能抵禦梅毒，一直到 1913 年 James Maxwell 的研究才打破了這種錯誤認識，他以及其他相關研究者在中國找到了數萬個梅毒病例，證明了晚清民國初期梅毒的盛行。[4] 後來隨著醫學認識的進步和報紙、輿論界的宣傳，性病問題逐漸浮出水面。

但不管怎麼樣，16 世紀以後青樓的形象地位已經開始下降，即便對性病感染具體渠道存在模糊認識，但潛意識裏妓院與"疾病"、"骯髒"掛鉤，更何況還有持之以恆的道德方面的指斥。清代所謂"清倌人"的出現或即與此有關。自古以來，男性對妓女的需求就分為精神和肉慾兩個層面，清倌人的才藝自然能滿足男性精神層面的需求，由於尚未接客，其"清白"又能克服部分男性由梅毒引發的對青樓女子的警覺和厭惡。另外，此階段內還出現了賣唱、陪客但不賣身的歌女，大概由此時開始有了對於部分青樓女子"賣藝不賣身"的認知。另外，近代以來中國頗有人以明治維新以來之日本為學習目標，日本"藝伎"文化可能也是促生國人有關本國古史"伎≠妓"認知的側面原因之一，日語稱"藝伎"為"芸者"，漢語翻譯為

---

1 陳邦賢：《花柳病救護法》上編〈總論〉第一章〈花柳病之緒論〉，上海醫學書局，1917 年，第 3 頁。

2 余岩原著，祖述憲編註：《余雲岫中醫研究與批判》，安徽大學出版社，2006 年，第 381 頁。

3 這種現象非中國獨有，一直到 20 世紀 20 年代，美國也存在類似現象："在僅僅數年以前，除了墮落者外，幾乎所有的女子都不曉得有所謂花柳病的存在。關於花柳病的一切問題都絕口不說，視為可恥。在人前不必說，就是在新聞雜誌、演講、舞台等，也以為不能說及，或描摹及的。我所謂幾乎所有的女子都不知有花柳病的存在，不曉得淋病梅毒等名詞，這並不是過甚其辭的話，她們的確全沒有曉得。一切可以獲得關於花柳病知識的路都閉塞了；她們想要曉得也無從曉得起。因為這個緣故，妻不幸從她的夫傳染了花柳病，她竟不曉得這是花柳病和這病的原因。"（〔美〕維廉・魯濱孫（W. J. Robinson）原著，味辛譯，章錫琛校訂：《女子之性的知識》，商務印書館，1927 年，第 94—95 頁。）

4 〔美〕James Maxwell, "Some Notes on Syphilis among the Chinese", in *Chinese Medical Journal*, vol.27, no.6 (November 1913): 379.

"藝伎"。最早出現於 17 世紀，由男性擔任，後來才逐步被女性代替。藝伎從小接受嚴格訓練，琴棋書畫精通，頗類似於古籍中的中國青樓女子，"藝伎"賣藝不賣身，這種形象大約被潛移默化移植到中國人對國史的認知上來，配合以清倌人及歌女現象，形成了固有觀念。例如上海話就有清倌人和歌女"只賣口不賣身"之說。

　　清倌人和歌女比之一般的妓女當然要"清白"，但暗地裏操皮肉生涯者也並不罕見。《官場現形記》第十四回裏的一段話是一個典型例證："周老爺道：'統領大人常常說鳳珠還是個清的，照你的話，不是也有點靠不住嗎？'龍珠道：'我們吃了這碗飯，老實說，那有什麼清的！我十五歲上跟著我娘到過上海一趟，人家都叫我清倌人。我肚裏好笑。我想我們的清倌人也同你們老爺們一樣。'周老爺聽了詫異道：'怎麼說我們做官的同你們清倌人一樣？你也太糟蹋我們做官的了！'龍珠道：'周老爺不要動氣，我的話還沒有說完，你聽我說：只因去年八月裏，江山縣錢大老爺在江頭僱了我們的船，同了太太去上任。聽說這錢大老爺在杭州等缺等了二十幾年，窮得了不得，連什麼都當了，好容易才熬到去上任。他一共一個太太，兩個少爺，倒有九個小姐。大少爺已經三十多歲，還沒有娶媳婦。從杭州動身的時候，一家門的行李不上五擔，箱子都很輕的。到了今年八月裏，預先寫信叫我們的船上來接他回杭州。等到上船那一天，紅皮衣箱一多就多了五十幾隻，別的還不算。上任的時候，太太戴的是鍍金簪子，等到走，連奶小少爺的奶媽，一個個都是金耳墜子了。錢大老爺走的那一天，還有人送了他好幾把萬民傘，大家一齊說老爺是清官，不要錢，所以人家才肯送他這些東西。我肚皮裏好笑：老爺不要錢，這些箱子是那裏來的呢？來是什麼樣子，走是什麼樣子，能夠瞞得過我嗎？做官的人得了錢，自己還要說是清官，同我們吃了這碗飯，一定要說清倌人，豈不是一樣的嗎？'"[1] 文學作品雖然虛構，但是寫作者的心態是值得玩味的，尤其以諷刺現實為目的的《官場現形記》不會在借喻上向壁虛構，這是某種社會認知的反映。

1 （清）李寶嘉：《官場現形記》，天津古籍出版社，2004 年，上冊，第 184 頁。

上海租界工部局曾在 1920 年試圖向歌姬們頒佈妓女執照,此事遭遇歌姬們一致反對,認為是一種羞辱,1920 年 6 月 23 日,受部分歌姬委託,法國人 J.E. 勒米埃(J. E. Lemiere)向工部局上書,反對頒發執照,理由就是"這些歌女是真正的藝術家,她們依靠為客人提供娛樂而生活,從每場演出中獲得正規的報酬。她們就像女演員一樣。……她們從來不把自己當成妓女,實際上,許多人也從來沒有偏離道德一步"[1]。1923 年租界道德促進會會議上,考爾德(S. J. Calder)的發言就很符合近代以來對於"伎"的認識:"(歌女)並不是誰上門來都賣身的,而且因為歌女的歷史與中國本身的歷史聯繫如此密切……歌女們屬提供娛樂者而非腐化墮落之人。"他還表示,歌姬館與西方的紳士俱樂部沒有本質區別,而且區別對待日本歌姬館和中國歌姬館是一種民族歧視。[2] 但是,針對歌女們是否完全清白有人提出異議,"並不是所有人都同意歌姬是乾淨的另一類,基督教傳教士彌爾頓·斯托夫(Milton Stauffer)在 1922 年寫道:'歌姬或一流妓女的地位問題是一個經常要提出來的問題。這一類妓女既是獻藝者,又是妓女,她們所得到的報酬是最高的。'"[3] 其實就是日本藝伎也頗有部分人涉及娼業,"(日本)藝伎(歌伎)、酌婦(侍宴席而酌酒之女子)類之花柳病數比娼妓更多。予就各種統計推測之,則藝伎百分之五以上、酌婦百分之十以上"[4]。

但不管怎麼樣,"清倌人"和歌姬的社會認可度是有別於一般妓女的,這也是她們的自我認知,一直到國民政府"新生活運動"時期依舊如此。1934 年 6 月,南京市議會為了配合新生活運動,特地下令全市歌女需要佩戴統一徽章桃花章,此舉引發歌女強烈反對,因為桃花章在北洋政府時期是私娼的標誌,歌女們認為這是人格侮辱,導致 8 月 1 日全體佩戴的計劃不

---

1 〔美〕賀蕭(Gail B. Hershatter)著,韓敏中、盛寧譯:《危險的愉悅——20 世紀上海的娼妓問題與現代性》,江蘇人民出版社,2003 年,第 291 頁。

2 〔美〕賀蕭著,韓敏中、盛寧譯:《危險的愉悅——20 世紀上海的娼妓問題與現代性》,江蘇人民出版社,2003 年,第 292 頁。

3 同上書,第 510 頁。

4 陳邦賢:《花柳病救護法》上編〈總論〉第五章〈花柳病之統計〉,上海醫學書局,1917 年,第 21 頁。

得不推後。[1] 促生這種妓女"分層"的原因，起碼其中"之一"是來自對傳染性疾病恐慌所帶來的對妓女的厭惡。按照中國傳統的思維模式，以技侍人者皆屬下九流，如前所述，歷史上妓女與歌女是合二為一的，但偏偏在性病認識日漸完善的晚清民國時，兩者出現分野，恐怕並非偶然。

　　進入 20 世紀，對於一般的妓院，取締之呼聲日高，而呼籲者的理由之一就是性病。晚清民國以來，由關注國民健康延伸到關注國家民族命運的思想浪潮甚為高漲，在性病領域亦如是，"到了 20 世紀 20 年代，性病問題成為中國關於娼妓業文字的最主要話題。……20 世紀的多次管制和改造娼妓業的運動都直接與對性病的恐懼有關。"[2] 1919 年 4 月 27 日，李大釗曾在《每週評論》第 19 號上發表〈廢娼問題〉短文，力主廢娼，並提出五大理由，其中第三條說："為尊重公共衛生不可不廢娼。認許公娼的唯一理由，就是因為娼妓既然不能廢止，對於花柳病的傳染，就該有一種防範的辦法，那麼與其聽他們暗自流行，不如公然認許他們，把他們放在國家監視的底下，比較的還可以行檢查身體的制度和相當的衛生設施。可是人類的生活，不只是肉慾一面，肉慾以外，還有靈性。娼妓不能廢止的話，實在是毫無根據。且據東西的醫生考證起來，這種檢黴法實是沒有效果。因為檢黴的人，每多草率不周，檢黴的方法又不完備，並且不行於和娼妓相接的男子，結果仍是傳染流行，不能制止。不但流毒同時的社會，而且流毒到後人身上。又據醫家說，久於為娼的女子，往往發生變性的徵候，這個問題，尤與人種的存亡，有狠大的關係。"[3]《國民衛生須知》說："梅毒的為害，可以殺身，可以敗家，可以滅種，可以亡國。"[4] 陳邦賢《花柳病救護

1　實際上歌女中良莠不齊，有的歌女暗地裏接客賣淫，甚至於有的人將桃花章利用為招嫖的工具，"其餘素操副業者，則以佩戴桃花引為美觀，更樂得易於招徠狎客"。參看楊洋：〈南京國民政府"禁娼"期間的"桃花章"風波〉，《鐘山風雨》2014 年第 1 期，第 52—53 頁。
2　〔美〕賀蕭著，韓敏中、盛寧譯：《危險的愉悅——20 世紀上海的娼妓問題與現代性》，江蘇人民出版社，2003 年，第 250—251 頁。
3　李大釗：〈廢娼問題〉，載朱文通等整理編輯《李大釗文集》，河北教育出版社，1999 年，第 3 卷，第 215 頁。
4　賈魁：〈花柳病淺說〉，載中國衛生社編《國民衛生須知》，中國衛生社，1935 年，第 196 頁。

法》上編〈總論〉："疾病之能滅一家,能弱一國,為吾人之大害者,莫不曰喉痧、鼠疫、猩紅熱、虎列拉等急性傳染病,是故討論急性傳染病者世人皆易於注意,蓋睹(睹)其死亡之速、傳染之盛,有令人觸目慘傷者也。古人有言曰:'火烈民畏,蹈之者少;水弱易欺,溺之者多。'則有死人更多、害人更慘,甚於喉痧、鼠疫、猩紅熱、虎列拉等而人不之察者,即花柳病是也。"[1]

陳邦賢同時指出,雖然無明確統計數據,但根據個人臨床觀察,花柳病之危害在四種傳染病之上。他進一步指出娼妓與疾病的關係:"花柳病以吾國廣東、上海等處為最,英美各國來遊內地之醫生,每於施診時見花柳病之多,無不驚訝。蓋吾國不獨為花柳發原之地,且無娼妓檢查之律,娼妓中染花柳毒者十居其九,無花柳毒者,百之四五耳。惜世人多誤認花柳病為別種病,若如他國之有疾病死亡冊及有細菌學檢查以助診斷,吾恐世人視最可駭之急性傳染病猶不及花柳病之慘烈也。"[2]

妓女染病者多達 90% 以上,足以觸目驚心。1941 年《申報》曾經對上海性病流傳情況做過報道,那時候的上海"至少有一半人口患有性病,其中的 90% 最初都是由妓女傳染的;而 90% 的中國下等妓女和 80% 的外國妓女都患有性病。新形式的變相賣淫方式據說也不安全,嚮導社中 80% 的嚮導據說都染了病,而按摩小姐不僅有病,她們穿的衣服也很髒,只有在極少數的高等妓院裏,那裏的中外妓女據說是採用了某些現代衛生措施,或一旦染病就停止接客。……低等妓女據說是最危險的,因為她們的性夥伴更多,分佈也廣,而她們和她們的嫖客都缺乏抵禦性病的知識和經濟能力。"[3]

隨著對性病認識的深入,中國人越來越強烈地發出取締妓院的呼聲,

第八章 性病與中國的青樓文化——認知限制的歷史

---

1 陳邦賢:《花柳病救護法》上編〈總論〉第一章〈花柳病之緒論〉,上海醫學書局,1917 年,第 1 頁。

2 同上書,第 3 頁。

3 〔美〕賀蕭著,韓敏中、盛寧譯:《危險的愉悅——20 世紀上海的娼妓問題與現代性》,江蘇人民出版社,2003 年,第 242 頁。

並且將其上升為對國家和民族的拯救的高度，賀蕭指出："中國形形色色的革新派作家——基督教的、民族主義的、女權主義的——都把花柳病視為對於中華民族和對婦女的一種威脅。在所有這些討論中，妓女被描述為引發這種疾病的最致命的渠道。"[1]

梅毒自身的"外來"色彩更加引發民族主義的呼聲，成了近代以來帝國主義侵略的另一種象徵，"中國醫生利用關於梅毒的討論來證明是外國人造成了現代中國的窘境"[2]，"通俗作家們詳細地描畫了性病對於個人、家庭以及'民族'造成的種種令人毛骨悚然的後果……關於社會腐化墮落的文字再現，在與一個民族主義高漲的時代裏正在崛起的所謂'民族'的思想同步增長……關於梅毒的文化表述，表達了中國受到了外來資本主義和致命病毒這雙重勢力的入侵。帝國主義入侵了中國的領土主權，而病菌侵犯了它的尿道"[3]。

當然，禁娼能否起到作用，在當時也不乏另一面的聲音，在國民政府組織編寫的《國民衛生須知》中，執筆〈花柳病概論〉的汪於崗指出："是以各國仁德之士，力主廢娼，冀絕數千年來及今尤烈之弊政，以除體質、精神、德育上莫大之毒害。雖然義非不正，心非不仁，利非不巨，事非不急，而提倡至今，雖有一時一地行之者，終不能永繼遠播，舉世風行。且其所行之處，百弊叢生，亂萌頻起，終至視同虐政，不旋踵而政弛令除。是蓋情慾本乎天性，由生理上觀之，實為構成世界之原力。……廢娼問題，不僅為未通人道，且為擾亂社會秩序之禍機。"他指出公娼之廢，會導致私娼盛行，"黑幕重重，蘊毒其中"，反倒使性病之檢查無從做起。[4]不過這種聲音在當時並非主流。性病的問題已經與當時知識界普遍的焦慮相

1 〔美〕賀蕭著，韓敏中、盛寧譯：《危險的愉悅——20世紀上海的娼妓問題與現代性》，江蘇人民出版社，2003年，第238頁。

2 同上書，第246頁。

3 同上書，第251頁。

4 汪於崗：〈花柳病概論〉，載中國衛生社編《國民衛生須知》，中國衛生社，1935年，第165—166頁。

結合，國民身體素質的羸弱、知識的缺乏、外來文化的凶暴和侵擾、婦女地位的低下……可以說在梅毒這個問題上集中展現了當時的數個重大社會問題，"回顧晚清以來有關婦女地位的討論，我們可以清晰地看到，包括娼妓問題在內的許多問題都是與國家富強的緊迫要求聯繫在一起的。和纏足問題被賦予強國保種的政治含義一樣，賣淫嫖娼問題也被政治性地刻畫為中國孱弱的症候，和民族的落後和危機問題聯繫在一起，從而消除娼妓業被認為是國家從落後走向先進的保證之一。正如太平天國為了保存軍隊實力而廢娼禁淫間接地解放了婦女一樣，從晚清到'五四'時期的禁娼其實也是'強國保種'的民族主義話語的一種延伸。這樣，婦女解放與政治動機之間的纏繞就似乎成了20世紀中國婦女尋求自由、獨立之路的難以擺脫的宿命。"[1] 雖然國民政府統治能力上的欠缺和當時思想的多元使得禁娼流於形式，但是這種呼聲卻是自古以來未有的高漲，這是疾病觀進步的結果，這是現代化的結果，也是各種思潮綜合作用的結果。

中國自古以來性病從未消失，但是青樓文化卻長盛不衰，這與淋病等性病的"低烈度"有關，也與古人對性病感染渠道的模糊認識有關，所以性病曾在青樓文化敘事中長期缺位。這反映了古代對於某些傳染病的認知體制和思維模式。16世紀以來梅毒進入中國，其病情之酷烈、與性傳染關係之明顯、男女症狀之類似不僅使得中國人對於性病的認識上升到了一個新的階段，而且面對新型疾病的束手無措更加引發社會的焦慮，對於鴉片戰爭以後的國人來說，梅毒"外來"的色彩又具有極強的表喻意義，結合在一起由對疾病的關懷上升到對國家民族命運的關懷，對婦女地位的關懷，梅毒使得國人此階段內的各種思潮都有所展現，而各種有關性病檢疫體制的呼籲和努力又展現出國家走向現代化的圖景，並且最終成為促生國家現代化的重要一環。

1　李蓉：〈苦難與愉悅的雙重敘事話語〉，《文學評論》2006年第2期，第139—145頁。

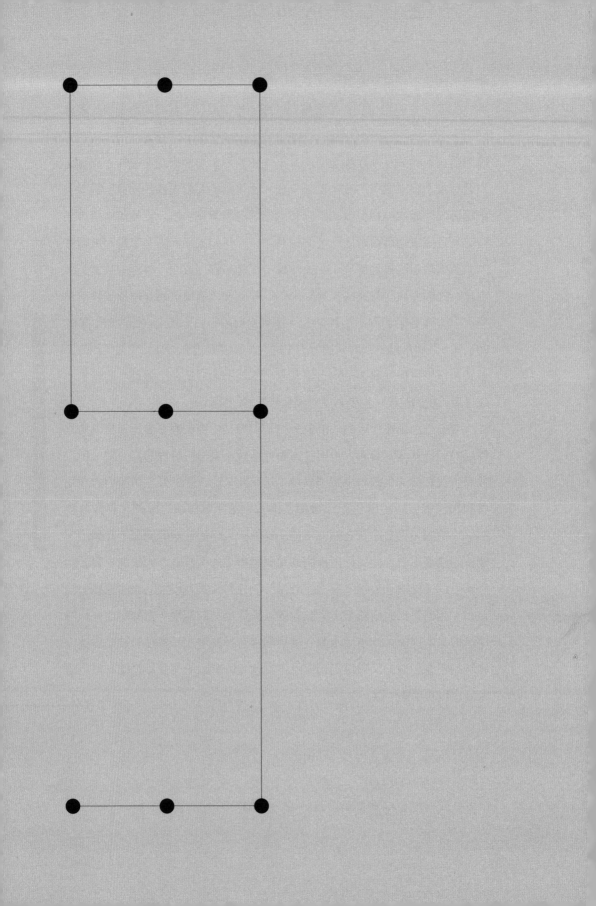

第九章 備藥圖背後的
唐宋醫藥文化背景變遷
——以韓城盤樂村宋墓壁畫為核心

作為本書的最後一章，本章意圖通過曾引起學界廣泛關注的韓城盤樂村宋墓壁畫《備藥圖》闡釋並回應本書導論所提出的話題——"（儒醫的出現）將幾種本不兼容的層級糅合為一體，應該說折射出醫學發展的內在要求，而且這其中大概也有所謂'唐宋變革論'題中應有之義"。歷史規律的摸索總要落實在具體的"點"上，而盤樂村壁畫墓應該說就是個合適的"點"。它不僅僅是一幅畫，在墓葬壁畫逐漸"平民化"的宋代，範式的選擇、內容的創新背後都有醫學背景的變化，但有意思的是，有些顯性的醫學元素卻不一定如直觀第一感覺所判斷的那樣。

一、能否從壁畫判斷墓主身份

2009 年陝西省韓城市盤樂村發現一座宋代墓葬，墓葬本身規格不高，但壁畫極其精美，而且內容引人注目。有關墓主的身份與壁畫的關係，學界已頗有論述，本章將從宋代醫者地位和壁畫中的醫藥場景出發，對墓主職業身份和壁畫的性質提出自己的看法。對壁畫的釋讀不能僅僅局限於壁畫乃至墓葬本身，必須有更宏觀的視野，與文學作品一樣，對畫者的心態的剖析更能體現所謂"中時段"要素對歷史情境的影響。古代墓葬壁畫的從業者身份較低，又多有依照"畫樣"的行為，所以繪畫多有固定程式，不一定是現實生活尤其是墓主生活的"寫真"。繆哲說："程式是滯後的，意義是飄忽的。故使用圖像的證據，應納回於其所在的美術史之傳統，

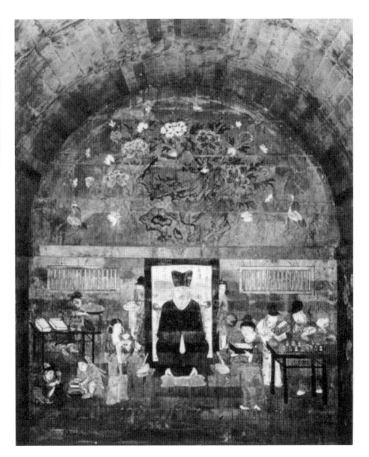

只有納回於圖像的傳統中，我們才能分辨圖像的哪些因素，只是程式的舊調，又有哪些因素，才是自創的新腔。舊調雖不一定不反映'史'，或沒有意義，但這個問題過於複雜，不是孤立看圖就能搞懂的。否則的話，則圖像不僅不能'證'、反會淆亂'史'。"[1]回歸到本章所要討論的韓城盤樂村宋墓壁畫，以中長時段的視角來看待，這座墓有範式、有虛擬，也有很多的創新，其中折射出時代觀念和醫學社會地位的變化，甚至涉及醫學表徵物文本化、"古方"與"今方"地位的轉換等諸多問題。

墓葬本身規格普通，長 2.45 米、寬 1.80 米、高 2.25 米，"墓室內靠西

1　繆哲：〈以圖證史的陷阱〉，《讀書》2005 年第 2 期，第 140—145 頁。

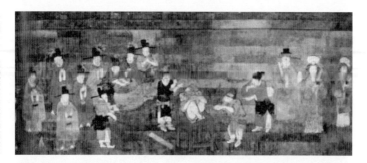

→圖 9-2 韓城壁畫墓西壁壁畫

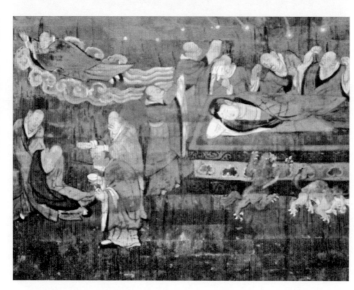

→圖 9-3 韓城壁畫墓東壁壁畫

從疾病到人心——中古醫療社會史再探

壁有石床,長 1.95 米,寬 1.13 米,高 35 公分,石床至墓頂 1.65 米。石床上置木榻,而不用棺材。墓葬被發現時,木榻上並排躺有兩具骸骨,經鑒定為一男一女,頭北腳南,仰身直臥,顯為一對夫婦。"至於下葬時間,女墓主手中握有北宋神宗熙寧年間(1068—1077)的"熙寧元寶",發掘者據此斷定為宋神宗以後,宋徽宗以前,即北宋末期。[1]

這座墓不僅沒有棺椁,也沒有墓誌,墓主夫婦頭髮均發黃,這些與眾不同的特點使得發掘者康保成、孫秉君懷疑其族屬並非漢族。這一點的確值得重視,因為安伽墓、虞弘墓等都出現了類似葬式,而墓主均為胡族。

---

1 康保成、孫秉君:〈陝西韓城宋墓壁畫考釋〉,《文藝研究》2009 年第 11 期,第 80 頁。

假如推測成立，那麼墓葬包括壁畫的不拘一格也就可以得到側面解釋。[1]最令學界感興趣的是墓中壁畫，該墓牆壁北、西、東三面均有色彩艷麗的壁畫，北壁有男性墓主的形象，以及調和藥物的場景，西壁有雜劇場景，東壁有完整的佛祖涅槃圖。

　　本文所要探討的重點是北壁墓主身旁的備藥圖（圖9-4）。由於沒有墓誌出土，所以墓主身份只能推測，這幅圖曾被認為可以判斷墓主身份。備藥圖位於整個北壁畫面右側，一張桌子上擺滿各種瓶罐，兩名男子正在緊張備藥，左側男子手持《太平聖惠方》，書籍裝幀方式看起來可能是宋代頗為流行的"蝴蝶裝"。右側男子手持兩個藥包，上有"大黃"、"白朮"字樣，似乎在等待左側男子查閱書籍之後的指示。又有一人雙手端藥盒，上有"朱砂丸"三字。

　　該圖左側另有人做正在炮製藥物狀（圖9-5）。

　　在盤樂村宋墓之前，中國還沒有類似的以醫藥為核心的壁畫的出現，所以這幅畫非常受考古學界、醫史學界的重視，"總之，北壁圖像所畫，顯

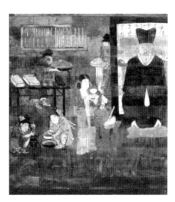

→ 圖 9-4 韓城壁畫墓北壁壁畫備藥圖

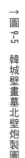

→ 圖 9-5 韓城壁畫墓北壁炮製圖

1　康保成、孫秉君：〈陝西韓城宋墓壁畫考釋〉，《文藝研究》2009 年第 11 期，第 80 頁。墓主族屬的確值得討論，尤其是只有榻而無棺槨這一點。但是從無纏足痕跡推斷族屬則不可靠，因為纏足雖然起自五代北宋，但宋代墓葬女性骸骨中極少有纏足者，只有 2012 年河北臨漳縣建安文化廣場北側出土一座宋墓發現了纏足，女性墓主年齡在 60 歲左右，腳骨因"纏足"嚴重畸形。這為纏足歷史提供了新的證據。但這樣的發現較罕見，足見五代兩宋時期女性纏足並非全民行為。

然是中草藥的一整套炮製過程，為研究中醫史提供了可信材料。同時它透露出墓主人的身份應當是醫生，或者是藥材作坊的老闆。"[1] 持類似看法的還有鄭金生先生，他認為《太平聖惠方》是北宋官修並頒行全國各州縣之書，成書後由於該書部頭甚大，故在整個宋代很少再刊。一般都是州縣主持醫藥的醫官掌握。畫面出現一人持書、一人持藥的共同研究，推測墓主為當地醫官。[2] Jee hee Hong 和 T. Hinrichs 也認為墓主可能是一位儒醫。[3]

但問題在於——這樣是不是足以判斷墓主身份？

這就涉及範式與寫真之間的關係。這座墓的大多數細節還是遵循了同時期墓葬的基本範式，墓室結構沒有特別之處。楊效俊指出，壁畫大多數圖案都是宋遼時期業已成熟的圖案，例如牆壁和券頂的山石牡丹，北壁是整個壁畫的核心所在，墓主坐在屏風前，這種以屏風標誌主人位置的做法也是一種固定的範式，宋陳祥道《禮書》卷四五有根據《左傳》的發揮："會有表，朝有著，祭有屏攝，皆明其位也。"[4] 屏風本就是尊位的象徵，從南北朝時期開始就有這種以屏風標誌主人位置的做法，鄭岩在討論魏晉南北朝時期鄴城地區墓葬後壁繪製正面墓主像時認為："後壁繪正面墓主像，這種畫像流於程式化和概念，並不是嚴格意義上的肖像，而是墓主靈魂的替代物，其正面的形式有著偶像的色彩。這一偶像式畫像採取了人物最'標準'的姿態，加上它在墓室中的特殊位置，以及帷帳、屏風和侍從等輔助性圖，使得墓室變得如同宮廷或官署。"[5] 李清泉也認為，北宋中期以後這種在墓葬後壁（一般也就是北壁）畫出墓主或者墓主夫婦端坐宴樂的做法已經比較普遍。[6]

1　康保成、孫秉君：〈陝西韓城宋墓壁畫考釋〉，《文藝研究》2009 年第 11 期，第 81 頁。

2　梁永宣、梁嶸：〈宋代醫學壁畫首次被發現〉，《中國中醫藥報》2011 年 3 月 11 日第 8 版。

3　〔加〕Jee hee Hong & T. Hinrichs, "Unwritten Life (and Death) of a 'Pharmacist' in Song China: Decoding Hancheng 韓城 Tomb Murals", *Cahiers d Extrême-Asie*, vol.24 (2015), 247—249.

4　（宋）陳祥道：《禮書》卷四五〈屏攝〉，中華再造善本 493，北京圖書館出版社，2006 年。

5　鄭岩：《魏晉南北朝壁畫墓研究》，文物出版社，2002 年，第 90 頁。

6　李清泉：〈"一堂家慶"的新意象——宋金時期的墓主夫婦像與唐宋墓葬風氣之變〉，載巫鴻、朱青生、鄭岩主編《古代墓葬美術研究》（第二輯），湖南美術教育出版社，2013 年，第 320 頁。

但是這座墓葬的確又有很多創新，例如佛祖涅槃圖，這本是屬佛寺和舍利地宮、舍利塔、舍利容器、佛塔等佛教建築的常見圖案，韓城壁畫墓涅槃圖圖案本身不算創新，就是當時流行的佛祖為中心，十大弟子、外道舉哀，再加上了阿那律報喪及世俗弟子持香爐供養。創新之處在於這是首次在宋代世俗墓葬中發現佛祖涅槃圖。楊效俊在總結大量宋遼時期涅槃圖的基礎上指出："圖像獨立的涅槃圖具備脫離佛教建築空間的可能性。"[1] 唐末五代以來墓葬中佛教要素在不斷增加："佛教圖像一般描繪於墓道、墓門等過渡性建築空間或墓室上層或頂部等上位建築空間，表現為飛天、引路天女、佛像和弟子像，這種建築與圖像程序的意義是超度墓主人亡靈和往生。"[2] 可以說，涅槃圖本身沒有大的突破創新，佛教元素在墓葬中頻繁出現也是五代以來的大趨勢，但是將整幅涅槃圖繪製於東壁，不再是核心圖案、從屬主人則是一種空間上的重接構造，而西壁上的雜劇伎樂圖則與東壁涅槃圖是配套的，楊效俊指出河北定縣淨眾院出土的北宋至道元年（995）的舍利塔基地宮就有與之相似的佈局。他認為墓主的族屬是他的墓葬既有漢民族特點又不拘一格的原因之一："因為墓主人非漢族的民族性、該墓所處宋金交替的轉折時期及胡漢交匯的多元文化與宗教融合的獨特地理環境，該墓壁畫將宋遼時期業已成熟和完善的圖像重新組合，將這些圖像繪製在墓室的相應空間，從而產生了獨特的建築與圖像程序和象徵意義：寂滅為樂。通過戲劇化的墓室環境完成了墓主生死的轉化和超越：從生的短暫到死的永恆，從俗世的有限歡樂到聖域的無限寂寥，而這種轉化和超越具有戲劇性、藝術性的特徵。"[3]

而享樂的內容不僅包括醫藥的侍奉，楊效俊結合眾多宋代墓葬的普遍特點總結說：（盤樂村宋墓）備藥圖的構圖方式與宋墓固有的墓主夫妻對坐畫像兩側的備茶圖、備酒圖、備食圖、備經圖一致，都是僕從圍繞桌子的

第九章 備藥圖背後的唐宋醫藥文化背景變遷——以韓城盤樂村宋墓壁畫為核心

1 楊效俊：〈"陝西韓城盤樂村宋墓壁畫的象徵意義〉，《文博》2015 年第 5 期，第 60 頁。

2 同上，第 61 頁。

3 同上，第 63 頁。

253

準備活動，桌上擺放必要的用具。因此可見此備藥圖不一定是墓主人工作的表現，而可能與備茶圖、備酒圖、備食圖、備經圖一致，茶、酒、藥等都是一種表徵，起到與人生修養和日常治癒密切關聯的禮儀規範的作用。[1]

崔興眾也認為北壁壁畫總體來說是宋遼金時期流行的供養主題，他列舉了與之相似的山西汾陽三泉東龍觀金章宗明昌六年（1195）王立墓壁畫（圖9-6），墓室北壁為墓主端坐正中，二位夫人陪伴左右。西北壁繪兩侍女，皆雙手端盤，畫面上端墨書"香積廚"。東北壁繪兩位男侍備茶，畫面左側男侍平端茶盞，右側男侍刷洗茶具，畫面上端墨書"茶酒位"。三幅壁畫以墓主夫婦為中心，備食與備茶對稱的場景分列左右。

除了崔文提到的王立墓，我們在很多宋遼金墓葬中都能發現類似的"備食圖"、"備茶圖"，例子甚多，比如下舉河北宣化下八里遼墓壁畫。

宣化遼墓由於是成龍配套出現的，具有關聯性、延續性、集中性，所以備受研究者矚目。尤其值得注意的是，這系列墓葬的年代與韓城壁畫墓的年代基本相當，即11世紀後期到12世紀前期。李清泉在對這組墓葬進行系列研究後，總結了那個時代畫工依賴範式的五種粉本繪製法：1. 依粉本原樣複製或稍事移改；2. 粉本正面與背面的反轉運用；3. 原粉本人物位置的騰挪閃讓與打散重組；4. 不同粉本的相互拼合利用；5. 粉本的借用。他認為：

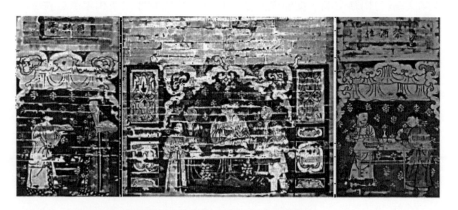

↑圖9-6　山西汾陽三泉東龍觀金章宗明昌六年（1195）王立墓壁畫

1　楊效俊：〈"陝西韓城盤樂村宋墓壁畫的象徵意義〉，《文博》2015年第5期，第59頁。

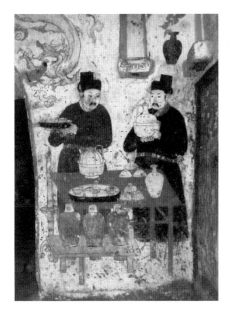

↑圖 9-7　宣化遼墓 M1 張世卿墓壁畫之一

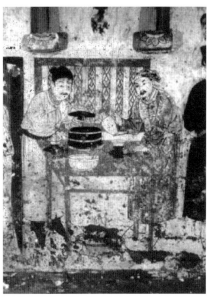

↑圖 9-8　宣化遼墓 M1 張世卿墓壁畫之二

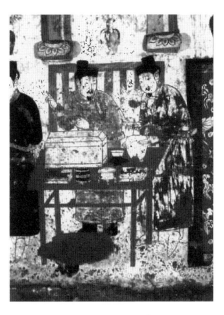

↑圖 9-9　宣化遼墓 M1 張世卿墓壁畫之三

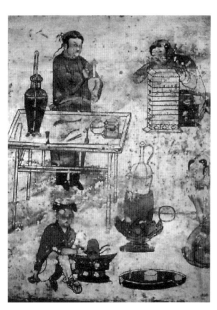

↑圖 9-10　宣化遼墓 6 號墓壁畫

"宣化遼墓壁畫中所見粉本使用方式表明，粉本並不僅僅是一件作品固定不變的樣板或畫稿，它同時又是可供畫家創作時靈活搭配、拼湊使用的一套相對固定的繪畫參考資料。"[1]

崔興眾認為，這種圖像的配置已經成為宋金時期壁畫裝飾的一種固定模式，表現出庖廚題材的供養、祭祀之意。[2] 他進一步列舉了侯馬喬村M4309 號墓北壁雕刻墓主對坐，中間為置酒食器皿的方桌，墓主夫婦的上方刻有 "永為供養" 的題記、侯馬牛村 M1 墓室北壁刻男墓主畫像，前方案桌置酒食茶器，左上方即刻有 "香花供養" 四字，並根據《增壹阿含經》內容，[3] 認為韓城盤樂村宋墓壁畫中供養畫面與佛教因素並存是受到佛教的影響，"製藥與備茶場景的組合出現顯然也具有佛教影響的因素。"[4]

李清泉認為此階段內的墓葬藝術形式突出的是供奉主題："墓中的墓主像，其意義無意也與供奉在影堂中作為神主的死者肖像一樣，為的是讓死者的靈魂得到享祠。這樣，整個墓葬也就彷彿被做成了一對墓主夫婦的紀念堂。"[5] 而韓城壁畫墓備藥圖主旨大約也是體現供養。無獨有偶，2004 年山西省稷山馬村有段姓村民獻出藥方磚銘兩塊，其中提到段氏先祖段先，而段先的名字則出現在馬村金代墓葬 M7 地碣中，根據磚銘 I 的記載，段先家族為世醫，段先本人生活在宋太宗時代。段氏後人在金末遭到戰火擄掠之時為了保存段先〈貫通食補湯方〉刻磚四塊，現存兩塊，有〈貫通食補湯〉、〈貫通宴鍋湯方〉、〈貫通婦疾湯方〉等內容。在磚銘 I 頂側面有

1　李清泉：〈粉本──從宣化遼墓壁畫看古代畫工的工作模式〉，《南京藝術學院學報（美術與設計版）》，2004 年第 1 期，第 39 頁。

2　崔興眾：〈韓城盤樂村宋墓墓主畫像釋讀〉，《藝術探索》2016 年第 2 期，第 93 頁。

3　《增壹阿含經》卷一三："國土人民四事供養，衣被、飲食、床臥具、病瘦醫藥，無所渴乏。" CBETA 2019.Q4，T02，no. 125，p. 610a13－14。

4　崔興眾：〈韓城盤樂村宋墓墓主畫像釋讀〉，《藝術探索》2016 年第 2 期，第 93 頁。

5　李清泉：〈"一堂家慶" 的新意象──宋金時期的墓主夫婦像與唐宋墓葬風氣之變〉，巫鴻、朱青生、鄭岩主編：《古代墓葬美術研究》（第二輯），湖南美術教育出版社，2013 年，第 320 頁。

〈段祖善銘〉，文字曰："孝養家，食養生，戲養神。"[1] 稷山馬村金墓多座墓葬磚雕中都體現出了孝道、戲劇等內容，起碼在這裏可以看到，墓葬中食療＋戲劇所烘托的就是孝道供養主題，"孝養家，食養生，戲養神"是有具體表現的形式的，而這種表現形式應該不是稷山金墓所獨有的。

所以筆者認為，從壁畫推測墓主身份並不見得是一種可靠的路徑，以目前的證據來看，從備藥圖判斷其身份的確略顯單薄。類似備茶圖、備食圖的範式在那個時代大量出現，各有粉本，韓城壁畫墓的備藥圖只不過是稍有改變而已，其基本要素實與上述範式基本相當：繪製在主人身旁、圍繞桌子工作、工作內容體現供養主題，甚至在圖九遼張世卿墓裏看到的工作場景與韓城壁畫墓適相神肖：兩個男子站在桌旁工作，畫面中都有書籍起到指導作用，只是備茶、備食轉化為備藥而已。這種轉變不足以說明墓主就是一個與醫藥行業有關之人，正如我們不能因為有備茶圖、備食圖而認為墓主與茶葉行業、烹飪行業有關一樣。

二、漢魏至隋唐的墓葬壁畫

但是正如前文所述，這座墓葬同時具有範式的延續和創新，無論體現的是供養主題還是墓主"職業"，這座墓葬都與時代觀念的變遷密切相關。這裏關注的重點有二：藝術表現形式中醫學的"文本化"，《太平聖惠方》的"醫學象徵"地位。

研究韓城壁畫墓主題的選擇與繪製必須考慮到時代心態的變化，這種主題與表現形式在宋代以前未曾出現，恐非偶然。首先，這種世俗供養的主題在宋以前並不流行；其次，宋代以前類似的醫學主題是不可能出現的。漢魏壁畫多以升仙、引導為主題，幾乎沒有涉及世俗醫藥者；至於隋唐，在目前所發現的全國不到二百座隋唐壁畫墓中還沒有看到世俗醫藥主題。敦煌壁畫中則多有與醫療、衛生有關者，例如中唐159窟洗浴圖、隋302窟浴池圖、盛唐445窟剃度圖、北周290窟清掃圖、北周296窟診

1　中國考古學會編：《中國考古學年鑒（2005）》，文物出版社，2006年，第148—149頁。

病圖、隋 302 窟救治圖、盛唐 217 窟得醫圖、盛唐 31 窟如病得醫圖、榆林窟 25 窟清掃圖。但這些和醫藥有關的畫面一般與具體的藥物和醫學典籍無關，即便是直接相關的"診病圖"、"救治圖"等，也並非以文本為核心，而是體現佛教主題，強調人的生死病苦或者佛本生故事。去除掉本身與醫藥關係不夠大的洗浴圖等，我們來看一下北周 296 窟診病圖、隋 302 窟救治圖、盛唐 217 窟得醫圖、盛唐 31 窟如病得醫圖。

圖 9-11 是"福田經變畫"的組成部分，是根據《佛說諸德福田經》"常施醫藥，療救眾病"經文繪製而成。

圖 9-12 的來源與北周 296 號窟一致，也是福田經變畫中的"療救眾病"。

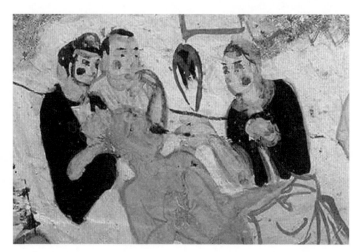

→ 圖 9-11　敦煌莫高窟北周 296 窟診病圖

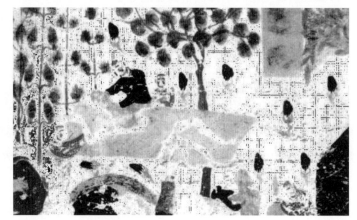

→ 圖 9-12　敦煌莫高窟隋 302 窟救治圖

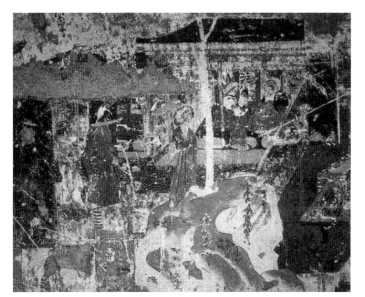

→ 圖 9-13　敦煌莫高窟盛唐 217 窟「得醫圖」

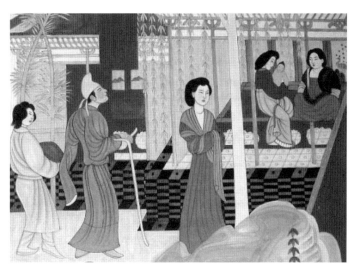

→ 圖 9-14　段兼善臨摹敦煌莫高窟菖盛唐 217 窟「得醫圖」

　　圖 9-13 定名來自《妙法蓮華經》中"如子得母"、"如病得醫"經文，經曰："此經能大饒益一切眾生，充滿其願，如清涼池能滿一切諸渴乏者。如寒者得火、如裸者得衣、如商人得主、如子得母、如渡得船、如病得醫、如暗得燈、如貧得寶、如民得王、如賈客得海、如炬除暗"。該畫破損

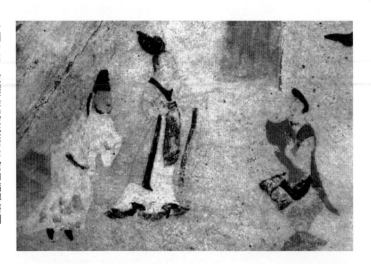

→ 圖 9-15　敦煌莫高窟盛唐 31 窟如病得醫圖

較為嚴重，斑駁不清，現代有段兼善臨摹圖（圖 9-14），可以看到女主人迎接引導醫者進入內宅的景象，醫者及其侍者似乎攜帶藥物或者醫療器械，至於是什麼藥材或者器械，畫者並不打算具體描述。

與 217 窟類似，圖 9-15 也是來自《妙法蓮華經》中的"如病得醫"，也是迎接醫者的圖景。依舊未出現具體的醫藥內容。

總之，在宋代以前的墓葬壁畫中基本沒有可以明確定為世俗醫療場景的圖案，而在以佛教為主題的敦煌壁畫中幾乎所有醫藥場景的出現均是衍變自佛經，重點在於重現經文場景，而不在於具體醫療行為的描繪。可以說此階段的繪畫中，醫是背景，是陪襯，具體的醫籍或者醫療技術並不是描繪的重點，是"無醫學的醫療繪畫"。這與當時對"醫"的輕視是密切相關的。

三、宋代儒醫的出現

但是到了北宋，情況出現了較大的改變，筆者認為，韓城壁畫墓中備藥圖的出現不是偶然的，一方面它是宋代墓葬形制演變大趨勢的產物，另外一方面，它體現出宋代醫學文本化的傾向。

宋代儒醫階層的出現是唐後期士大夫階層"尚醫"行為的延續和昇華，而這種行為的體現就是士大夫們之間醫學文本的交換。士大夫以交換"信方”的方式公開探討醫理，並進一步塑造起以文本為基礎的“更高”等級的醫學研討模式，相關問題請參看范家偉〈藥劉禹錫與《傳信方》——以唐代南方形象、貶官和驗方為中心的考察〉[1]、陳昊《讀寫之間的身體經驗與身份認同》第六章[2]、筆者〈唐代的醫學教育及醫人地位〉[3]。閱讀並且傳承醫學文本，原本就是醫者的理想，是多種醫學知識傳授方式中最高端的，唐人孫思邈《備急千金藥方》序文中將自己的著述初衷表達如下：“余緬尋聖人設教，欲使家家自學，人人自曉。君親有疾不能療之者，非忠孝也！末俗小人，多行詭詐，倚傍聖教而多為欺詒，遂令朝野士庶咸恥醫術之名，多教子弟誦短文，構小策，以求出身之道。”[4]他希望通過《千金方》的撰寫，改變知識分子們只習閱經學和文學書籍的風氣，以求人人通曉醫術。中古時期醫學知識的流傳中，自學、家學、師徒相授都是重要的渠道，“關於春秋以迄於隋唐這段時空長河中的醫學知識掌握者，個人基本上是以‘知識人’這個詞彙來概括他們。這裏說的‘知識人’，在意義上其實是很籠統的，一個人只要在能讀會寫之外，再具備對傳統中國醫學知識思辨體系的理解能力，大概便能夠納入此一範疇”[5]。

但是毫無疑問，起碼在“知識人”的認知中，擁有閱讀書籍、解讀書籍的本領才是一個醫者鶴立雞群的必要條件，例如許翰《修職郎宋侯墓誌銘》：“宋侯諱道方，字義叔，世河東人。父曰可德，有隱操，好五行三式、星曆丹經神奇奧衍之學，從方外士客遊梁宋間，遂家襄陵。義叔年十五，念貧無以為養，則輟其所學詩書而學為醫，取神農、帝嚳以來方術舊聞，晝夜伏而讀之，二年曰：可矣！始出刀圭以治人病，往往愈，益自

1　李建民主編：《從醫療看中國史》，聯經出版事業公司，2008年。

2　陳昊：〈讀寫之間的身體經驗與身份認同——唐代至北宋醫學文化史述論〉，北京大學博士學位論文，2011年。

3　于賡哲：〈唐代的醫學教育及醫人地位〉，《魏晉南北朝隋唐史資料》第20輯，武漢大學出版社，2003年，第155—165頁。

4　（唐）孫思邈：《備急千金要方》序，人民衛生出版社，1955年，第6頁。

5　陳元朋：《兩宋“尚醫士人”與“儒醫”——兼論其在金元的流變》，台灣大學出版社，1997年，第55—56頁。

信。……義叔非有世業資借，專用古法以治人，邃張仲景，尊孫思邈。初以年少後起，邑中老醫俗學者皆意輕之竊笑，已而見其議論博綜群書，藥石條理皆有本原，據依不妄，稍復異而忌之。久而靡然屈服以定，遂為醫宗，名號聞四方，縉紳大夫道過邑者必求見之。"[1] 在許翰的表述中，宋義叔卓然於眾醫者的原因是"議論博綜群書，藥石條理皆有本原"，從而使那些庸俗醫者折服，使"縉紳大夫"無不視其為同類。《宋以前醫籍考》中有包恢為黎民壽《黎居士簡易方》所作序文："今有迂江黎民壽，字景仁，資沉敏而思精密，學有師傳，意兼自得，悟法之精，蓄方之眾，試之輒效，信者彌眾，爭造其門，或就或請，日夜不得休。……雖然，君雖以醫鳴，而其淵源則有在矣。蓋君之考何，精於舉業之文，予嘗與之通預計偕，鄉之彥也。君少習父學，知自貴重，後忽自嘆曰：'民壽既未能得志科第，以光先世，則醫亦濟人也，與仕而濟人者同。'於是始進醫學，以志在濟人，與泛泛謀利而醫者已異。且以士為醫，故讀醫書尤機警，而知道理深處。"[2] 在這段表述中，黎民壽之所以是個與"泛泛謀利而醫者"迥異的優秀的醫者，原因是志向的高遠與"以士為醫，故讀醫書尤機警"的優良條件。陳自明《外科精要》序言中寫道："僕家世大方脈，每見沾此疾者十存一二，蓋醫者少有精妙能究方論者。聞讀其書，又不能探賾素隱，及至臨病之際，倉卒之間，無非對病閱方，遍試諸藥。況能療癰疽、持補割、理折傷、攻牙療痔，多是庸俗不通文理之人，一見文繁，即便厭棄。"[3] 與歐洲古代的狀況相似，宋代從事所謂"外科"和牙科治療的一般都被視之為起起莽夫，"一見文繁，即便厭棄"，這勢必便會招來時人尤其是儒者的鄙視，所以能否讀書、能否通曉文理是衡量醫者水平的重要標準，起碼在知識分子所撰寫的典籍中是如此。

"儒醫"的關鍵就在於儒，眾所周知，宋代儒醫的出現與宋代全民知識

1　（宋）許翰著，劉雲軍點校：《許翰集》，河北大學出版社，2014年，第173頁。
2　〔日〕岡西為人：《宋以前醫籍考》，人民衛生出版社，1958年，第1146頁。
3　（宋）陳自明編，（明）薛己校註：《外科精要》，人民衛生出版社，1982年，第1頁。

水平的提高、科舉考試失意儒者的增多密切相關，儒醫的特點是在掌握醫療技術的同時，行為合乎儒家行事的標準，這樣的人便可以被時人稱為"儒醫"，在人們的眼中，儒醫才是高明的醫生，而且其身份地位也因為近"儒"而有所提高。而且儒醫的崛起始終伴隨著一句口號，那就是《能改齋漫錄》所記載的出自范仲淹的"不為良相便為良醫"，這句口號巧妙地將"醫"與儒家傳統的"治國平天下"的理想結合起來，使得儒而從醫者可以擺脫心理上的羞恥感，安心於岐黃之術。有關儒醫對中古時代"士人"與"醫者"、"鬻技"與"醫學愛好"諸多分層的整合，前言中已經涉及，不再贅述，但本章要再次提請對祝平一〈宋明之際的醫史與儒醫〉下列文字的重視："宋代以降，隨著印刷術的普及，醫學知識隨文本流傳之勢，益不可擋，其他各種依賴心傳口授的技術卻有漸被排擠的現象。"[1]但這是一把雙刃劍："'儒醫'如醫之資來自研讀醫學文本，或宣稱掌握了醫學經典的精髓。他們強調文本知識的重要，並邊緣化了其他不依賴文本的醫療傳統。而在商業出版較前代普及的情況下，'儒醫'無法壟斷文本知識，其他的醫者和文人亦能掌握文本知識而自稱儒醫，甚或有文人自認研讀醫學典籍的能力高於醫者，反以自己的文本知識與醫者頡頏。文本知識因此成為雙面刃，一方面使儒醫能隔離其他醫者，卻也使文人學士永遠得以滲透其邊界，挑戰其權威，儒醫因而無法排除其他醫者，壟斷醫療市場；社會上亦無任何標準能確認儒醫成員的身份。"[2]也就是說，儒醫與世俗醫之間有一道學術籬笆，就是文本，能通曉文本者就能獲得儒醫的認同。Jee hee Hong、T. Hinrichs也有類似表述，他們認為，韓城壁畫墓之所以出現《太平聖惠方》與那時社會上對儒醫階層的認定標準有關："我們知道，當時的醫生根據自己的知識和經驗，以及師徒相授的知識和經驗來寫作和傳播醫書。醫學知識是一種

第九章　備藥圖背後的唐宋醫藥文化背景變遷——以韓城盤樂村宋墓壁畫為核心

1　祝平一：〈宋明之際的醫史與儒醫〉，《"中央研究院"歷史語言研究所集刊》2006年第77本第3分，第413頁。
2　同上，第402頁。相關論述又見第410頁。

資本，而且儒醫則傾向於把醫書視為具有獨佔或排他性的傳承方式。"[1]

筆者向來認為，古代醫術的傳播方式是多種多樣、紛繁複雜的，絕不可一概而論，目前學界對於所謂"文本"的重視某種程度上來說是受到了史料話語權的影響。歷史上的文本的撰寫者、受眾、傳承者當然會強調文字的重要性，也會在時光流逝中逐漸以文字固有的優勢凸顯在歷史記憶中，但是這種話語權的表達並不是務虛的，它最終一定會影響到後世的歷史觀和價值觀，在歷史記憶中像大浪淘沙一般淘去其他模式，凸顯自己，使得後世——尤其是像宋代這樣高度崇尚文化的時代——更加認同文本所構建的價值觀，使得"文本"成為衡量醫者水平、傳遞知識的象徵物，進一步發展則成為整個醫學的象徵。不僅僅是醫學，很多知識領域都存在類似現象。

所以說，《太平聖惠方》出現在這幅壁畫中是當時醫學的"文本化"的象徵，當繪畫中需要描述醫學的時候，畫師不再像前面的唐代畫師那樣籠統泛泛地以人物為中心、不描繪具體的醫學行為。相反，他們的繪畫以具體的典籍作為象徵，讓醫學文本成為供養和孝順的標誌，這有意無意的行為是當時社會思想的流露。

四、《太平聖惠方》與官修方書的地位

下一個問題是：為什麼是《太平聖惠方》？畫師為什麼選擇這本書而不是其他？這大約與《太平聖惠方》特殊的地位密切相關。

首先，《太平聖惠方》象徵著皇帝對子民的關懷。宋代最重醫藥，官方推廣醫學力度之大前無古人後無來者。宋人云：

> 本朝累聖篤意好生，務使方論著明，以惠兆庶。[2]

1 〔加〕Jee hee Hong and T. Hinrichs, "Unwritten Life (and Death) of a 'Pharmacist' in Song China: Decoding Hancheng 韓城 Tomb Murals," *Cahiers d'Extrême-Asie*, vol.24 (2015): pp.247-249.
2 （宋）樓鑰：《攻媿集》卷五三〈增釋南陽活人書序〉，中華書局，1985 年，第 739 頁。

此非虛言。該書是宋太宗下詔編修，宋太宗在潛邸就很關注醫術，搜集了很多藥方，[1] 太平興國六年（981）下詔搜集醫籍：“宜令諸路轉運司，遍指揮所管州府，應士庶家有前代醫書，並許詣闕進納，及二百卷已上者，無出身與出身，已任職官者亦與遷轉。不及二百卷，優給緡錢償之，有詣闕進醫書者，並許乘傳，仍縣次續食。”[2] 這是《太平聖惠方》編纂的預備階段。淳化三年（992），《太平聖惠方》編成，宋太宗親自賜名，親自作序，“仍令鏤板頒行天下，諸州各置醫博士掌之”[3]。在宋太宗之前，也有由皇帝直接下敕編撰的方書，例如隋煬帝的《四海類聚方》及稍後的簡易版本《四海類聚單要方》、唐玄宗的《廣濟方》、唐德宗《貞元廣利方》、唐文宗《大和濟要方》等，但限於當時的技術手段，這些書在宋代已經基本散佚，社會影響力有限。對於韓城壁畫墓所處的北宋末期人來說，當然以本朝的《太平聖惠方》影響力為大。

　　其次，《太平聖惠方》受到全社會的青睞。《太平聖惠方》涉及醫德、診脈法、處方法、諸病藥方，對於藥物的炮製、禁忌、三品藥、反惡乃至當時威脅較大的傳染病均多有論述，具有較強的可操作性。這也使得該書在人們心目中具有較高的地位，可以說，在《太平惠民和劑局方》出現之前，《太平聖惠方》地位崇高，《崇文總目》評價它為“國朝第一方書”[4]，絕非浪語。

　　但是此書在流傳過程中頗多坎坷。《太平聖惠方》雖然付梓印刷，但只限於各州醫博士掌管（筆者相信這就是前文所述鄭金生先生觀點“一般都是州縣主持醫藥的醫官掌握”的由來），官僚主義的惰性和技術條件限制導致該書傳播並不順利，慶曆六年（1046）蔡襄云：“太宗皇帝平一宇內，

1　（元）脫脫等：《宋史》卷四六一〈王懷隱傳〉：“初，太宗在藩邸，暇日多留意醫術，藏名方千餘首，皆嘗有驗者。”中華書局，1985 年，第 13507 頁。
2　司祖義整理：《宋大詔令集》卷二一九，中華書局，1962 年，第 842 頁。
3　（元）脫脫等：《宋史》卷四六一〈王懷隱傳〉，中華書局，1985 年，第 13508 頁。
4　（宋）王堯臣：《崇文總目》卷七〈醫書類〉，《叢書集成初編》第 22 冊，商務印書館，1937 年，第 195 頁。

極所覆之廣，又時其氣息而大蘇之，乃設官賞金繒之利，購集古今名方與藥石診視之法，國醫詮次，類分百卷，號曰《太平聖惠方》，詔頒州郡，傳於吏民，然州郡承之，大率嚴管鑰，謹曝涼而已，吏民莫得與其利焉。"[1] 但是官方對推廣此書所做的努力也是引人注目的，〈重訂唐王燾先生外台秘要方〉："宋皇祐三年（1051）五月二十六日，內降札子，臣寮上言。臣昨南方州軍連年疾疫瘴癘，其尤甚處，一州有死十餘萬人。此雖天令差舛，致此扎瘥，亦緣醫工謬妄，就增其疾。臣細曾詢問諸州，皆闕醫書習讀，除《素問》、《病源》外，餘皆傳習偽書舛本，故所學淺俚，注誤病者。欲望聖慈特出秘閣所藏醫書，委官選取要用者較定一本，降付杭州，開板模印，庶使聖澤及於幽隱，民生免於夭橫。奉聖旨，宜令逐路轉運司指揮轄下州府軍監，如有疾疫瘴癘之處，於《聖惠方》內寫錄合用藥方，出榜曉示，及遍下諸縣，許人抄札。"[2] 這是用摘要和"榜示"的方式推廣之。

宋真宗、宋仁宗、宋神宗都為《太平聖惠方》的普及做過努力，而且經常用賞賜《太平聖惠方》的方式顯示對臣下或者外邦的優渥，相關問題可以參看韓毅〈國家、醫學與社會——《太平聖惠方》在宋代的應用與傳播〉[3] 一文。嘉祐二年（1057），校正醫書局成立，該局對於醫籍推廣起到的巨大作用為治醫史者所熟知，此不贅言。校正醫書局的工作與印刷術緊密結合，這在技術條件方面開始突破瓶頸，每部醫籍校勘完畢，都付梓印刷。但此時另一個因素開始起到干擾作用——價格，民眾買不起大部頭的印刷品。宋代官方在這方面也採取了一些改進措施，元祐三年（1088）八月國子監雕印小字本醫書，送各路向民間出賣，只收取成本價："下項醫書，冊數重大，紙墨價高，民間難以買置，八月一日奉聖旨，令國子監別作小

1 （宋）蔡襄：《聖惠選方》後序，載〔日〕岡西為人《宋以前醫籍考》，人民衛生出版社，1958年，第928—929頁。
2 （唐）王燾：《外台秘要》卷首〈重訂唐王燾先生外台秘要方〉，人民衛生出版社，1955年，第25頁。
3 韓毅：〈國家、醫學與社會——《太平聖惠方》在宋代的應用與傳播〉，《宋史研究論叢》第11輯，2010年，第499—535頁。

字雕印，內有浙路小字本書，令所屬官司校對，別無差錯即摹印雕版，並候了日廣行印造，只收官紙工墨本價，許民間請買，仍送諸路出賣。"[1] "國子監准監關，准尚書禮部符，准紹聖元年（1094）六月二十五日敕，中書省尚書省送到禮部狀，據國子監狀，據翰林醫學本監三學看治任仲言狀，伏睹本監先准朝旨，開雕小字《聖惠方》等共五部出賣，並每節鎮各十部，餘州各五部，本處出賣。"[2] 皇祐年間尚未大規模雕版印發的《太平聖惠方》到了紹興年間也交由轉運司刊印發行，洪邁記載了紹興十六年（1146）舒州刊刻該書的情況："淮南轉運司刊《太平聖惠方》板，分其半於舒州，州募匠數十輩置局於學。"[3] 費俠莉說："封建國家的政策，被強有力的新印刷技術帶動，逐漸變得與作為主流的醫學社會結構結合得更為緊密。綜上所述，在'尚醫士人'之中，醫學研究和著述成為時尚。"[4]

可以注意到，政府力量用雕版印刷方式大力推廣《太平聖惠方》的時間正是韓城壁畫墓落成前後。《太平聖惠方》並非罕見書籍，相反，它的地位由於官方的推廣和社會的認可而卓然於醫籍之中。我們不知道韓城壁畫墓墓主是否可以得到這部書，但是在繪畫以及大部分的藝術表現形式中，越是珍貴的越有可能成為描繪的主題，正如秦漢畫像磚中經常出現靈芝仙草一樣，它出現在這裏是因為它本身具有"光環"，而不一定意味著墓主得到了該物。《太平聖惠方》出現在此就是烘托主題之用。《太平聖惠方》成為繪畫題材，甚至被安放在墓主身旁這樣顯要的位置上，不見得是在強調墓主是醫者，也有可能是在烘托研究者們所強調的"供養"主題，《四庫全書總目》卷一〇四子部〈醫家類二〉這樣評價金人張從正撰寫的《儒門事親》

1　（宋）高保衡等：〈《傷寒論》序〉，載〔日〕岡西為人《宋以前醫籍考》，人民衛生出版社，1958年，第554—555頁。

2　〈宋刻脈經牒文〉，載〔日〕岡西為人《宋以前醫籍考》，人民衛生出版社，1958年，第131頁。

3　（宋）洪邁撰，何卓點校：《夷堅志·丙》，中華書局，1981年，第464頁。

4　〔美〕費俠莉（Charlotte Furih）：《繁盛之陰——中國醫學史中的性（960—1665）》第二章〈宋代婦科的發展〉，江蘇人民出版社，2006年，第63頁。

一書："其曰儒門事親者，以為惟儒者能明其理，而事親者當知醫也。"[1] "儒 + 醫道"，才能更好地盡孝道。所以儒醫供養畫面是墓主的子孫們表達孝道的一種手段。《太平聖惠方》、"大黃"、"白朮"同時出現在這裏也非偶然，"大黃 + 白朮 + 其他藥物"的配伍關係在該書中多次出現，參與多種治療老年病的藥方：

從疾病到人心——中古醫療社會史再探

表 9-1 《太平聖惠方》養老主題大黃、白朮配伍藥方表

卷帙	方名	配伍	備注
卷二二	治卒中、柔風，身體緩弱、四肢不收、煩熱、腹內拘急、大小便澀，宜服當歸散方	當歸一兩、防風一兩去蘆頭、麻黃一兩去根節、白朮一兩、甘草半兩，炙微赤，銼。白茯苓一兩、附子一兩，炮裂去皮臍、生乾地黃一兩、山茱萸一兩、黃芩一兩、桂心一兩、川大黃一兩銼碎微炒。	柔風，《諸病源候論》："血氣俱虛，風邪併入，在於陽則皮膚緩，在於陰則裏膚急。柔風之狀，四肢不能收，裏急不能仰。"
卷二八	治虛勞癥瘕，或氣攻脾胃，令人心下及胃管兩傍堅硬，喘息急促，牽引兩脅妨痛，宜服防葵散方	防葵三分、京三棱三分，銼碎，微炒三遍。蓬莪茂半兩、訶黎勒半兩，煨，用皮。檳榔半兩、赤茯苓半兩、人參半兩，去蘆頭。白朮半兩、桂心半兩、枳殼半兩，微炒微黃，去瓤。白豆蔻半兩去皮、木香半兩、丁香一分、川大黃半兩銼碎微炒。附子半兩，炮裂去皮臍。郁李仁三分，湯浸，去皮尖微炒。鱉甲二兩，洗去塵土，用硇砂半兩，研碎，以醋一合浸硇砂，去卻石，塗醋炙鱉甲，硇砂、醋盡為度。	
卷二五	治風身體疼痹，頭風目眩，傷風項強，耳鼻俱塞，摩風神驗膏方	硫黃三兩細研、雄黃三兩細研、朱砂三兩細研、附子四兩，生，去皮臍。天雄四兩，生，去皮臍。人參三兩去蘆頭、當歸三兩、細辛三兩、防風三兩去蘆頭、芎藭三兩、川椒三兩去目及閉口者、獨活三兩、菖蒲三兩、川大黃三兩、藁本三兩、白朮三兩、吳茱萸三兩、松脂半斤，後入。	

1　（清）永瑢等：《四庫全書總目》，商務印書館，1933 年，第 869 頁。

卷九八	轉氣治百病大黃圓方	川大黃二兩，銼碎微炒。木香一兩、乾薑一兩，炮裂，銼。赤芍藥一兩、白朮一兩、芎藭一兩、羌活一兩、桂心一兩、檳榔一兩、巴豆一分，去皮心，研，紙裏壓去油。郁李仁一兩，湯浸，去皮微炒。當歸一兩，銼，微炒。神麴一兩，炒微黃。	

元豐元年（1078），陳直所撰《壽親養老新書》直接大力推薦《太平聖惠方》中的食療法："洎是注《太平聖惠方》食治諸法類成、養老食治方，各開門目，用治諸疾，具列於左，為人子者，宜留意焉。"[1]該書以"養老"為主題，可看作是當時社會崇尚《太平聖惠方》"供養"意義的一種集中體現。必須要強調的是，這本書的撰成時間與韓城壁畫墓年代基本相當，可以有助於我們看到當時人對《太平聖惠方》養老供養功能的認可。

另外一個值得玩味的問題就是韓城壁畫墓體現出宋人對本朝方書的推崇，這也是醫學史上一個值得矚目的現象。宋代以前特重古方，時人著作往往難得社會認可，非得等到自身變成"古方"後才能得到後世認可。醫家之崇古直接秉承了儒家之崇古，《尚書·說命》："事不師古，以克永世，匪說攸聞。"[2]醫家雖出自道家，然思想早已被儒家所滲透，故唐代特重古方，唐代名醫甄權云："且事不師古，遠涉必泥。"[3]這一點在本書第三章中已有論述。可以說唐人對今醫並不特別推崇，甚至就連孫思邈這樣的名醫，人們看重的是他的"隱士"、"世外高人"的特質，而非其醫術，既然壁畫中沒有具體醫療行為的描述，就更談不上"今醫"與"古醫"形象的比較了。

這種狀況到了宋代已經發生了根本性的變化，宋代官方高度重視醫藥典籍的整理和修撰，全社會對於本朝醫書的認可度也比較高。唐代本朝醫

1 （宋）陳直：《壽親養老新書》卷一〈食治養老序〉，載裘沛然主編《中國醫學大成三編》第二冊，岳麓書社，1994 年，第 122 頁。
2 （清）阮元校刻：《十三經注疏·尚書正義》，中華書局，2009 年，第 372 頁。
3 （唐）孫思邈著，李景榮等校釋：《千金翼方校釋》卷二六〈針灸上〉，人民衛生出版社，1998 年，第 396 頁。

書中唯一獲得民眾廣泛認可的是《新修本草》；而韓城壁畫墓之前出現的宋代官修本草就有公元 973—974 年的《開寶本草》、1060 年的《嘉祐補注本草》、1061 年的《本草圖經》，與壁畫墓基本同時期的還有唐慎微著《證類本草》。這些本草類書籍的出現迅速取代了《新修本草》，使得"本朝藥書"的威望得以進一步抬升。而且，《太平聖惠方》和後來的《太平惠民和劑局方》的出現使得民間醫學出現了一個新的形態：宋代以前中古官方醫學是比較弱勢甚至從屬民間醫學的[1]，而宋朝政府透過行政力量和印刷術等技術手段，使得官修方書和官修藥書一樣開始佔據醫療制高點，使得官—民、士—醫等各種分層得以糅合，這兩部書具備很強的可操作性，這是前所未有的變化。元代醫學家朱震亨曾這樣評價《和劑局方》："《和劑局方》之為書也，……自宋迄今，官府守之以為法，醫門傳之以為業，病者恃之以立命，世人習之以成俗。"[2] 韓城壁畫墓的年代應該早於《和劑局方》的出現，但是，《太平聖惠方》已經開闢了先河，它使得官修方書第一次在人們的心目中具有了較高的地位，代替古方成為首選，為局方的出現鋪平了道路。而韓城壁畫墓選擇《太平聖惠方》並非偶然，它正是這一新的社會現象的集中體現。

　　本章從範式與創新入手分析了韓城壁畫墓。筆者與前揭部分學者的看法類似，備藥圖在這裏的出現與備食圖、備茶圖一樣，並不見得體現墓主的職業身份，但是卻能間接體現出時代變化與人們心境的改變。供養主題決定了繪畫選材的旨趣，《太平聖惠方》和藥物、藥物炮製過程的出現是為了烘托供養主題，而背後則是儒醫階層的崛起、醫學文本化的傾向、"今方"超越"古方"的社會新浪潮的推動。畫者無意，看者有心，宋代的畫師們在無意中展示了與歷史以往時期迥異的社會心理。

　　對於唐宋變革論，雖然目前已經有了"物極必反"的徵兆，被一些學

1　參見本書第二章〈由《天聖令》復原唐《醫疾令》看唐代官民醫學分層〉。

2　（元）朱震亨：《局方發揮》卷首，人民衛生出版社，1956 年，第 1 頁。

者呼籲以其他體系取代之，但不可否認的是：唐宋之際是一個階級升降劇烈變化的時代，宋代無論是政治還是文化諸多方面都開始呈現"平民化"的色彩。這一點在內藤湖南的名篇〈唐宋時代的研究——概括的唐宋時代觀〉中已有闡述，即宋代是一個君主獨裁和平民主義的時代。包弼德〈唐宋轉型的反思：以思想的變化為主〉中有更進一步的闡發，並且注意到了平民文化的抬頭，他認為唐代文化被宗教所統轄，而宋代文化中儒家積極入世、理性樂觀的思想開始成為主導因素，通俗的娛樂文化開始取代優雅的宮廷文化。[1]

其實在筆者看來，通俗文化佔據主流還是宮廷文化佔據主流，多多少少是一個歷史塑造的問題，與史料話語權的轉移密切相關，並不見得能完全代表真實的社會狀況，甚至還可能與印刷術等技術手段的普及對文化塑造的影響密切相關。但是具體到壁畫藝術這個問題上來，宋遼金時期的壁畫的平民化和世俗化色彩的確濃厚：截止到 2016 年，中國一共發現有壁畫的唐墓 168 座，其中 70% 左右集中在關中附近，而且墓主一般都是上層社會人士，反映出壁畫墓的權力等級色彩，壁畫內容一般都是儀仗、侍女、歌舞、宴樂、狩獵、內官等，是上層社會生活的體現。而宋遼金時期的壁畫墓，一則墓主身份呈現平民化色彩，二則壁畫內容則呈現出以供養、娛樂為主題的變化趨勢，正如前面所列舉的山西省稷山馬村段先《貫通食補湯方》磚銘 I 文字所說的那樣："孝養家，食養生，戲養神。"這樣的平民文化的精神完全滲入了墓葬壁畫主題之中。備食圖、備茶圖、備藥圖的頻繁出現從技術層面而言，是那時繪畫範式的延續，而從思想根源來說，則是平民化取代貴族化的體現，這是一種時代的"創新"。

1 〔美〕包弼德：〈唐宋轉型的反思：以思想的變化為主〉，載劉東主編《中國學術》第三輯，商務印書館，2000 年，第 63—87 頁。

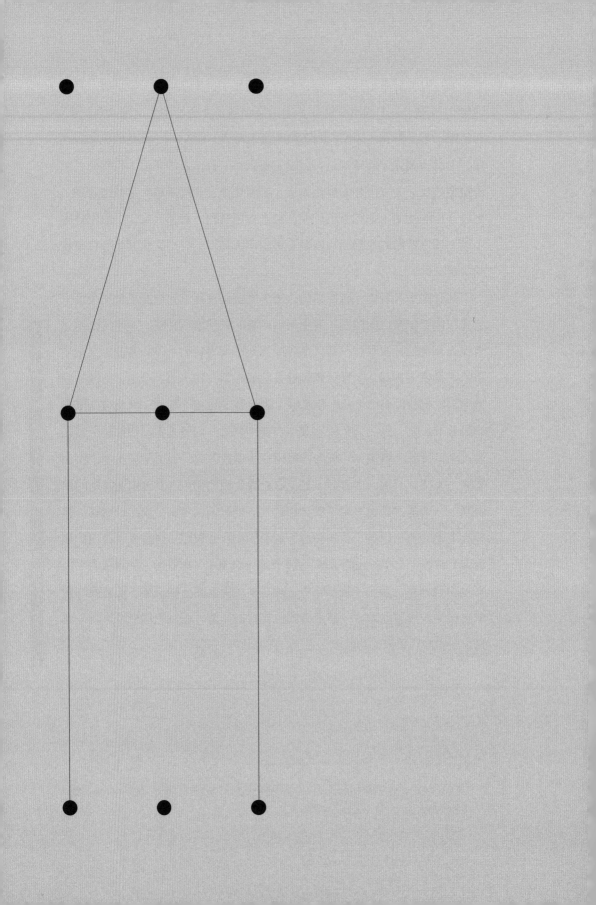

附錄

論伯希和敦煌漢文文書的

「後期混入」

——P.3810 文書及其他

本文將涉及敦煌學兩個問題，一是藏經洞封閉時間問題，二是伯希和敦煌文書的再審視。眾所周知，敦煌藏經洞文書當中有紀年的最晚的文書是俄藏 F.32 號咸平五年（1002）的〈敦煌王曹宗壽編造帙子入報恩寺記〉。關於藏經洞的封閉時間雖然多有爭論，但一般都定為 11 世紀前半葉，此乃學界著名公案，茲不贅舉。但敦煌伯希和文書 P.3810 曾引發過針對這一結論的質疑和討論，但可惜觀點交鋒沒能繼續，這一話題的更大意義也沒被爭論雙方意識到。通過對文書書寫年代的分析，筆者認為，P.3810 文書基本上可以與藏經洞封閉時間問題脫鉤，但會引發另一個重要問題──伯希和敦煌漢文文書是否有混入的藏經洞封閉以後的文書？如果有，是什麼渠道？

以往多有對大谷文書、李氏舊藏等 "敦煌文書" 的質疑，大英圖書館藏斯坦因 Or.8212/75A─B 文書，從回鶻文題記看抄寫時代應是元末。但寫本末尾出現有蒙古文題記，稱 "大清朝光緒三十年十月初一"。薩仁高娃、楊富學〈敦煌本回鶻文《阿毗達磨俱舍論實義疏》研究〉認為：Ch.xix.001─002 號文獻（該文書原編號）並非斯坦因從 181 窟（今 464 窟）直接獲得，而是在第二次西域探險過程中與其餘敦煌卷子一同從藏經洞獲得，是由王道士將其放入藏經洞中的。該文獻進藏經洞之前，經過蒙古人之手，從而留下了 "光緒三十年" 的蒙古文題記。

不論斯坦因究竟如何獲得這件文書，起碼這件文書的編號不至於讓學術界產生誤解。但本文所要討論的伯希和文書則不是如此。

對於伯希和敦煌文書的質疑以往主要是海外學者持之，並主要集中在回鶻文寫本上（見後）。儘管伯希和已經指出藏經洞內有王道士放入的晚期文獻，但是他的甄別應該看來還是有疏漏。從藥名、避諱、俗字、宗教信仰等多個角度考量，本文認為，P.3810 這份漢文文書抄寫時代可能是元以後，也就是說，很可能是後期混入的。

最早涉及這份文書並引發對藏經洞封閉時間討論的文章是譚真的〈從一份資料談藏經洞的封閉〉[1]，他注意到了 P.3810 文書中的〈養生神仙粥食方〉中"山藥"一詞，認為"山藥"的出現具有特定的時間節點：山藥原名薯蕷，唐代宗時期避"豫"，改為"薯藥"；至宋英宗時期避諱"曙"，故又改為"山藥"。因此他認為藏經洞封閉時間下限要到宋英宗（1064—1067 年在位）以後。請注意，此時譚文仍未質疑文書本身的藏經洞屬性，只是懷疑其為宋英宗時期或稍後的作品。這樣就意味著藏經洞封閉時間是 11 世紀後半葉以後。

對於譚真的觀點，榮新江表示不同意："雖然說者查閱了大量文獻，認定即'薯蕷'的諱改，但宋以前的醫書許多已殘缺不全，不能肯定山藥不是'薯蕷'以外的另一種藥材。"[2] 他主張藏經洞封閉於 11 世紀初，認為敦煌文書是敦煌三界寺供養具，11 世紀初期在于闐國被穆斯林攻克之後被迫藏入洞中，洞封閉於此時。[3] 這樣就與譚真的說法存在半個世紀以上的誤差。對於 P.3810 號文書，他引用鄭阿財〈敦煌寫卷《呼吸靜功妙訣》試論〉觀點[4]，認為可能是唐末五代或北宋初期寫本。

令人遺憾的是，這場爭論在尚待深入的時候戛然而止，此後十餘年時間裏再無新的進展。其實這是一個關涉重大且可引發更有意義討論的話

1 譚真：〈從一份資料談藏經洞的封閉〉，《敦煌研究》1988 年第 4 期，第 36—39 頁。

2 榮新江：《敦煌學十八講》第四講〈敦煌藏經洞的原狀及其封閉原因〉，北京大學出版社，2001 年，第 94 頁。

3 同上書，第 91 頁。

4 鄭阿財：〈敦煌寫卷《呼吸靜功妙訣》試論〉，《九州學刊》第五卷第四期，1993 年，第 111—117 頁。

題，以往早已有海外學者懷疑伯希和敦煌回鶻文文書和絹本畫中有後期混入者，那麼漢文文書能否獨善其身？

本文欲從以下幾個方面展開論述：“山藥”一詞在宋英宗以前是否有特指；從性狀和藥性上來看，“神仙粥”中的“山藥”是否符合薯蕷科植物薯蕷 Dioscoreaopposita Thunb. 乾燥根莖的特點；P.3810 文書其餘要素（包括避諱、俗字、信仰、與後世刻本的關係）對於斷代是否有幫助。

一、P.3810 引發的爭論

薯蕷名稱變化的確可以斷代，這一點是醫學史學界公認的。在唐以前，薯蕷有多個名稱，《居延新簡（甲渠候官）》EPT65·476 簡文有“諸與”，張雷認為：“諸，章母魚韻；薯，禪母魚韻，疊韻通假。與、蕷均喻母魚部韻，故與假為蕷。文中‘諸與’即中藥‘薯蕷’。”[1]《武威漢代醫簡》牘 85 乙作“署與”，整理者指出：“‘署與’即‘薯豫’，亦作薯蕷。”[2]《廣雅·釋草》：“王延，藷，署預也。”《醫心方》卷三〇則指出方言的影響：“署預：……一名山芋，秦楚名玉延，鄭越名土薯。……一名薯薁（原註：署預二音），一名延草。《雜要訣》云：一名王芋。”[3] 在《神農本草經》、《名醫別錄》、《新修本草》等主流藥書中它始終以“薯蕷”為名稱。唐宋時期，薯蕷名稱的變化與避諱密切相關，《剡錄》卷一〇：“《倦遊雜錄》曰：‘薯蕷：唐代宗名預，改為藥。英廟諱上一字，卻呼蕷藥。’”[4] 唐代宗名李豫，所以薯蕷在唐代宗以後改名為“薯藥”，宋英宗名曙，故又改名為山藥，而《神農本草經》曾經記載了薯蕷的別名“山芋”，這可能是宋人將“薯藥”改名為“山藥”的靈感來源。

1　張雷：《秦漢簡牘藥名叢考》，上海市社會科學界第十四屆學術年會論文會議論文集，2016年，第 225 頁。

2　甘肅省博物館、武威縣文化館：《武威漢代醫簡》，文物出版社，1975 年，第 16 頁。

3　〔日〕丹波康賴撰，趙明山等註釋：《醫心方》卷三〇，遼寧科學技術出版社，1996 年，第1225 頁。

4　（宋）高似孫撰，（清）徐幹校刊：《剡錄》卷一〇，宋嘉定八年刊本，清同治九年重刊本，成文出版社有限公司，1970 年，第 285 頁。

從疾病到人心——中古醫療社會史再探

就目前可見宋以前文獻而言，"山藥"一詞雖然屢屢出現，但僅僅是作為"山野之藥"的泛稱而已，看不到具體指向某種藥材。

例如《外台秘要》卷八〈飲冷水過多所致方〉裏就出現了山藥："遠志（去心）、苦參、烏賊魚骨、藜蘆、白朮、甘遂、五味子、大黃、石膏、桔梗、半夏（洗）、紫菀、前胡、芒消、栝樓、桂心、蓯蓉、貝母、芫花、當歸、人參、茯苓、芍藥、大戟、葶藶、黃芩，各一兩。常山甘草（炙）、山藥、厚樸、細辛，各三分，附子（三分炮）、巴豆三十枚去皮心。"[1]卷一〇"防風散方"亦有"山藥"。但此案例的產生可能與傳抄歷程有關。現行程衍道校勘本《外台秘要》的祖本是宋代校正醫書局校正本，該局成立於1057年，而《外台秘要》校正完畢付梓則是在1069年，恰是英宗之後。1640年又經程衍道校勘。此本經過了宋人改造，很難說唐代原貌如此。"飲冷水過多所致方"來自《千金翼方》，而《千金翼方》卷一九〈雜病〉原文如此："飲冷水過多所致方：遠志（去心）、苦參、藜蘆、白朮、烏賊骨、甘遂、大黃、石膏、半夏（洗）、紫菀、桔梗、前胡、芒消、栝樓、五味子、蓯蓉、貝母、桂心、芫花（熬）、當歸、人參、茯苓、芍藥、大戟、葶藶（熬）、黃芩（各一兩）、附子（炮去皮）、常山、厚樸（炙）、細辛、署預、甘草（炙，各三分）、巴豆（三拾枚，去心皮，熬）。"[2]可以看到，除了個別字句排列順序之外，藥方組成與劑量兩書完全相同，《外台秘要》抄自《千金翼方》明顯可見，只有"署預"被宋人改為"山藥"，所以此書內的"山藥"並不能說明問題。日本岩崎彌之助財團靜嘉堂文庫藏清皕宋樓南宋本《外台秘要方》，在該本相應之處依舊是"薯蕷"[3]，未經修改。南宋人不大可能冒大不韙將"山藥"故意改為"薯蕷"，只可能是別有所本且一時疏忽了避諱問題，反倒可以從側面證明《外台秘要》原文應該就是"薯蕷"。

1 （唐）王燾：《外台秘要》，人民衛生出版社，1955年，第228頁。

2 （唐）孫思邈著，李景榮等校釋：《千金翼方校釋》卷一九〈雜病〉，人民衛生出版社，1998年，第291—292頁。

3 〔日〕小曽戶洋監修：《東洋醫學善本叢書》，東洋醫學研究會，1981年，《外台秘要方》卷八，第153頁，卷一〇，第192頁。

詩詞中也常出現"山藥"，但也是泛指，謹舉例如下：

《韓昌黎全集》卷一〇〈送文暢師北遊〉："僧還相訪來，山藥煮可掘。"[1]

《全唐詩》卷五五四項斯〈題令狐處士溪居〉："病嚐山藥遍，貧起草堂低。"[2] 既然嚐遍，那麼顯然是特指山中所產之藥。

《全唐詩》卷一八八韋應物〈郡齋贈王卿〉："無術謬稱簡，素餐空自嗟。秋齋雨成滯，山藥寒始華。"[3] 山藥是霜降以後收取，所謂寒期才開花殊不可能。所以這裏的"山藥"還是泛指。

《全唐詩》卷五五五馬戴〈過野叟居〉："呼兒採山藥，放犢飲溪泉。"[4]

《全唐詩》卷六二九陸龜蒙〈食〉："日午空齋帶睡痕，水蔬山藥薦盤飧。"[5]

《玄怪錄》卷三："常有二人日來買山藥，稱王老所使。"[6]

以筆者閱讀範圍而言，還未見到宋英宗以前"山藥"確指某種具體藥物的記錄，都是泛稱。認為史籍不全所以不能證明山藥別有所指的說法有不可證偽的邏輯缺陷。對於我們今天所說的山藥，宋人有"山薯"、"山藥"、"山蕷"等名稱。《剡錄》卷一〇："溫公〈送薯蕷苗詩〉：'客從魏都來，遺我山薯實。'則曰'山薯'。王荊公、王岐公〈和蔡樞密山藥〉詩則曰'山藥'，黃魯直〈和七兄山蕷湯〉詩則曰'山蕷'。"[7] 宋黃庭堅〈山蕷帖〉："當陽張中叔去年臘月寄山蕷來。留荊南久之。四月，余乃到沙頭取視之，萌芽森然，有盈尺者。意皆可棄。"[8] 然後冒險煮食，未中毒，山藥多霜降後收取，故臘月得寄。發芽正常，不影響食用。黃稱山蕷，他是宋人，自然可不避唐諱，但與英宗同時，故避"薯"。從宋人自己的記錄來看，這一藥名

1 （唐）韓愈：《韓昌黎全集》卷一〇，中國書店，1991年，第37頁。

2 （清）彭定求等編：《全唐詩》卷五五四，中華書局，1960年，第6407頁。

3 同上書，卷一八八，第1918—1919頁。

4 同上書，卷五五五，第6427頁。

5 同上書，卷六二九，第7221頁。

6 （唐）牛僧孺，李復言編，程毅中點校：《玄怪錄·續玄怪錄》卷三，中華書局，1982年，第69頁。

7 （宋）高似孫撰，（清）徐幹校刊：《剡錄》卷一〇，宋嘉定八年刊本，清同治九年重刊本，1971年，第285頁。

8 （宋）黃庭堅：《黃庭堅全集》續集卷一GA996〈與共蘊知縣宣德書〉，四川大學出版社，2001年，第4冊，第2122頁。

的演變是比較清晰的。

下面來看一下"神仙粥"配方中的"山藥"是否符合醫籍中山藥的藥物屬性。

P.3810"神仙粥"配方如下：

> 山藥蒸熟，去皮，一斤。雞頭實半斤，煮熟去殼，搗為末，入粳半升，慢火煮成粥，空心食之。或韭子末二三兩（兩）在內尤妙。食粥後用好熱酒飲三杯，妙。此粥善補虛勞，益氣，強志，壯元陽，止洩，精神妙。[1]

唐宋以來人們有關藥物的觀念受到如下幾部書的巨大影響：《神農本草經》、《名醫別錄》、《新修本草》、《備急千金要方》、《食療本草》、《證類本草》，筆者將這幾部醫藥書中相關藥物的藥性排列成下表：

附錄 論伯希和敦煌漢文文書的「後期混入」——P.3810 文書及其他

附 - 1　山藥（薯蕷）藥性闡釋演進表

		神農本草	名醫別錄	新修本草	備急千金要方	食療本草	證類本草
1	薯蕷（山藥）	補虛贏，除寒熱、邪氣，補中，益氣力，長肌肉。久服耳目聰明，輕身不飢，延年。	平，無毒……下氣，止腰疼……補虛勞、贏瘦，充五藏。	味甘，溫、平，無毒。主傷中，補虛贏，除寒熱邪氣，補中，益氣力，長肌肉。主頭面遊風、風頭眼眩，下氣，止腰痛，補虛勞贏瘦，充五臟，除煩熱，強陰。久服耳目聰明，輕身。	味甘，溫，平，無毒。主傷中，補虛贏，除寒熱邪氣，補中，益氣力，長肌肉，面遊風，風頭眼眩，下氣，止腰痛，補虛勞贏瘦，充五臟，除煩熱，強陰。久服耳目聰明，輕身不飢，延年。	性甘，溫，平，無毒。主傷中，補虛贏，除寒熱邪氣，補中，益氣力，長肌肉。……久服耳目聰明，輕身，不饑，延年。	味甘，溫，平，無毒。主傷中，補虛贏，除寒熱邪氣，補中，益氣力，長肌肉，主頭面遊風，風頭眼眩，下氣，止腰痛。補虛勞贏瘦，充五臟，除煩熱，強陰。久服耳目聰明，輕身，不飢，延年。

1　上海古籍出版社、法國國家圖書館編：《法藏敦煌西域文獻》第二十八卷 P.3810〈呼吸靜功妙決附神仙粥〉，上海古籍出版社，2004 年，第 137 頁。

		神農本草	名醫別錄	新修本草	備急千金要方	食療本草	證類本草
2	雞頭實	味甘，平。主濕痹，腰脊膝痛。補中除暴疾，益精氣，強志，令耳目聰明。久服輕身不飢，耐老神仙。一名雁啄實。生池澤。	味甘，平。主濕痹，腰脊膝痛。補中除暴疾，益精氣，強志，令耳目聰明。久服，輕身不飢，耐老神仙。	味甘，平，無毒。主濕痹，腰脊膝痛。補中除暴疾，益精氣，強志意，耳目聰明。久服，輕身不飢，耐老神仙。	味甘，平，無毒。主濕痹腰脊膝痛，補中除暴疾，益精氣，強志意，耳目聰明。久服，輕身不飢，耐老神仙。	主溫，治風痹腰脊強直，膝痛。補中焦，益精，強志意，耳目聰明。作粉食之甚好。此是長生之藥。	味甘，平，無毒。主濕痹，腰脊膝痛。補中除暴疾，益精氣，強志，令耳目聰明。久服輕身不飢，耐老神仙。一名雁喙實，一名芡。生雷澤池澤。八月採。
3	粳	（缺）	味甘、苦，平，無毒，主益氣、止煩，止瀉。	味甘、苦，平，無毒。主益氣，止煩，止瀉。	味辛苦，平，無毒。主心煩，斷下利。平胃氣。長肌肉。	主益氣，止煩（止）瀉……性寒。壅諸經絡氣，使人四肢不收，昏昏饒睡。發風動氣，不可多食。	味甘、苦，平，無毒。主益氣，止煩，止瀉。
4	韭子	（缺）	子，主治夢洩精，溺白。	子，主夢洩精，溺白。	其子主夢洩精，尿色白。	韭子入棘刺諸丸，主漏精。	子，主夢洩精，溺白。

"神仙粥"配方中使用了"山藥"、雞頭實（芡實）、粳米、韭子四種原料。前三種屬主料，韭子則屬輔助添加料。配方組成關係比較簡單，沒有七情相使相畏的組合關係。其主要功效為：

A. 補虛勞；

B. 益氣；

C. 強志，精神妙；

D. 壯元陽，止洩。

《神農本草經》雖然是藥書之淵藪，歷代藥書之闡述在文字、排列等方面都會受其影響，但看來"神仙粥"配方不是直接來源於它，因為粳米和韭子兩項在《神農本草經》裏沒有涉及。而《新修本草》、《名醫別錄》、《備急千金要方》、《食療本草》、《證類本草》關於薯蕷（山藥）、雞頭實的論述祖源於《神農》，只有魯魚之分。而粳、韭子的論述則有微妙區別，"神仙粥"中 B 項功效來自粳米，從時間排列順序來看，祖源於《名醫別錄》"主益氣"的表述。C 項功能應該是來自雞頭實，從時間排列順序來看，祖源於《神農本草經》"強志"的表述。D 項功效應該是來自韭子和粳，從時間排列順序來看，祖源於《名醫別錄》"主治夢洩精"和粳米"止瀉"的表述，其中"元陽"即男性精氣的另一種表述。

從藥性來看，只有"補虛勞"一項對應於山藥，而通過表一可以看到，《神農本草經》稱"薯蕷"可以"補虛羸"，《新修本草》、《備急千金要方》、《食療本草》、《證類本草》相同，唯獨《名醫別錄》稱"補虛勞、羸瘦"，與"神仙粥"最為接近，所以說，P.3810 文書"神仙粥"配方藥性的表述則可能來自《名醫別錄》或者受《名醫別錄》影響巨大的某種藥書。在明代龔廷賢撰《壽世保元》丁集卷四"勞瘵"條中有文字大致類同的神仙粥配方："山藥蒸熟，去皮，一斤。雞頭實半斤，煮熟去殼，搗為末。入粳米半升。慢火熬成粥。空心食之。或入韭菜子末二三兩在內，尤妙。食粥後用好熱酒，飲一二杯，妙。此粥善補虛勞，益氣強志，壯元陽，止洩精，神妙。"[1]

可以說"神仙粥"配方中的"山藥"與《名醫別錄》等醫書中的"薯蕷"共同擁有"補虛勞"的功能。這對於論證此處"山藥"即"薯蕷"有側面的幫助，必須強調的是，這只是一個必要條件，而非充分條件，因為擁有補虛勞功能的藥物絕非薯蕷一種，所以這僅僅是一個側面、部分的證明而已。

但是下面我們將從另一側面進行論證，那就是藥物形態。P.3810"神仙粥"提到："山藥蒸熟，去皮，一斤。"配方中雞頭米、粳米都是澱粉類的，而韭子不是澱粉類，則被特地強調屬附加物，那麼此處的"山藥"同屬澱

1　（明）龔廷賢撰，魯兆麟主校：《壽世保元》丁集卷四，人民衛生出版社，1993 年，第 283 頁。

粉類的可能性比較大，所以才能和其他藥物配合為"粥"。藥物用量多數以
"匕"、"撮"、"錢"、"兩"為單位，此處"山藥"則以斤論，稍為少見，
但凡如此大劑量用藥，要麼是外敷，要麼就是其物性平無毒，《名醫別錄》
有關"（薯蕷）性平"的論述似符合這一點，而且此物帶皮，而且皮蒸熟可
去，也符合薯蕷的特點。

綜合以上，P.3810"神仙粥"中"山藥"是一種具有"補虛勞"功能、
帶皮、疑似澱粉類藥物，每一項特質單獨拿出來都不足以證明這就是薯
蕷，但加到一起就比較有說服力──它極可能就是薯蕷科的山藥。

二、宗教信仰與年代

另外有一個遺憾的地方，那就是譚真、榮新江等先生都未充分討論這
份文書的其餘部分。P.3810 文書分為 11 個部分，抄錄 8 篇文章，依次是：
〈湘祖白鶴紫芝遁法〉、〈白鶴靈彰咒〉、〈紫芝靈舍咒訣〉、〈鶴神所在日
期〉、〈踏魁罡步鬥法〉、〈太上金鎮連環隱遁真訣〉、〈足底生雲法〉（包括
〈乘雲咒〉）及〈呼吸靜功妙訣〉，而"神仙粥"是最後部分的內容：

這八篇內容字體基本一致，當為同一人所抄寫。此人大約是虔誠的道
教信徒，所抄寫的內容多為道教內容。而神仙粥是緊接著〈呼吸靜功妙訣〉
中這段文字的："又偃臥榻上，少睡片時起來，啜淡粥半碗。"[1] 緊跟著即是
神仙粥配方。既然"神仙粥"明顯是這份文書最後被抄寫的部分，那麼探
討一下該文書其餘部分的成書年代大概有助於本文主題的探討。引起筆者
注意的是該文書第一部分〈湘祖白鶴紫芝遁法〉：

〈湘祖白鶴紫芝遁法〉開宗明義云：

> 夫"白鶴紫芝遁"乃漢名將中離翁傳唐秀士呂純陽……韓湘子闡
> 揚大教，廣發慈悲……今以仙術留傳於世……

1　上海古籍出版社、法國國家圖書館編：〈法藏敦煌西域文獻〉第二十八卷 P.3810〈呼吸靜功
　　妙決附神仙粥〉，上海古籍出版社，2004 年，第 137 頁。

→ 圖附-1　P.3810 文書第 11-11 部分〈呼吸靜功妙訣〉及「神仙粥」配方

→ 圖附-2　P.3810 文書第 11-01 部分〈湘祖白鶴紫芝遁法〉

這裏"中離翁"當即"鍾離權"。所謂"湘祖"即韓湘子。這裏出現了所謂八仙中的三人，即鍾離權、呂洞賓、韓湘子。這段文字的出現令筆者更相信這份文書的形成年代絕非以前學者所推測的"唐末五代初"，而可能是北宋中期以後，甚至遲至南宋以後。理由如下：韓湘子之神化在唐代尚無跡象，至《青瑣高議》才最終定型；八仙中三仙出現，這種組合關係大約是南宋以後才有的。下面一一論述之。

韓湘子即韓湘，韓愈姪孫。其人一生事跡平淡，但大名隨韓昌黎〈左遷至藍關示姪孫湘〉一詩而歷久不衰。唐代尚無韓湘神化之跡象，但是已經有了後世韓湘子故事的雛形。《酉陽雜俎》記載：

> 韓愈侍郎有疏從子姪自江淮來，年甚少，韓令學院中伴子弟，子弟悉為凌辱。韓知之，遂為街西假僧院令讀書，經句，寺主綱復訴其狂率。韓遽令歸，且責曰："市肆賤類營衣食，尚有一事長處。汝所為如此，竟作何物？"姪拜謝，徐曰："某有一藝，恨叔不知。"因指階前牡丹曰："叔要此花青、紫、黃、赤，唯命也。"韓大奇之，遂給所須試之。乃豎箔曲，盡遮牡丹叢，不令人窺。掘窠四面，深及其根，寬容人座。唯賚紫礦、輕粉、朱紅，旦暮治其根。幾七日，乃填坑，白其叔曰："恨較遲一月。"時冬初也。牡丹本紫，及花發，色白紅歷綠，每朵有一聯詩，字色紫，分明乃是韓出官時詩，一韻曰"雲橫秦嶺家何在，雪擁藍關馬不前"十四字，韓大驚異。姪且辭歸江淮，竟不願仕。[1]

此處值得注意的是這個子姪沒有留下名字，並未與韓湘直接掛鈎；到了五代，這個故事愈來愈有神仙色彩，但是當事人仍然不知名字。五代杜光庭《仙傳拾遺》也有類似故事，但與《酉陽雜俎》有差異：一，當事人由韓愈"疏從子姪"變成了"外甥"；二，花字出現在韓愈上〈諫佛骨表〉

1 （唐）段成式撰，方南生點校：《酉陽雜俎》卷一九〈廣動植類〉，中華書局，1981年，第185—186頁。

遭到貶謫之前，這就具有了神化色彩。由於《仙傳拾遺》明確說〈左遷至藍關示姪孫湘〉是送給這位外甥的，所以世人很快將其與歷史上真實存在的韓湘聯繫起來，韓湘由此籠罩上了神化色彩。至於"外甥"與"姪孫"的區別則被民眾所忽視。目前有關八仙和韓湘子的研究均認為，將韓湘徹底神化的標誌是宋代《青瑣高議》，[1] 該書作者劉斧，高承《事物紀原》卷一〇云"熙寧中劉斧撰《青瑣集》"[2]，此即當為《青瑣高議》，成書年代當在宋神宗熙寧（1068—1077）年間。該書前集卷九"湘子作詩讖文公"：

> 韓湘，字清夫，唐韓文公之姪也，幼養於文公門下。文公之子皆力學，惟湘落魄不羈，見書則擲，對酒則醉，醉則高歌。公呼而教之曰……湘笑曰："湘之所學，非公所知。"……公適開宴，湘予末坐，取土聚於盆，用籠覆之。巡酌間，湘曰："花已開矣。"舉籠見岩花二朵，類世之牡丹，差大而艷美。葉幹翠軟，合座驚異。公細視之，花朵上有小金字，分明可辨。其詩曰："雲橫秦嶺家何在，雪擁藍關馬不前。"公莫曉其意。飲罷，公曰："此亦幻化之一術耳，非真也。"湘

1 例如浦江清：〈八仙考〉，《清華學報（自然科學版）》1936 年第 1 期；（元）辛文房撰，傅璇琮主編：《唐才子傳校箋》第三冊，中華書局，2002 年，第 150 頁；吳光正：《八仙故事系統考論》，中華書局，2006 年；吳光正，陳麗宇：〈韓湘子研究〉，台灣師範大學國文研究所碩士論文，1988 年。P. Yett: "The Eight Immortals", *Journal of Royal Asiatic Society* 1916, "More notes on the Eight Immortals", *Journal of Royal Asiatic Society* 1922；趙景深：〈八仙傳說〉，《東方雜誌》第 30 卷第 21 號，1933 年；王漢民：〈八仙與中國文化〉，南京大學博士學位論文，1999 年。党芳莉：〈韓湘子仙事演變考〉，《人文雜誌》2000 年第 1 期，第138—140 頁；党芳莉：〈八仙仙事演變及相關文學研究〉，復旦大學博士學位論文，2000年，氏著：《八仙信仰與文學研究——文化傳播的視角》，黑龍江人民出版社，2006 年。浦江清文章較早，且影響力較大，其後周曉薇〈八仙考補〉（載吳光正主編《八仙文化與八仙文學的現代闡釋——二十世紀國際八仙論叢》，黑龍江人民出版社，2006 年，第 140—148頁，原載《中國典籍與文化論叢》第四輯，中華書局，1997 年），白化文、李鼎霞〈讀《八仙考》後記〉（載王元化主編《學術集林》卷十，上海遠東出版社，1997 年）均對浦文進行了補正，但是對於現存史料中韓湘子神話始見於《青瑣高議》這一點並無大的分歧。
2 （宋）高承撰，（明）李果訂，金圓、許沛藻點校：《事物紀原》卷一〇，中華書局，1989 年，第 541 頁。

曰："事久乃驗。"不久，湘告去，不可留。[1]

從《酉陽雜俎》到《仙傳拾遺》，再到《青瑣高議》，韓湘子神化的軌跡還是比較清楚的，即由韓愈子姪，再到外甥，再到姪，事跡的中心是令牡丹開花，且牡丹花上字由韓愈貶官之後之追記變成了貶官之前的讖語，名字由不知名到明確指為韓湘，《青瑣高議》此處題記為"湘子作詩讖文公"，則"韓湘子"一名起於此。[2]

以筆者所見，目前還找不到直接記載韓湘在唐代或者五代被神化的證據。更何況 P.3810 文書中的《湘祖白鶴紫芝遁法》將韓湘稱為湘祖，人物被神化到被列入道統需要一個較長的反芻期，所以這件文書是唐五代作品的可能性就極低。

另外值得注意的是，P.3810 文書中還出現了"漢中離"和"呂純陽"，眾所周知，和韓湘一樣，他們是所謂八仙的成員。而他們這種名號的出現，更能證明 P.3810 文書的晚出。

呂洞賓並非真實人物，浦江清認為其神化大約見於宋仁宗慶歷年間，岳州是發源地。[3]小野四平〈呂洞賓傳說考〉對此則有不同意見，他認為北宋前期楊億（974—1020）的《楊文公談苑》中的"呂仙翁"就是呂洞賓。胡應麟《少室山房筆叢》已經注意到了宋以前呂姓神仙眾多的現象，小野四平推測說："由於某種契機，從前所有呂姓神仙的傳說被集中到了一起，並由此萌生了呂洞賓傳說。至於究竟是怎樣一種契機，這關鍵的一點仍然不明，但時期肯定當在五代至宋初。"[4]而 P.3810 文書稱呂洞賓為"純陽"，這

1 （宋）劉斧：《青瑣高議》前集卷九，載《宋元筆記小說大觀》第 1 冊，上海古籍出版社，2007 年，第 1076—1077 頁。

2 參看日本學者柳獺喜代志：〈韓湘子故事的源流〉，載吳光正主編《八仙文化與八仙文學的現代闡釋——二十世紀國際八仙研究論叢》，黑龍江人民出版社，2006 年，第 610 頁。

3 浦江清：〈八仙考〉，《清華學報（自然科學版）》1936 年 11 卷 1 期，第 113—114 頁。

4 〔日〕小野四平：〈呂洞賓傳說考〉，原載《東方宗教》第 32 期，1968 年 11 月，後收入吳光正主編《八仙文化與八仙文學的現代闡釋——二十世紀國際八仙研究論叢》，黑龍江人民出版社，2006 年，第 720—721 頁。

稱號不見於唐宋，是一個元代以來才附加給呂洞賓的稱號，胡應麟《少室山房筆叢》卷二四[1]、趙翼《陔餘叢考》卷三四[2]皆指呂洞賓純陽稱號來自元代大興"王重陽教"之後。

至於"漢中離"，則可能是將唐人鍾離權與漢鍾離昧混為一談了。這個問題可參看李遠國〈鍾離權生平事跡略考〉[3]。單個人物何時出現並不能說明這件文書的抄寫年代，因為組合比單個人物的出現更為重要。八仙之名號起於東漢[4]，近代以來則有西方學者著以先鞭，以人類學方式對八仙起源進行過探考。[5]歷史上八仙之組合從來都是飄忽不定，有淮南八仙、蜀八仙、酒中八仙等14種版本，成員亦多種多樣。胡應麟認為以漢鍾離、呂洞賓等為代表的八仙組合起於元代。[6]清趙翼《陔餘叢考》卷三四："世俗相傳有所謂'八仙'者，……胡應麟謂大概起於元世，王重陽教盛行，以鍾離為正陽，洞賓為純陽，何仙姑為純陽弟子，因而展轉附會，成此名目云。今戲有'八仙慶壽'，尚是元人舊本，則八仙之說之出於元人，當不誣也。"[7]羅永麟認為："八仙成為道教神仙的重要仙人群體，其實應當說是全真教有意創建的重要神仙譜系……現有八仙之說，大致起於元代全真教興盛之時。"[8]浦江清認為元代八仙通行的一組為鍾離、呂、李、藍、韓、曹、張、徐（徐神

附錄 論伯希和敦煌漢文文書的「後期混入」——P.3810 文書及其他

1　（明）胡應麟：《少室山房筆叢》卷二四，中華書局，1958 年，第 539 頁。

2　（清）趙翼著，欒保群、呂宗力校點：《陔餘叢考》卷三四，河北人民出版社，1990 年，第 611 頁。

3　李遠國：〈鍾離權生平事跡略考〉，吳光正主編：《八仙文化與八仙文學的現代闡釋——二十世紀國際八仙研究論叢》，黑龍江人民出版社，2006 年，第 232—242 頁，原載台灣《道韻》（一）1997 年。

4　浦江清：〈八仙考〉，《清華學報（自然科學版）》1936 年第 1 期，第 90 頁。

5　P. Yett: "The Eight Immortals", *Journal of Royal Asiatic Society* 1916, "More notes on the Eight Immortals", *Journal of Royal Asiatic Society* 1922. 但是前一篇文章基本屬介紹類，後一篇文章則有了較為詳實的理論分析。

6　（明）胡應麟：《少室山房筆叢》卷二四，中華書局，1958 年，第 539 頁。

7　（清）趙翼著，欒保群、呂宗力校點：《陔餘叢考》卷三四，河北人民出版社，1990 年，第 611 頁。

8　羅永麟：〈八仙故事形成的社會歷史原因和影響〉，載吳光正主編《八仙文化與八仙文學的現代闡釋——二十世紀國際八仙研究論叢》，黑龍江人民出版社，2006 年，第 96—97 頁。

翁），何仙姑則偶現。[1] 他還認為八仙之出現與當時佛道人物畫的興起密切相關，而隨著後來山水畫的崛起，佛道人物畫趨於蕭條，而八仙的組合也就固定在了鍾離、呂、李、藍、韓、曹、張、何一組上，不再改遷。[2] 吳光正認為漢鍾離、呂洞賓等為代表的八仙的出現與宋金時期道教"內丹"學說的興起有關。[3] 而小野四平雖然認為呂洞賓的傳說雛形可能出現在五代或者宋初，但該傳說的大行其道與宋代全真教的興起有密切關係。[4] 也就是說，八仙的雛形或者較早，但其組合的出現（哪怕僅僅是部分人物的組合）應該是在其聲名大噪之後才有的，尤其是韓湘子的出現時間點還是比較清楚的。還有個旁證：眾所周知，《太平廣記》多採神怪之事，但內裏除了張果老、藍采和之外其餘六仙均不見，可知大約在《太平廣記》成書年代（978 年），八仙仍未成型，尤其是鍾離、呂、韓三位尚未引起注意，更不要說成"祖"了。就目前研究動態來看，學界多數傾向於八仙組合的出現（包括其中幾位的任意組合）是南宋和金代以後的事情。

王見川已經指出，P.3810 中〈湘祖白鶴紫芝遁法〉等部分內容來自明代《秘傳萬法歸宗》，抄寫年代應該在明朝中葉以後，也可能是王道士自用的卷子。也就是說他否認此文書是藏經洞原藏品。[5] 這本是洞見，但是他的論述只針對道教內容，不夠全面，而且他認為 P.3810 內容來自《秘傳萬法歸宗》，這就陷入了"孰先孰後"的窠臼中，從內容來看，P.3810 並非照搬《秘傳萬法歸宗》，而是與《秘傳萬法歸宗》有類似的祖源（詳見後）。王卡則根據卷子中 11-03 部分出現的密宗真言咒語"唵嚩臨哆唎哆唎攝"，認為

1　浦江清：〈八仙考〉，《清華學報（自然科學版）》1936 年第 1 期，第 99 頁。

2　同上，第 97 頁。

3　吳光正：《八仙故事系統考論——內丹道宗教神話的建構及其流變》，中華書局，2006 年，第 3 頁。

4　〔日〕小野四平：〈呂洞賓傳說考〉，載吳光正主編《八仙文化與八仙文學的現代闡釋——二十世紀國際八仙研究論叢》，黑龍江人民出版社，2006 年，第 716 頁。

5　王見川：〈敦煌卷子中的鍾離權、呂洞賓、韓湘子資料〉，《台灣宗教研究通訊》2002 年第 3 期，第 118—133 頁。

P.3810 與宋元新道法相關，[1] 但李志鴻對此認為：“就抄本 P.3810 本身而言，斷定其屬唐代的卷子證據稍顯不足。然而，就道法本身發展來說，雖然尚沒有唐代道教符籙派運用密教真言咒的史料，但是出現於北宋的天心正法已經使用了密宗真言咒語卻是不爭的事實。”[2] 這樣就使得文書年代的判斷再次模糊化，儘管基本否定了唐及五代的可能性，卻不能排除北宋初期的可能性。現在綜合各種因素來看，該文書〈湘祖白鶴紫芝遁法〉的確有極大的晚出特點。

對該文書 11-04 部分〈鶴神所在日期〉所進行的考察也支持筆者的觀點，即該文書形成於南宋以後。

〈鶴神所在日期〉中的 “鶴神” 是所謂祟神，正如明馮夢龍《警世通言》卷一七所說：“降禍的太歲，耗氣的鶴神。”[3] 清代《協紀辨方書》卷三照樣謄錄了鶴神方位之說，但是又稱：“唯鶴神之名，則從俗之稱而莫可解。”[4] 足可見清人此時已經知其然不知其所以然。按鶴者，君子之流，古來備受推崇，奈何演化為祟神？此為民間底層之習俗，發展流變過程已不可詳考，有關它的研究相對來說較為薄弱。例如韓森（Valerie Hansen）《變遷之神——南宋時期的民間信仰》專門敘述南宋民間信仰，但對於鶴神隻字未提。而且她還有結論說：“在宋代，除龍王外，動物神幾乎全都不復存在。”[5] 現在看來這個結論恐怕有失偏頗。其他以中國古代民間巫術為專題的著作也極少涉及此問題。高國藩《敦煌巫術與巫術流變》曾有專章討論，

1 王卡：〈《敦煌道教文獻研究·目錄篇》補正〉，載鄭開編《水窮雲起集：道教文獻研究的舊學新知》，社會科學文獻出版社，2009 年，第 151 頁。

2 李志鴻：〈王卡：《道教經史論叢》〉，載陳鼓應主編《道家文化研究》第 23 輯，生活·讀書·新知三聯書店，2008 年，第 505—506 頁。

3 （明）馮夢龍：《警世通言》卷一七〈鈍秀才一朝交泰〉，上海古籍出版社，1998 年，第 195 頁。

4 （清）梅轂成等著，劉道超譯註：《協紀辨方書》卷三，廣西人民出版社，2007 年，第 130 頁。

5 〔美〕韓森著，包偉民譯：《變遷之神——南宋時期的民間信仰》，浙江人民出版社 1999 年版。第 185 頁。

但是所依據的只有 P.3810 文書，而且將此文書徑直斷為唐代寫本，且未說明理由。[1] 他注意到了 P.3810 這段文字內容與《萬法歸宗》的高度相似，但是很遺憾，他雖然指出《萬法歸宗》原題所謂 "李淳風著" 不太可靠，但是仍相信它保留了不少唐朝原貌，並且將它與 P.3810 配合起來，落實了鶴神為祟起自於唐代的結論。[2] 但是這兩份證據都是站不住腳的，P.3810 自不待言，《萬法歸宗》一書則不見於唐宋目錄，亦不見此階段內類書或其他書籍引用，偽書的可能性極高。筆者同意前揭王見川先生看法，即此書是明代著作。

所謂孤證不立，現有證據並不支持唐五代以及北宋有鶴神崇神論，遲至南宋時期方有跡象，羅願《爾雅翼》釋 "鶴" 字："鶴好延頸以望，故稱鶴以怨望。"[3] 鶴之正面形象在此遭受挫折，羅願為南宋人，他對鶴作了 "突破性" 解釋，但還未將鶴歸為祟神，但起碼南宋後期民間已有以鶴神為祟的跡象，黎廷瑞曾寫〈送鶴神〉一首，其自作序曰：

> 農夫相傳，鶴神之屬三千，若登天度歲，則民有糧，在地則否。故作此以送之。[4]

黎氏所述值得玩味：

第一，他是宋末元初人，證明此時已有以鶴神為祟的民俗。考慮到民俗從形成到引起關注並被記錄在冊有個較長的周期，那麼說此風俗大約起源於南宋應不為太過。

第二，他強調了信息的來源是鄉野村夫，證明這種習俗是起自於基層社會，這大概也解釋了傳世文獻中鶴神為祟過程 "片斷化" 的原因，即掌握話語權的知識分子尤其是士大夫在此風俗形成之初缺位，所以當其流傳

1　高國藩：《敦煌巫術與巫術流變》，河海大學出版社，1993 年，第 138 頁。

2　同上書，第 145 頁。

3　（宋）羅願撰，石雲孫校點：《爾雅翼》卷一三 "釋鳥"，黃山書社，2013 年，第 159 頁。

4　（元）黎廷瑞：〈送鶴神〉，《芳洲集》卷三，史簡輯《鄱陽五家集》，豫章叢書編刻局，1923 年，第 10 頁。

開來之後，知識分子只能記錄 "成熟形態"；民間鶴神觀念形成之後，各種文學作品中鶴形象繼續正面維持，尤其是在上層社會和知識分子這個層面，對鶴的欣賞依舊如故。似乎反映出知識階層與民間觀念的分途。

第三，鶴神有時登天不在人間，這與 P.3810 文書 11-04 部分所述吻合，該文書〈鶴神所在日期〉提到 "鶴神癸巳上天堂" 和 "戊子北方居五日，鶴神依舊上天堂"，提醒人們避開鶴神，這一點與黎廷瑞詩中 "作此以送之" 觀念內核相同。

綜合以上，出現 "鶴神" 大約也可證明 P.3810 文書是南宋以後的。

三、P.3810 與《萬法歸宗》

P.3810 文書很多部分與《萬法歸宗》類似，筆者認為，這種類似是因為雙方有共同的祖本。筆者將 P.3810 文書與《續修四庫全書》所收五卷本《新刻萬法歸宗》[1] 進行了比對，可以說內容高度相似，但筆者不能同意前揭王見川觀點，認為 P.3810 文書直接來源於《萬法歸宗》。下面將兩份文書文字差異點羅列如下：

附-2　P.3810 文書 11-09〈太上金鎖連環隱遁真決〉與《新刻萬法歸宗》
卷二〈太上金鎖連環隱遁真決〉對比表

序號	行列（以 p.3810 為準）	p.3810	新刻萬法歸宗
1	第五列	出現衍字句 "於身心火內化作"，被抄寫者劃掉	（無此句）
2	第八列	請諸位天神	請眾位天神
3	第八列	為人形	如人形
4	第十一列	七重名香	七種名香
5	第十二列	更將眾位十靈	更將眾位十文

1 《續修四庫全書》第 1064 冊子部術數類，上海古籍出版社，2002 年，681—813 頁。

序號	行列（以 p.3810 為準）	p.3810	新刻萬法歸宗
6	第十二—十三列	卻安神總咒	卻念安神總咒
7	第十三列	奉請其一	奏請其一
8	第二頁第二列	自己吃了	自己吃了
9	第二頁第七列	萬神之師	萬聖之師
10	第二頁第七列	天官之主	天宮之主
11	第二頁第七列	淨室之交	淨室之處
12	第二頁第十列	入金無磚	入金無礙

附 - 3　P.3810 文書 11-05〈踏魁罡步鬥法〉與《新刻萬法歸宗》卷二〈踏魁罡步鬥法〉對比表

序號	行列（以 p.3810 為準）	p.3810	新刻萬法歸宗
1	第三列	至香安	至香案前
2	第五列	何去使用	何處使用
3	第十列	香煙火（火字旁出）	香火
4	第十列	自己吃了	自己吃了
5	第十三列	右造木造七星劍一把	用桃木造七星劍一把
6	第十三列	令牌亦用杏木製	令牌亦用桃木製
7	第二頁第一列	各一百張	各一伯張

從疾病到人心 —— 中古醫療社會史再探

附 - 4　P.3810 文書 11-01〈湘祖白鶴紫芝遁法〉與《新刻萬法歸宗》
卷二〈湘祖白鶴紫芝遁法〉對比表

序號	行列（以 p.3810 為準）	p.3810	新刻萬法歸宗
1	第一列	夫湘祖白鶴紫芝遁	夫湘祖白鶴紫芝遁法
2	第二列	交後之進	慮後之進
3	第三列	仍在塵還	仍在塵寰
4	第三列	如值天劫	如值末劫
5	第四列	無日	無計
6	第四列	道綠	道緣
7	第五列	起得	獲得
8	第五列	其通意	其通誦意
9	第六列	設立老祖師牌位	設立祖師牌位
10	第七列	鹿腫	鹿脯
11	第七列	行藏之無	行藏之日
12	第八列	一老君	老君
13	第十列	用陰陽瓦	陰陽瓦
14	第十一列	寬二寸二分	闊二寸二分
15	第十二列	五色紙繩	五色絨繩
16	第十二列	待鶴神下界之日，一面以鶴延（涎）調朱書符一面	一面以蘭草葉搗汁調雄黃書符一面
17	第十三列	以人乳汁研墨又鶴一隻	以人乳汁研墨畫鶴一隻
18	第十四列	手足指甲只三分	手足指甲共三分
19	第十四列	為錢厚	如錢厚

序號	行列（以 p.3810 為準）	p.3810	新刻萬法歸宗
20	第十五列	前成一牌	剪成一牌
21	第十五列	五色紙繩	五色絨繩
22	第二頁第一－－第二列	但縫衣服盛之	俱入絲袋盛之
23	第二頁第二列	淨室之中	在淨室之中
24	第二頁第二列	物要虔誠	務要虔誠
25	第二頁第二列	雞犬犯穢	雞犬觸犯
26	第二頁第三列	投詞母煉草上放一明新鏡	持練案上放一明亮新鏡
27	第二頁第四列	焚符為一道	焚符各一道
28	第二頁第四列	將二牌懸於項下	將二牌囊懸於項下
29	第二頁第六列	如見崔草	如見鶴草
30	第二頁第六列	不見人形為之	不見人形是其驗矣
31	第二頁第六列	（無）	如不見鶴草仍見人形，再咒練之一七日
32	第二頁第七列	誠意今志不過	誠意恪志不過
33	第二頁第七列	崔草但見	鶴草俱見
34	第二頁第七列	欲出草牌	後出草牌
35	第二頁第八列	右德之士	有德之士
36	第二頁第九列	若無德行祿	若無德行緣薄
37	第二頁第十列	也乃	此乃
38	第二頁第十一列	併之慎之	謹之慎之

從疾病到人心——中古醫療社會史再探

序號	行列（以 p.3810 為準）	p.3810	新刻萬法歸宗
1	第四列	五色紙繩	五色絨繩
2	第六列	為遇用時	如欲用時
3	第七列	作戲取藥	作戲取樂
4	第八列	右翅拂	右翅一拂
5	第十二—十三列	甲辰焚香羊肉	甲辰埋香爐內
6	第十三列	甲午日洪汪土	甲午日供灶上
7	第十四列	收厘甲	收匣中
8	第十四列	若遇試驗	若欲試驗
9	第十六列	招呈	招鬼

　　P.3810 內容與《萬法歸宗》高度類似，但應該不是直接來源於該書，理由如下：

　　1. P.3810 是手抄本，錯訛甚多，仔細揣摩其錯誤，除了抄寫中的魯魚之誤外，還有些字句與《萬法歸宗》有較大差異，應該是別有所本。例如表三第 5 項，P.3810 為 "右造木造七星劍一把"，《萬法歸宗》為 "用桃木造七星劍一把"；表三第 6 項，P.3810 為 "令牌亦用杏木製"，《萬法歸宗》為 "令牌亦用桃木製"，木質不同，可見不是抄寫之誤。再例如表四第 16 項，P.3810 為 "待鶴神下界之日，一面以鶴延（涎）調朱書符一面"，而《萬法歸宗》為 "一面以蘭草葉搗汁調雄黃書符一面"，字句和使用原材料明顯不同；表四第 22 項，P.3810 為 "但縫衣服盛之"，《萬法歸宗》為 "俱入絲袋盛之"，這明顯不是字體之誤，而是別有所本；表四第 31 項，《萬法歸宗》有 "如不見鶴草仍見人形，再咒練之一七日"，P.3810 無此句；表五第 5 項，P.3810 為 "甲辰焚香羊肉"，《萬法歸宗》為 "甲辰埋香爐內"，供祭方式完全不同。

2. P.3810 各篇出現次序與《萬法歸宗》不同。前者次序為〈湘祖白鶴紫芝遁〉、〈鶴神所在日期〉、〈踏魁罡步鬥法〉、〈太上金鎖連環隱遁真決〉，後者次序為〈太上金鎖連環隱遁真決〉、〈踏魁罡步鬥法〉、〈湘祖白鶴紫芝遁法〉、〈論鶴神所在日〉，抄寫者不大可能反覆"跳躍"抄寫，更何況 P.3810 還有大量內容不見於《萬法歸宗》。

綜合以上可以說，P.3810 的抄寫者很可能有其他底本，《萬法歸宗》本就是一本包羅萬象的摘抄之書，卷一甚至將整本《秘傳六甲天書》抄錄進來。與 P.3810 雷同的部分應該是因為有相似的祖本。

但是文字上差異掩蓋不了這樣一個現實：P.3810 的內容、排列組合與《萬法歸宗》相似度較高，而這些要素不見於唐宋其他書籍，那麼說 P.3810 與《萬法歸宗》年代接近，大概不算離譜。《萬法歸宗》是什麼時代的？該書原題唐袁天罡、李淳風著，固不可信。前揭王見川觀點認為是明代著作，中醫古籍出版社《增補秘傳萬法歸宗》編註者孫正治說："根據其內容來分析，明顯是明清時期的文人偽託而已。"[1] 該書不見於唐宋任何目錄，其內容也未曾見唐宋時期任何作品引用，是唐宋時期著作的可能性極低。

四、字體所見之年代問題

這份文書應該是硬筆抄錄，避諱、字體、俗字、異體字反映出它的時代的確比較晚近。

首先看看避諱。P.3810 文書絲毫不避唐諱，例如第 11-11 部分〈呼吸靜功妙訣〉裏出現了"百病不治自消矣"，而 11-07 部分〈踏魁罡步鬥法〉中畫有符樣，"治"字更是赫然在目（見圖附 -3）。

另外，第 11-04 部分有〈鶴神所在日期〉，沒有按照唐人慣例書"丙"字為景，而是直接書寫為"丙寅"（見圖附 -4）。

1 舊題（唐）袁天罡、李淳風著，孫正治註釋：《增補秘傳萬法歸宗》，中醫古籍出版社，2012 年，第 1 頁。

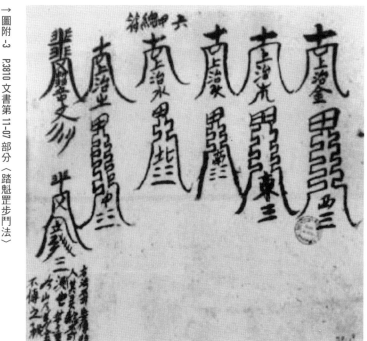

→ 圖附 -3　P.3810 文書第 11-07 部分〈踏魁罡步鬥法〉

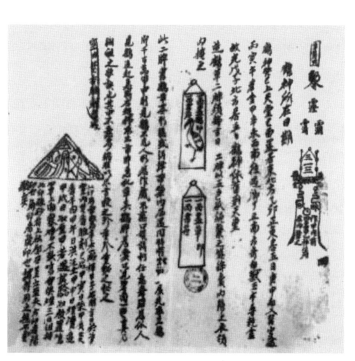

→ 圖附 -4　P.3810 文書第 11-04 部分〈鶴神所在日期〉

歷代避諱之風氣，"其俗起於周，成於秦，盛於唐宋，其歷史垂二千年"[1]。但是論嚴格程度，宋代最甚，陳垣《史諱舉例》稱之為"空前絕後之例"[2]，唐其實並不及宋。具體到敦煌文書的避諱問題，以出現某時代諱字則斷定為非某朝寫本的判斷方式肯定是有失偏頗的，這裏牽涉民間避諱不嚴格、將避諱字與俗體字混為一談等諸多問題，有關這一點，1944年唐文播在《中國文化研究彙刊》第4卷第7期發表的〈巴黎所藏敦煌老子寫本綜考〉、1948年周一良在《清華學報》第15卷第1期上發表的〈跋敦煌秘籍留真〉就已經涉及。近年來的研究者也越來越多注意到這個問題，法國蘇遠鳴〈中國避諱述略〉結合敦煌文獻論述說："如果說，文內出現的諱字說明此件不可能早於諱字所涉及的皇帝在位年代，那麼反過來，沒有諱字（確切地說是字形正常）則不能用來說明任何問題。"[3]竇懷永《敦煌文獻避諱研究》[4]力主避諱字在敦煌文書斷代研究中必須謹慎使用，要多與其他要素一起做綜合判斷。結合到本文所討論的問題，在其他文書中，可明確為唐代寫本但是不避諱"治"、"丙"字的不乏其例，但是在一件文書中同時出現這麼多不避諱現象，尤其是直接書寫"丙寅"，更是不符合唐人書為"景寅"這一早已養成的習慣，似乎可以側面說明該文書並非出自唐代，那麼會不會是五代或者宋初的，則需要綜合其他要素加以判斷。

例如文字本身就可以做判斷的另一重要依據，亦能證明筆者觀點。

首先，字體不似。從書法角度來看，唐五代以及宋初橫畫多帶隸書筆意，典型的如"三"、"五"等，還有捺畫出鋒等，但是這些特點在 P.3810 文書中並沒有。

其次，此文書書寫隨意性較大，俗字使用甚多。如 11-02 部分，"護身之宝"，"宝"用俗字；11-06 部分，"三牲礼"之"礼"也是俗字；11-06 部分，

1　陳垣：《史諱舉例·序》，中華書局，2012年，第1頁。

2　同上書，第211頁。

3　〔法〕蘇遠鳴：〈中國避諱述略〉，《法國漢學》第5輯"敦煌學專號"，中華書局，2000年，第43頁。

4　竇懷永：《敦煌文獻避諱研究》，甘肅教育出版社，2013年。

"斎戒"之"斎"也是俗字。當然,這樣的俗字在唐五代是有的,但很少見,而 11-06 部分出現的"对"字寫法則能證明這件文書的晚出(見圖附 -5)。

這個"对"字屬俗字,字形與今天簡體"对"字相同,查閱《敦煌俗字典》、《敦煌俗字譜》、《漢魏六朝隋唐五代字形表》、《唐碑俗字錄》以及多種數據庫,此字不見於唐五代文書碑刻,也不見於其他敦煌文書,而"中研院"史語所主編《宋元以來俗字譜》第 24 頁收錄有"對"的各種俗字,其中《薛仁貴跨海征東白袍記》(明金陵富春堂刊)、《岳飛破虜東廳記》(明金陵富春堂刊)、《目連記彈詞》(清初刻殘本)、《金瓶梅奇書前後部》(清嘉慶濟水太素軒刊)、《嶺南逸事》(清同治刻本)中出現了這樣的"对",另外,明代字書《俗書刊誤》、《字學三正》也收錄有"对"字。綜合以上可以謹慎地說,目前可見的最早的"对"字寫法大約出現於明代或距離明代不遠的時代,而唐五代北宋初基本可以肯定沒有這種寫法。P.3810 文書俗字的使用使得它與其他敦煌文書迥然有別。

而 11-04 部分〈鶴神所在日期〉所現"朿"字(見圖附 -6),也可證明文書之晚出。

棗字原本常寫作"棗",後世逐漸簡化為"朿",自周代金文開始,古文中重文多以"〓"代替,所以"棗"字就出現了保留上半部、下半部寫成"〓"的樣態。但這個"朿"寫法應該較為晚出,筆者寡陋,不見隋唐宋代有如此寫法。查閱《敦煌俗字典》、潘重規等《敦煌俗字譜》以及《漢魏六朝隋唐五代字形表》、吳鋼《唐碑俗字錄》和多種數據庫亦無所得。《宋元以來俗字譜》中唯有明清刻本有此字,另外明代《字學三正》裏有"棗,俗作朿"。也就是說,目前所見"朿"字的出現起碼不會早於宋。

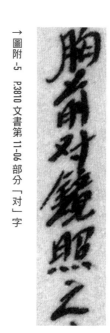

→圖附 -5　P.3810 文書第 11-06 部分「对」字

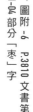
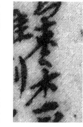

→圖附 -6　P.3810 文書第 11-04 部分「朿」字

當然，以字譜比對法來判斷某種字形、字體出現年代難免遭到"默證法"的詰難，但是，一份文書中同時出現多個某時段字譜中沒有的字形或者字體，那麼這份文書歸屬於該時段的概率應該是極低的。

五、小結

筆者認為，P.3810 文書不能排除是元代甚至元代以後文書的可能性，總結如下：

首先，從"山藥"藥名和字體、俗字使用來看，這件文書基本可以排除書寫於 1063 年以前之可能。

第二，鶴神觀念出現於南宋，而元代以後也有鶴神觀念，元代沈夢麟《花溪集》卷三〈答喻桂山〉就曾提到"送鶴神"[1]，且將鶴神與"牛鬼"相對仗，可見此鶴神亦是崇神。就當時政治地理格局來看，南宋文書或者南宋民俗信仰直接傳入敦煌地區的可能性很小，元代以後可能性更大。

第三，文書中八仙已經出現三位，並稱韓湘子為"湘祖"，稱呂洞賓為"純陽"，體現出八仙的譜系成熟化以及與宋、元全真教之間的關係。

第四，文書的書寫風格以及俗字的使用，尤其是"對"字、"棗"字的出現也可以界定為元、明時期。

第五，正如前揭王卡論著所指出的，密宗真言咒的出現證明此文書出現於宋、元以後。

第六，神仙粥配方不見於唐宋醫書，卻與明代《壽世保元》"神仙粥"配方大致相同。〈呼吸靜功妙訣〉也與《壽世保元》相關部分類同，其他部分又多有與明《萬法歸宗》類似者，孰前孰後不可定論，但關係微妙。

當然，識者完全可以如此反駁：山藥不能說明什麼，韓湘子出於《青瑣高議》並不能說明什麼，八仙中三仙組合也不能說明什麼，俗字的使用也不能說明什麼，為什麼不能認為 P.3810 文書恰恰是這一切的祖源呢？從

從疾病到人心——中古醫療社會史再探

---

1 （元）沈夢麟：《花溪集》卷三〈答喻桂山〉，《元人文集珍本叢刊》，新文豐出版公司，1958年，第 188 頁。

邏輯上來說這樣的反駁是有道理的。但是，同樣從邏輯上來說，P.3810 同時要“完成”如下任務：證明“山藥”一詞在這個階段內另有所指；證明韓湘子被神化最早不是出於《青瑣高議》；證明漢鍾離、呂洞賓、韓湘子這樣的仙人組合出現時間比學界公認的宋金以後要早得多；證明元、明才有的俗字唐五代及宋初已有。這件文書有多大概率完成如此眾多的顛覆性的、涉及多個學科定論（或者說是較為普遍的看法）的任務是頗值得懷疑的。

伯希和敦煌文書裏假如有混入可能的話，北區 464—465 號元代洞窟是最有可能的來源，根據《伯希和敦煌石窟筆記》的記載，在敦煌北區 181—182 窟（伯希和編號，敦煌研究院編號北區第 464—465 窟），伯希和看到了一些漢文、西夏文、回鶻文文書，還看到了印刷用木活字。[1] 在莫高窟北區洞窟內的三箱文獻運往法國後，其中的回鶻文文獻“除個別編入 Pelliot Chinois 號者外，還有 363 件”[2]。值得注意的是，北區這些洞窟是王道士指點給伯希和的。

可以注意這樣一個細節：伯希和文書的編號工作並非由其獨自擔綱，漢文文書編號從 P.2001 開始，他本人完成了 P.2001 到 P.3511 的編號，[3] 而 P.3810 文書編號是由別人完成的，在這個過程中不能排除誤錄之可能。

伯希和除了在敦煌獲取漢文文書之外，在都勒都爾阿護爾（Douidour aqour）遺址還獲得過一批漢文文書，這一批文書編號較為清晰，都是 D.â。但也有例外。據榮新江《海外敦煌吐魯番文獻知見錄》，“編在伯希和漢文寫本中的 P.3533 號是一組龜茲文（吐火羅文 B）寫本，有 43 個斷片，但它們不是出土於敦煌，而是庫車或圖木舒克，其編號又標為 Pelliot koutcheen DA/M.507，piecel—43，意為伯希和龜茲文寫本 / 都勒都爾阿護爾發現寫本 507 號斷片 1—43 件，因為其上有一些漢字，所以放在了 Pelliot

1 〔法〕伯希和著，耿昇譯：《伯希和敦煌石窟筆記》，甘肅人民出版社，2007 年，第 373—375 頁。

2 榮新江：《海外敦煌吐魯番文獻知見錄》，江西人民出版社，1996 年，第 50 頁。

3 同上書，第 45 頁。

chinois 3533 號下"[1]。這雖然是件"混入文書"，但是其編入過程和原因是比較清楚的。而在榮新江此書所附〈巴黎國立圖書館藏敦煌漢文寫本（Pelliot chinois）編號變動對照表〉裏，查不到 P.3810 文書，說明一開始它就是被作為藏經洞裏一份普通的漢文文書來對待的，而且由於完整，所以在編號過程中沒什麼波折。

但是目前來看，這份文書不能排除是北區洞窟元代以後文書混入的可能。以往學界曾懷疑伯希和文書中混有元代文書，但是懷疑主要集中在回鶻文寫本上。A. Rona-Tas 說："單憑一部文獻被發現於敦煌的事實並不足以證明它所屬的年代就一定早於 1035 年。"[2] J. R. Hamilton 對於伯希和回鶻文文書進行研究，認為是 9—10 世紀寫本，[3] 但是曾遭到過質疑，Marcel Erdal 說："敦煌藏經洞在公元 1000 年後不久顯然被密封了，而 Hamilton 編著整理的都是洞中原稿。因此他認為這些手稿全部屬 9 或 10 世紀的作品，最遲不超過 11 世紀初期。然而，藏經洞顯然沒有一直保持封閉。像在上面的註釋 2 中提到的 Tattvartha 和其他一些作品都是在此以後的幾個世紀產生的。在目前搜集的文稿中至少有兩份是屬較晚時期的。"[4] Gerhard Doerfer〈古代突厥語文獻的年代分類評述〉根據在 J. R. Hamilton 所研究的第 14、15、21、33 和 34 號手稿中發現的蒙語詞以及在第 3、13、15、17、30、34、35 號手稿中發現的語音濁化現象斷定：起碼這些文獻屬蒙元時期。在其文章的175 頁上 Gerhard Doerfer 說："大家公認敦煌藏經洞大約是在 1002—1035 年間封閉的，其中的所有寫本文獻應屬這個時期。對上述觀點，A. Rona-Tas 提出了反駁意見。由 J. R. Hamilton 研究整理的 36 件文書的文獻集出版於

1　榮新江：《海外敦煌吐魯番文獻知見錄》，江西人民出版社，1996 年，第 51 頁。

2　〔美〕A. Rona-Tas：〈敦煌藏品年表簡註〉，載《匈牙利東方學雜誌》第 21 卷，1968 年，第 313—316 頁。

3　〔法〕J. R. Hamilton, *Manuscrits ouïgours du IXe-Xe siecle de Touen-Houang*, Tome I, Paris 1986, p.58.

4　Marcel Erdal：《敦煌出土的回鶻文文獻》，載 BSOAS，51，1988，第 251—257 頁。尤其是第 252 頁。

1986 年。A. Rona-Tas 的研究表明：有 7 件文獻屬古代，但不是最早期的；14 件文獻較難確定其年代，可能也屬那個時期，但不屬元代；有 15 件文獻應屬元代，儘管關於封閉藏經洞的使人驚訝的觀點被 J. R. Hamilton 淡化了。"[1] 目前看來，不僅是回鶻文文書，伯希和漢文文書中混入後期文書的可能性也是存在的。

伯希和藏經洞絹本畫也遭受過質疑，日本松本榮一演講《敦煌畫的銘記》：

> 以上介紹的敦煌千佛洞的絹本畫中，有蒙古文字而且是非常新的蒙古文字，這不能不引起我們的興趣。但不可思議的是，斯坦因拿回英國的畫中並沒有這種情況，而伯希和拿回法國的畫中卻有。明治三十三年（1900），千佛洞裏藏有此類文物的消息不脛而走，聞風而動的斯坦因於明治四十年來到這裏並弄走了大批文物，第二年也就是 1908 年，伯希和來到了此處，兩者之間相隔了一年多。這裏只能有一種解釋，那就是在這一年當中記入了上述文字。[2]

伯希和藏經洞絹本畫有"後期混入"的可能，那麼紙本文書"後期混入"的可能性也不能排除。耿昇指出了一種可能的渠道："因為王道士可能在斯坦因於千佛洞劫經之後，將他陸續零散地從敦煌其他地方搜集到的元代畏兀兒文晚期卷子，又都塞進藏經洞中濫竽充數了，以彌補他暗盜文書之缺，故使伯希和上當受騙。"[3] 筆者對這個看法持謹慎的同意態度，從時間上來說，在斯坦因和伯希和之間能接觸到藏經洞的只有王道士，而王通過

---

1 Gerhard Doerfer：〈古代突厥語文獻的年代分類評述〉，載《古代東方研究》第 18 卷，1991 年，170—186 頁。本文有關 A. Rona Tas、Marcel Erdal、Gerhard Doerfer 觀點的翻譯摘錄自牛汝極、王菲在〔法〕J. 哈密爾頓〈敦煌回鶻文寫本的年代〉一文中的譯文（《西域研究》1995 年第 3 期，第 92—97 頁）。

2 〔日〕池田溫著，李濟滄譯：〈敦煌寫本偽造問題管見〉，《中國史研究》2009 年第 3 期，第 87 頁。

3 〔法〕伯希和著，耿昇譯：《伯希和敦煌石窟筆記》，甘肅人民出版社，2007 年，耿昇序言，第 22 頁。

敦煌文書牟利是眾所周知的事實，在賣給斯坦因大批文書之後，王道士極有可能食髓知味，將其他地方獲得的古代文書、繪畫也一併塞入藏經洞充數以待買家．這些"其他地方"可能是北區 464—465 號窟，也可能包括其他渠道。這個過程裏他不會在意文書是用什麼文字寫成的。而王道士的這些舉動，《伯希和敦煌石窟筆記》證明伯希和是知曉的，榮新江特地指出："（這些文獻）不能作為藏經洞封閉年代的證據。"[1] 但是看來伯希和的甄別或者說文書編號還是有疏漏，並未能完全剔除這些晚期文獻。而編號問題毫無疑問會影響到研究本身。

P.3810 文書出現時間基本可確定是南宋以後，更大可能是元以後的文書，所以這個問題可以與藏經洞封閉問題脫離關係。如果這個觀點成立，那麼有一個合理的聯想：伯希和敦煌文書內除了學界探討過的文書和這件 P.3810 文書外，還有沒有其他被混淆的後期文書？可以說，伯希和之後的敦煌文書都應該納入視綫。對大谷文書和國圖藏以及民間收藏部分敦煌文獻的質疑早已有之，此不贅言。筆者希望本文能對這種甄別提供新的思路。儘管筆者相信混入（或者混淆）文書並不多，但即便只有百分之零點幾的可能性，也是個值得仔細考量的問題。

從疾病到人心——中古醫療社會史再探

1　有關綜述請參看榮新江：《敦煌學十八講》第四講〈敦煌藏經洞的原狀及其封閉原因〉，北京大學出版社，2001 年，第 93 頁。

參考文獻

古代典籍

（唐）白居易著，朱金城箋校：《白居易集箋校》，上海古籍出版社，1988 年。

（漢）班固：《漢書》，中華書局，1962 年。

（三國魏）曹植著，趙幼文校註：《曹植集校註》，中華書局，2006 年。

（隋）巢元方等撰，南京中醫學院校釋：《諸病源候論校釋》，人民衛生出版社，1980 年。

（明）陳司成著，高丹楓註釋，陳輝譯文：《黴瘡秘錄》，學苑出版社，1994 年。

（宋）陳祥道撰：《禮書》，北京圖書館出版社，2006 年。

（宋）陳言：《三因極一病證方論》，人民衛生出版社，1957 年。

（宋）陳自明編，（明）薛己校註：《外科精要》，人民衛生出版社，1982 年。

《大元聖政國朝典章》，中華書局，1958 年。

（唐）道宣撰，郭紹林點校：《續高僧傳》，中華書局，2014 年。

（宋）丁度等編：《集韻》，上海古籍出版社，1985 年。

（清）董誥等編：《全唐文》，中華書局，1983 年。

（唐）杜光庭撰，羅爭鳴輯校：《神仙感遇傳》，中華書局，2013 年。

（唐）杜牧：《樊川文集》，上海古籍出版社，1978 年。

（唐）段成式撰，方南生點校：《酉陽雜俎》，中華書局，1981 年。

（南朝宋）范曄：《後漢書》，中華書局，1965 年。

（宋）方勺：《泊宅編》，中華書局，1983 年。

（唐）房玄齡等：《晉書》，中華書局，1974 年。

（明）馮夢龍撰，秋穀校點：《警世通言》，上海古籍出版社，1998 年。

（清）傅山著，岳雪蓮、李佔永、李曉林校註：《傅青主男女科》，中國中醫藥出版社，1993 年。

甘肅省博物館、武威縣文化館：《武威漢代醫簡》，文物出版社，1975 年。

（宋）高承撰，（明）李果訂，金圓、許沛藻點校：《事物紀原》，中華書局，1989 年。

（宋）高似孫撰，（清）徐幹校刊：《剡錄》，宋嘉定八年刊本，清同治九年重刊本，成文出版社有限公司，1971 年。

（晉）葛洪著，王明校釋：《抱朴子內篇校釋》，中華書局，1986 年。

（宋）龔明之撰，孫菊園校點：《中吳紀聞》，上海古籍出版社，1986 年。

（明）龔廷賢撰，魯兆麟主校：《壽世保元》，人民衛生出版社，1993 年。

（南朝梁）顧野王：《大廣益會玉篇》，中華書局，1987 年。

（清）郭慶藩：《莊子集釋》，中華書局，2012 年。

（晉）郭象註，（唐）成玄英疏：《南華真經注疏》，中華書局，1998 年。

（宋）韓元吉：《桐陰舊話》，商務印書館，1939 年。

（唐）韓愈著，卞孝萱、張清華編選：《韓愈集》，鳳凰出版社，2006 年。

河北醫學院校釋：《靈樞經校釋》，人民衛生出版社，2009 年。

（宋）洪邁著，何卓點校：《夷堅志》，中華書局，1981 年。

（明）胡應麟：《少室山房筆叢》，中華書局，1958 年。

（宋）黃庭堅：《黃庭堅全集》，四川大學出版社，2001 年。

（宋）黃休復：《茅亭客話》，中華書局，1991 年。

（南朝梁）慧皎撰，湯用彤校註，湯一玄整理：《高僧傳》，中華書局，1992 年。

（清）金鉷：《廣西通志》，《文淵閣四庫全書》本。

（清）景仰山著，張存梯、楊洪雲點校：《景仰山醫學三書》，遼寧科學技術出版社，2012 年。

（明）蘭陵笑笑生著，卜鍵重校評批：《金瓶梅》，作家出版社，2010 年。

（元）黎廷瑞：《芳洲集》，史簡輯：《鄱陽五家集》，豫章叢書編刻局，1923 年。

（唐）李百藥：《北齊書》，中華書局，1972 年。

（宋）李昉等：《太平御覽》，中華書局，1960 年。

（宋）李昉等：《文苑英華》，中華書局，1966 年。

（宋）李昉等編，汪紹楹點校：《太平廣記》，中華書局，1961 年。

（金）李杲：《東垣先生試效方》，明刻本。

（金）李杲：《蘭室秘藏》，商務印書館，1936 年。

（唐）李林甫等撰，陳仲夫點校：《唐六典》，中華書局，1992 年。

（宋）李璆、張致遠原輯，（元）釋繼洪纂修：《嶺南衛生方》，中醫古籍出版社，1983 年。

（明）李時珍：《本草綱目》，人民衛生出版社，1979 年。

（唐）李延壽：《北史》，中華書局，1974 年。

（唐）李延壽：《南史》，中華書局，1975 年。

（唐）李肇：《唐國史補》，上海古籍出版社，1979 年。

（戰國）列子著，楊伯峻集釋：《列子集釋》，中華書局，1979 年。

（唐）令狐德棻等：《周書》，中華書局，1971 年。

（漢）劉安編，何寧撰：《淮南子集釋》，中華書局，1998 年。

（宋）劉斧：《青瑣高議》，《宋元筆記小說大觀》，上海古籍出版社，1997 年。

（唐）劉肅：《大唐新語》，中華書局，1984 年。

（後晉）劉昫等：《舊唐書》，中華書局，1975 年。

（南朝宋）劉義慶著，（南朝梁）劉孝標註，余嘉錫箋疏，周祖謨、余淑宜、周士琦整理：《世說新語箋疏》，中華書局，2007 年。

（唐）劉禹錫：《劉禹錫文集》，中華書局，1990 年。

（清）魯曾煜：《廣東通志》，華文書局，1968 年。

（宋）羅願撰，石雲孫校點：《爾雅翼》，黃山書社，2013 年。

（清）梅轂成等著，劉道超譯註：《協紀辨方書》，廣西人民出版社，2007 年。

（唐）孟棨等撰，李學穎標點：《本事詩》，上海古籍出版社，1991 年。

（唐）牛僧孺撰，李復言編，程毅中點校：《玄怪錄》，中華書局，1982 年。

（宋）歐陽修、宋祁：《新唐書》，中華書局，1975 年。

（清）彭定求等編：《全唐詩》，中華書局，1979 年。

（唐）皮日休著，蕭滌非、鄭慶篤整理：《皮子文藪》，上海古籍出版社，1981 年。

（清）錢泳撰，張偉點校：《履園叢話》，中華書局，1979 年。

（戰國）屈原著，金開誠、董洪利、高路明校註《屈原集校註》，中華書局，1983 年。

（清）阮元校刻：《十三經注疏》，中華書局，2009 年。

（清）邵之棠輯：《皇朝經世文統編》，光緒辛丑年上海寶善齋石印本。

（南朝梁）沈約：《宋書》，中華書局，1977 年。

（宋）宋敏求：《唐大詔令集》，中華書局，2008 年。

（唐）蘇敬等撰，尚志鈞輯校：《唐‧新修本草》，安徽科學技術出版社，1981 年。

（唐）孫思邈：《千金翼方》，人民衛生出版社，1955 年影印本。

（唐）孫思邈：《備急千金要方》，人民衛生出版社，1955 年影印本。

（唐）孫思邈著，李景榮等校釋：《千金翼方校釋》，人民衛生出版社，1998 年。

（唐）孫思邈著，高文柱、沈澍農校註：《備急千金要方》，華夏出版社，2008 年。

（唐）孫思邈撰，李景榮校點：《孫真人千金方》，人民衛生出版社，2000 年。

（明）孫一奎著，周琦校註：《赤水玄珠》，中國醫藥科技出版社，2011 年。

（明）孫一奎著，楊潔校註：《孫文垣醫案》，中國醫藥科技出版社，2012 年。

（漢）司馬遷：《史記》，中華書局，1959 年。

司義祖整理：《宋大詔令集》，中華書局，1962 年。

天一閣博物館、中國社會科學院歷史研究所天聖令整理課題組校證：《天一閣藏明鈔本天聖令校證　附唐令復原研究》，中華書局，2006 年。

（元）脫脫等：《宋史》，中華書局，1985 年。

（明）汪機編：《外科理例》，商務印書館，1957 年。

（唐）王冰：《黃帝內經素問》，人民衛生出版社，1963 年。

（唐）王勃著，（清）蔣清翊註，汪賢度集註：《王子安集註》，上海古籍出版社，1995 年。

（宋）王讜：《唐語林》，上海古籍出版社，1978 年。

（唐）王燾：《外台秘要》，人民衛生出版社，1955 年。

（明）王臨亨撰，凌毅點校：《粵劍編》，中華書局，1987 年。

（宋）王溥：《唐會要》，中華書局，1955 年影印本。

（宋）王欽若等編纂，周勳初等校訂：《冊府元龜》，鳳凰出版社，2006 年。

（宋）王堯臣：《崇文總目》，《叢書集成初編》第 22 冊，商務印書館，1937 年。

（唐）王松年：《仙苑編珠》，文物出版社、上海書店、天津古籍出版社，1988 年影印明正統《道藏》本。

（宋）王應麟：《玉海》，江蘇古籍出版社，上海書店，1990 年。

（宋）王執中：《針灸資生經·原表》，《文淵閣四庫全書》本。

（北齊）魏收：《魏書》，中華書局，1974 年。

（唐）魏徵、令狐德棻：《隋書》，中華書局，1973 年。

（宋）文天祥：《文天祥全集》，中國書店，1985 年。

（唐）吳兢：《貞觀政要》，上海古籍出版社，1978 年。

（明）吳有性：《溫疫論》，人民衛生出版社，2007 年。

（南朝梁）蕭統編，（唐）李善註：《文選》，商務印書館，1936 年。

（南朝梁）蕭繹著，許逸民校箋：《金樓子校箋》，中華書局，2011 年。

（南朝梁）蕭子顯：《南齊書》，中華書局，1972 年。

《新刻萬法歸宗》，《續修四庫全書》第 1064 冊，上海古籍出版社，2002 年。

（元）辛文房著，傅璇琮主編：《唐才子傳校箋》，中華書局，1995 年。

（明）謝肇淛：《五雜組》，中華書局，1959 年。

（明）熊宗立：《名方類證醫書大全》，上海科學技術出版社，1988 年。

（清）徐大椿撰，萬芳整理：《醫學源流論》，人民衛生出版社，2007 年。

徐時儀校註：《一切經音義三種校本合刊》，上海古籍出版社，2008 年。

（明）徐應秋：《玉芝堂談薈》，《文淵閣四庫全書》本。

（宋）許翰著，劉雲軍點校：《許翰集》，河北大學出版社，2014 年。

〔朝鮮〕許浚撰，高光震等校釋：《東醫寶鑒校釋》，人民衛生出版社，2000 年。

（唐）許嵩著，張忱石點校：《建康實錄》，中華書局，1986 年。

（漢）許慎撰：《說文解字》，天津古籍出版社，1991 年。

（唐）薛用弱：《集異記》，中華書局，1980 年。

（清）嚴可均編：《全上古三代秦漢三國六朝文》，中華書局，1958 年。

（晉）楊泉撰，（清）孫星衍輯，翟江月點校：《物理論》，王承略、聶濟冬主編：《子海精華編》，山東人民出版社，2018 年。

（北魏）楊衒之著，范祥雍校註：《洛陽伽藍記校註》，上海古籍出版社，1978 年。

（宋）葉夢得撰，徐時儀整理：《玉澗雜書》，朱易安、傅璇琮等編：《全宋筆記》，大象出版社，2006 年。

（清）永瑢等：《四庫全書總目》，中華書局，1965 年。

（明）俞弁著，曹瑛校註：《續醫說》，中醫古籍出版社，2013 年。

（唐）張讀撰，張永欽、侯志明點校：《宣室志》，中華書局，1983 年。

（宋）張杲著，曹瑛、楊健校註：《醫說》，中醫古籍出版社，2013 年。

從疾病到人心——中古醫療社會史再探

（宋）張君房著，李永晟點校：《雲笈七籤》，中華書局，2003 年。

（清）張廷玉等：《明史》，中華書局，1974 年。

（清）張玉書等編：《康熙字典》，上海書店出版社，1985 年。

（漢）張仲景著，劉渡舟、蘇寶剛等編著：《金匱要略詮解》，天津科學技術出版社，1984 年。

（漢）張仲景撰，劉渡舟等校註：《傷寒論校註》，人民衛生出版社，1991 年。

（明）張自烈編，（清）廖文英補：《正字通》，中國工人出版社，1996 年。

《正統道藏》，新文豐出版社，1977 年。

（宋）周密：《齊東野語》，中華書局，1983 年。

（宋）周去非著，楊武泉校註：《嶺外代答校註》，中華書局，1999 年。

（元）朱震亨：《局方發揮》，人民衛生出版社，1956 年影印版。

今人論著

巴冰冰：〈從《北里志》看唐代的市井妓業〉，首都師範大學歷史學院碩士學位論文，2007 年。

〔美〕包弼德：〈唐宋轉型的反思：以思想的變化為主〉，載劉東主編《中國學術》第三輯，商務印書館，2000 年。

包茂宏：〈解釋中國歷史的新思維：環境史——評述伊懋可教授的新著《象之退隱：中國環境史》〉，《中國歷史地理論叢》2004 年第 3 期。

包偉民：〈試論宋代城市發展中的新問題〉，韓國《中國史研究》第 40 輯，2006 年 2 月。

鮑家麟編：《中國婦女史論集續集》，稻香出版社，1991 年。

曹仕邦：〈兩晉南北朝時期沙門的醫藥知識〉，《食貨》1975 年復刊第 5 卷第 8 期。

池子華、崔龍健主編：《中國紅十字運動史料選編》第 1 輯，合肥工業大學出版社，2014 年。

崔興眾：〈韓城盤樂村宋墓墓主畫像釋讀〉，《藝術探索》2016 年第 2 期。

陳邦賢：《中國醫學史》，商務印書館，1937 年。

陳邦賢：《中國醫學史》，商務印書館，1998 年。

陳邦賢：《花柳病救護法》，上海醫學書局，1917 年。

陳昊：〈晚唐翰林醫官家族的社會生活與知識傳遞——兼談墓誌對翰林世醫的書寫〉，《中華文史論叢》2008 年第 3 期。

陳昊：〈讀寫之間的身體經驗與身份認同——唐代至北宋醫學文化史述論〉，北京大學博士學位論文，2011 年。

陳昊：〈漢唐間墓葬文書中的注（疰）病書寫〉，載榮新江主編《唐研究》第 12 卷，北京大學出版社，2006 年。

陳連慶：〈今本《南方草木狀》研究〉，載《文史》第 18 輯，中華書局，1983 年。

陳明：《印度梵文醫典〈醫理精華〉研究》，中華書局，2002 年。

陳明：〈"絲綢之路的醫藥：傳播與轉化"研討會簡述〉，載郝春文主編《2006 敦煌學國際聯絡委員會通訊》，上海古籍出版社，2006 年。

陳明：〈漢唐時期於闐的對外醫藥交流〉，《歷史研究》2008 年第 4 期。

陳勝昆：《中國疾病史》，自然科學文化事業股份有限公司，1981年。

陳寅恪：〈三國志曹沖華佗傳與佛教故事〉，載氏著《寒柳堂集》，生活・讀書・新知三聯書店，2001年。

陳寅恪：〈崔浩與寇謙之〉，載氏著《金明館叢稿初編》，生活・讀書・新知三聯書店，2001年。

陳元朋：《兩宋"尚醫士人"與"儒醫"：兼論其在金元的流變》，台灣大學出版社，1997年。

陳元朋：〈宋代的儒醫——兼評 Robert P. Hymes 有關宋元醫者地位的論點〉，《新史學》1995年第6卷第1期。

陳元朋：〈兩宋的醫事制度及其社會功能〉，《史原》1997年第20期。

陳垣：《史諱舉例》，中華書局，2012年。

陳垣：《陳垣早年文集》，"中央研究院"中國文哲研究所，1992年。

程民生：〈關於我國古代經濟重心南移的研究與思考〉，《殷都學刊》2004年第1期。

程錦：〈唐代女醫制度考釋——以唐《醫疾令》"女醫"條為中心〉，載榮新江主編《唐研究》第12卷，北京大學出版社，2006年。

程錦：〈唐代醫官選任制度探微〉，載榮新江主編《唐研究》第14卷，北京大學出版社，2008年。

程錦：〈唐代醫療制度研究〉，中國社會科學院研究生院碩士學位論文，2008年。

党芳莉：〈八仙仙事演變及相關文學研究〉，復旦大學博士學位論文，2000年。

党芳莉：《八仙信仰與文學研究——文化傳播的視角》，黑龍江人民出版社，2006年。

党芳莉：〈韓湘子仙事演變考〉，《人文雜誌》2000年第1期。

鄧小南主編：《唐宋女性與社會》，上海辭書出版社，2003年。

鄧啟耀：《中國巫蠱考察》，上海文藝出版社，1999年。

丁福保：〈歷代醫學書目序〉，轉引自陳邦賢《中國醫學史》，商務印書館，1937年。

凍國棟：《中國人口史・隋唐五代時期》，復旦大學出版社，2002年。

竇懷永：《敦煌文獻避諱研究》，甘肅教育出版社，2013年。

杜文玉：〈論唐宋監獄中的醫療系統——兼論病囚院的設置〉，《江漢論壇》2007年第5期。

杜正乾：〈唐病坊表徵〉，《敦煌研究》2001年第1期。

杜正勝：〈形體、精氣與魂魄——中國傳統對"人"認識的形成〉，《新史學》（台北）1991年第3期。

樊波：〈新出唐陸敬道墓誌疏證〉，《碑林集刊》第11輯，陝西人民美術出版社，2005年。

范家偉：《大醫精誠——唐代國家、信仰與醫學》，東大圖書股份有限公司，2007年。

范家偉：《中古時期的醫者與病者》，復旦大學出版社，2010年。

范家偉：《六朝隋唐醫學之傳承與整合》，香港中文大學出版社，2004年。

范家偉：《北宋校正醫書局新探——以國家與醫學為中心》，中華書局（香港）有限公司，2014年。

范家偉：〈晉隋佛教疾疫觀〉，《佛學研究》1997年。

范行準：《中國病史新義》，中醫古籍出版社，1989年。

范行準:《明季西洋傳入之醫學》,上海人民出版社,2012 年。

馮漢鏞:〈孫思邈龍宮方新解〉,《中醫藥信息雜誌》1985 年第 4 期。

馮漢鏞:〈瘴氣的文獻研究〉,《中華醫史雜誌》1981 年第 1 期。

馮友蘭:《三松堂學術文集》,北京大學出版社,1984 年。

傅安輝:〈西南民族地區放蠱傳說透視〉,《黔東南民族師範高等專科學校學報》2005 年第 1 期。

傅斯年:〈夷夏東西說〉,載氏著《民族與古代中國史》,河北教育出版社,2002 年。

干祖望:《孫思邈評傳》,南京大學出版社,1995 年。

干祖望:〈《瘡瘍經驗全書》——偽書話題之三〉,《江蘇中醫》2001 年第 6 期。

高世瑜:〈唐代的官妓〉,《史學月刊》1987 年第 5 期。

高國藩:《敦煌巫術與巫術流變》,河海大學出版社,1993 年。

高發元、朱和雙:〈中國南方少數民族巫蠱文化中的性愛主題〉,《民族研究》2005 年第 2 期。

蓋建民:《道教醫學》,宗教文化出版社,2001 年。

葛兆光:〈道統、系譜與歷史〉,《文史哲》2006 年第 3 期。

葛承雍:〈唐代乞丐與病坊探討〉,《人文雜誌》1992 年第 6 期。

耿鑒庭:〈醫藥金石過眼錄〉,《中華醫史雜誌》1955 年第 4 期。

龔勝生:〈2000 年來中國瘴病分佈變遷的初步研究〉,《地理學報》1993 年第 4 期。

胡厚宣:〈殷人疾病考〉,載氏著《甲骨學商史論叢·初集》下冊,齊魯大學國學研究所專刊,1944 年。

黃俊傑:《孟子》,東大圖書股份有限公司,1993 年。

黃仁生:〈巫娼時代純屬虛擬——中西妓女起源比較〉,《湖南師範大學學報》1990 年第 3 期。

黃現璠:《唐代社會概略》,商務印書館,1926 年。

黃約瑟:〈讀《前定錄》札記——唐代社會思想一瞥〉,載劉健明編《黃約瑟隋唐史論集》,中華書局,1997 年。

黃正建:〈唐六尚長官補考——兼論李令問、井真成墓誌〉,載呂建中、胡戟主編《大唐西市博物館藏墓誌研究》,陝西師範大學出版社,2013 年。

韓康信、譚婧澤、何傳坤:《中國遠古開顱術》,復旦大學出版社,2007 年。

韓毅:〈國家、醫學與社會——《太平聖惠方》在宋代的應用與傳播〉,《宋史研究論叢》2010 年第 11 輯。

季羨林:〈從中印文化關係談到中國梵文的研究〉,《季羨林全集》第 13 卷,外語教學與研究出版社,2010 年。

賈二強:《唐宋民間信仰》,福建人民出版社,2002 年。

賈得道:〈試論中國醫學史的分期問題〉,《中華醫史雜誌》1980 年第 1 期。

賈魁:〈花柳病淺說〉,載中國衛生社編《國民衛生須知》,中國衛生社,1935 年。

姜伯勤:《敦煌藝術宗教與禮樂文明》,中國社會科學出版社,1996 年。

蔣竹山:〈疾病與醫療——從《祁忠敏公日記》看晚明士人的病醫關係〉,"中國的城市生活:十四至二十世紀"會議論文,2001 年。

金仕起:《中國古代的醫學、醫史與政治:以醫史文本為中心的一個分析》,元照出版公司,

2010 年。

金仕起:〈古代醫者的角色——兼論其身分與地位〉,《新史學》1995 年第 6 卷第 1 期。

金仕起:〈晉平公病案新考:"論病以及國" 傳統的一則個案分析〉,《新史學》2003 年第 1 期。

金仕起:〈論病以及國:周秦漢唐方技與國政關係的一個分析〉,台灣大學歷史學研究所博士學位論文,2003 年。

靳強:〈唐代自然災害問題述略〉,《魏晉南北朝隋唐史資料》第 20 輯,武漢大學出版社,2003 年。

康保成、孫秉君:〈陝西韓城宋墓壁畫考釋〉,《文藝研究》2009 年第 11 期。

李伯重:〈明清江南肥料需求的數量分析〉,《清史研究》1999 年第 1 期。

李大釗著,朱文通等整理編輯:《李大釗文集》,河北教育出版社,1999 年。

李卉:〈說蠱毒與巫術〉,《"中央研究院" 民族學研究所集刊》第 9 期,1960 年。

李建民:《生命史學——從醫療看中國歷史》,復旦大學出版社,2008 年。

李建民:《發現古脈——中國古典醫學與數術身體觀》,社會科學文獻出版社,2007 年。

李建民:《華佗隱藏的手術——外科的中國醫學史》,東大圖書股份有限公司,2011 年。

李建民:〈中國古代《禁方》考論〉,《"中央研究院" 歷史語言研究所集刊》1997 年第 68 本第 1 分。

李建民主編:《生命與醫療》,中國大百科全書出版社,2005 年。

李建民主編:《從醫療看中國史》,聯經出版事業股份有限公司,2008 年。

李金菊:〈漢傳佛教養生的歷史研究〉,中國中醫科學院博士學位論文,2007 年。

李經緯、傅芳:〈隋唐時期中外醫學之交流〉,《中華醫史雜誌》1985 年第 4 期。

李清泉:〈"一堂家慶" 的新意象——宋金時期的墓主夫婦像與唐宋墓葬風氣之變〉,載巫鴻、

李清泉:〈粉本——從宣化遼墓壁畫看古代畫工的工作模式〉,《南京藝術學院學報(美術與設計版)》2004 年第 1 期。

李蓉:〈苦難與愉悅的雙重敘事話語〉,《文學評論》2006 年第 2 期。

李學勤:〈《素問》七篇大論的文獻學研究〉,載侯仁之、周一良主編《燕京學報》新二期,北京大學出版社,1996 年。

李燕捷:《唐人年壽研究》,文津出版社,1994 年。

李遠國:〈鍾離權生平事跡略考〉,原載《道韻》1997 年第 1 輯,載吳光正主編《八仙文化與八仙文學的現代闡釋——二十世紀國際八仙研究論叢》,黑龍江人民出版社,2006 年。

李貞德:〈漢唐之間醫方中的忌見婦人與女體為藥〉,《新史學》2002 年第 13 卷第 4 期。

李植人:〈苗族放蠱的故事〉,載吳澤霖、陳國鈞等編《貴州苗夷社會研究》,民族出版社,2004 年。

李宗焜:〈從甲骨文看商代的疾病與醫療〉,《"中央研究院" 歷史語言研究所集刊》2001 年第 72 本第 2 分。

梁庚堯:《宋代社會經濟史論集》,允晨文化事業股份有限公司,1997 年。

梁庚堯:〈宋代藝伎人的社會地位〉,載鄧廣銘、漆俠主編《國際宋史研討會論文選集》,河北大學出版社,1992 年。

梁庚堯：〈南宋城市的公共衛生問題〉，《"中央研究院"歷史語言研究所集刊》1999 年第 70 本第 1 分。

梁其姿：〈宋元明的地方醫療資源初探〉，載張國剛主編《中國社會歷史評論》第三卷，中華書局，2001 年。

梁其姿：〈疾病與方土之關係：元至清間醫界的看法〉，載李建民主編《生命與醫療》，中國大百科全書出版社，2005 年。

梁永宣、梁嶸：〈宋代醫學壁畫首次被發現〉，《中國中醫藥報》2011 年 3 月 11 日第 8 版。

廖育群：《中國古代科學技術史綱·醫學卷》，遼寧教育出版社，1996 年。

廖育群：《阿輸吠陀——印度的傳統醫學》，遼寧教育出版社，2002 年。

廖育群：《醫者意也——認識中醫》，廣西師範大學出版社，2006 年。

廖育群：〈中國古代咒禁療法研究〉，《自然科學史研究》1993 年第 4 期。

廖美云：《唐伎研究》，學生書局，1995 年。

雷祥麟：〈負責任的醫生與有信仰的病人——中西醫論爭與醫病關係在民國時期的轉變〉，《新史學》2003 年第 14 卷第 1 期。

林富士：〈中國六朝時期的巫覡與醫療〉，《"中央研究院"歷史語言研究所集刊》1999 年第 70 本第 1 分。

林富士：〈中國早期道士的醫者形象：以《神仙傳》為主的初步考察〉，《世界宗教學刊》2003 年第 2 期。

林富士：〈試論中國早期道教對於醫藥的態度〉，載李建民主編《生命與醫療》，中國大百科全書出版社，2005 年。

林富士主編：《宗教與醫療》，聯經出版事業股份有限公司，2011 年。

凌純聲、芮逸夫：《湘西苗族調查報告》，民族出版社，2003 年。

劉安志、陳國燦：〈唐代安西都護府對龜茲的治理〉，《歷史研究》2006 年第 1 期。

劉敦願：〈漢畫象石上的針灸圖〉，《文物》1972 年第 6 期。

劉理想：〈我國古代醫生社會地位變化及對醫學發展的影響〉，《中華醫史雜誌》2003 年第 2 期。

劉黎明：《宋代民間巫術研究》，巴蜀書社，2004 年。

劉銘恕、楊天宇：〈扁鵲與印度古代名醫耆婆〉，《鄭州大學學報（哲學社會科學版）》1996 年第 5 期。

劉淑芬：〈戒律與養生之間——唐宋寺院中的丸藥、乳藥和藥酒〉，《"中央研究院"歷史語言研究所集刊》2006 年第 77 本第 3 分。

劉淑芬：〈唐、宋寺院中的茶與湯藥〉，《燕京學報》2005 年第 19 期。

劉淑芬：〈唐、宋時期僧人、國家和醫療的關係——從藥方洞到惠民局〉，載李建民主編《從醫療看中國史》，聯經出版事業股份有限公司，2008 年。

劉淑芬：〈慈悲喜捨——中古時期佛教徒的社會福利事業〉，《北縣文化》1994 年第 40 期。

劉昭瑞：〈談考古發現的道教解註文〉，《敦煌研究》1991 年第 4 期。

龍伯堅：《黃帝內經概論》，上海科學技術出版社，1980 年。

羅根澤：〈戰國前無私家著作說〉，載《古史辨》第四冊，上海古籍出版社，1982 年。

羅義俊：〈中國道統：孔子的傳統——儒家道統觀發微〉，《鵝湖》2005年第1期。

羅義俊：〈道儒家道統觀發微〉，上海文廟第二屆儒學研討會論文，2004年。

羅永麟：〈八仙故事形成的社會歷史原因和影響〉，載吳光正主編《八仙文化與八仙文學的現代闡釋——二十世紀國際八仙研究論叢》，黑龍江人民出版社，2006年。

馬伯英：《中國醫學文化史》，上海人民出版社，2010年。

馬繼興輯校：《敦煌醫藥文獻輯校》，江蘇古籍出版社，1998年。

馬強：〈唐宋士大夫與西南、嶺南地區的移風易俗〉，《西南師範大學學報（人文社會科學版）》2006年第2期。

馬新：〈論兩漢民間的巫與巫術〉，《文史哲》2001年第3期。

梅莉、晏昌貴、龔勝生：〈明清時期中國瘴病的分佈與變遷〉，《中國歷史地理論叢》1997年第2期。

孟永亮：〈北宋校正醫書局研究〉，北京中醫藥大學博士學位論文，2014年。

繆哲：〈以圖證史的陷阱〉，《讀書》2005年第2期。

牛潤珍：〈東魏北齊鄴京里坊制度考〉，《晉陽學刊》2009年第6期。

潘洪剛：〈中國傳統社會中的“具文”現象——以清代禁賭禁娼為例的討論〉，《學習與實踐》2007年第5期。

潘文獻：〈苗人·巫蠱——對於他者的想像和指控〉，中央民族大學碩士學位論文，2005年。

彭林：《〈周禮〉的主體思想與成書年代研究》，中國社會科學出版社，1991年。

皮國立：《近代中醫的身體觀與思想轉型：唐宗海與中西醫匯通時代》，生活·讀書·新知三聯書店，2008年。

浦江清：〈八仙考〉，《清華學報（自然科學版）》1936年第1期。

錢存訓：〈印刷術在中國傳統文化中的功能〉，載氏著《中國書籍、紙墨及印刷史論集》，香港中文大學出版社，1992年。

錢超塵：《內經語言研究》，人民衛生出版社，1990年。

邱仲麟：〈醫生與病人——明代的醫病關係與醫療風習〉，載李建民主編《從醫療看中國史》，聯經出版事業股份有限公司，2008年。

裘沛然：《中國醫籍大辭典》，上海科學技術出版社，2002年。

裘沛然主編：《中國醫學大成三編》，岳麓書社，1994年。

區結成：《當中醫遇上西醫：歷史與省思》，生活·讀書·新知三聯書店，2005年。

容志毅：〈南方巫蠱習俗述略〉，《湖北民族學院學報（哲學社會科學版）》2003年第2期。

榮新江：《海外敦煌吐魯番文獻知見錄》，江西人民出版社，1996年。

榮新江：《敦煌學十八講》，北京大學出版社，2001年。

上海古籍出版社、法國國家圖書館編：《法藏敦煌西域文獻》，上海古籍出版社，2004年。

邵殿文：〈藥方洞石刻藥方考〉，《中華醫史雜誌》1993年第4期。

史念海主編：《西安歷史地圖集》，西安地圖出版社，1996年。

舒新城主編：《辭海》，上海辭書出版社，1989年。

從疾病到人心——中古醫療社會史再探

宋鎮豪：〈商代的疾患醫療與衛生保健〉，《歷史研究》2004 年第 2 期。

宋麗華、于賡哲：〈中古時期醫人的社會地位〉，載杜文玉主編《唐史論叢》第 13 輯，三秦出版社，2011 年。

孫永如：〈唐代"病坊"考〉，《中國史研究》1987 年第 4 期。

譚真：〈從一份資料談藏經洞的封閉〉，《敦煌研究》1988 年第 4 期。

湯用彤：〈針灸・印度古醫書〉，載湯一介編選《湯用彤選集》，天津人民出版社，1995 年。

萬方、宋大仁、呂錫琛：〈古方"麻沸散"考——兼論《華佗神醫秘傳》的偽託問題〉，《山東中醫藥大學學報》1985 年第 4 期。

萬方：〈古代注（疰）病及禳解治療考述〉，《敦煌研究》1992 年第 4 期。

汪於崗：〈花柳病概論〉，載中國衛生社編《國民衛生須知》，中國衛生社，1935 年。

王漢民：〈八仙與中國文化〉，南京大學博士學位論文，1999 年。

王家葵等：〈《神農本草經》藥物產地研究〉，《中華醫史雜誌》2000 年第 1 期。

王見川：〈敦煌卷子中的鍾離權、呂洞賓、韓湘子資料〉，《台灣宗教研究通訊》2002 年第 3 期。

王卡：〈《敦煌道教文獻研究・目錄篇》補正〉，載鄭開編《水窮雲起集：道教文獻研究的舊學新知》，社會科學文獻出版社，2009 年。

王明珂：《華夏邊緣——歷史記憶與族群認同》，社會科學文獻出版社，2006 年。

王書奴：《中國娼妓史》，上海書店，1992 年。

王素：〈魏晉南朝火祆教鈎沉〉，《中華文史論叢》1985 年第 2 輯。

王子今：〈漢晉時代的"瘴氣之害"〉，《中國歷史地理論叢》2006 年第 3 期。

〔韓〕文鏞盛：《中國古代社會的巫覡》，華文出版社，1999 年。

伍連德：〈論中國當籌防病之方實行衛生之法〉，《中華醫學雜誌》1915 年第 1 期。

吳光正：《八仙故事系統考論——內丹道宗教神話的建構及其流變》，中華書局，2006 年。

武舟：《中國妓女生活史》，湖南文藝出版社，1990 年。

夏鼐主編：《中國大百科全書・考古學卷》，中國大百科全書出版社，1986 年。

蕭璠：〈漢宋間文獻所見古代中國南方的地理環境與地方病及其影響〉，《"中央研究院"歷史語言研究所集刊》1993 年第 63 本第 1 分。

蕭國亮：《中國娼妓史》，文津出版社，1996 年。

謝安：〈醫者意也與即方用藥——唐宋時期的士人尚醫與醫病關係〉，台灣清華大學歷史研究所博士學位論文，2013 年。

辛德勇：〈論中國書籍雕版印刷技術產生的社會原因及其時間〉，《中國典籍與文化論叢》第 16 輯，鳳凰出版社，2014 年。

徐永慶、何惠琴：《中國古屍》，上海科技教育出版社，1996 年。

徐君、楊海：《妓女史》，上海文藝出版社，1995 年。

薛克翹：〈印度佛教與中國古代漢地醫藥學〉，《佛學研究》1997 年。

嚴明：《中國名妓藝術史》，文津出版社，1992 年。

嚴耀中：〈墓誌祭文中的唐代婦女佛教信仰〉，載鄧小南主編《唐宋女性與社會》，上海辭書出版社，2003 年。

楊念群：《再造“病人”——中西醫衝突下的空間政治（1832——1985）》，中國人民大學出版社，2006 年。

楊昌棟：《基督教在中古歐洲的貢獻》，社會科學文獻出版社，2000 年。

楊洋：〈南京國民政府“禁娼”期間的“桃花章”風波〉，《鐘山風雨》2014 年第 1 期。

楊效俊：〈陝西韓城盤樂村宋墓壁畫的象徵意義〉，《文博》2015 年第 5 期。

易守菊、和中浚：〈解注文之“注”與注病——從解注文看古代傳染病〉，《四川文物》2001 年第 3 期。

于賡哲：《唐代疾病、醫療史初探》，中國社會科學出版社，2011 年。

于賡哲：〈“然非有力，不能盡寫”——中古醫籍受眾淺論〉，《陝西師範大學學報（哲學社會科學版）》2008 年第 1 期。

于賡哲：《《天聖令》復原唐《醫疾令》所見官民醫學之分野〉，《歷史研究》2011 年第 1 期。

于賡哲：〈《新菩薩經》、《勸善經》背後的疾病恐慌——試論唐五代主要疾病種類〉，《南開大學學報（哲學社會科學版）》2006 年第 5 期。

于賡哲：〈古典醫學的“西學鏡像”〉，《人文雜誌》2013 年第 10 期。

于賡哲：〈唐代的醫學教育及醫人地位〉，《魏晉南北朝隋唐史資料》第 20 輯，武漢大學出版社，2003 年。

于賡哲：〈唐代醫療活動中咒禁術的退縮與保留〉，《華中師範大學學報（人文社會科學版）》2008 年第 2 期。

于賡哲：〈唐宋民間醫療活動中灸療法的浮沉——一項技術抉擇的時代背景分析〉，《清華大學學報（哲學社會科學版）》2006 年第 1 期。

于賡哲：〈疾病、卑濕與中古族群邊界〉，《民族研究》2010 年第 1 期。

于賡哲：〈從古人求醫心態看古代民間醫人水平〉，《學術研究》2005 年第 9 期。

于賡哲：〈被懷疑的華佗——中國古代外科手術的歷史軌跡〉，《清華大學學報（哲學社會科學版）》2009 年第 1 期。

于賡哲：〈漢宋之間醫患關係衍論——兼論羅伊‧波特等人的醫患關係價值觀〉，《清華大學學報（哲學社會科學版）》2014 年第 1 期。

于賡哲：〈瀰漫之氣：中國古代關於瘟疫“致”與“治”的思維模式〉，《文史哲》2016 年第 5 期。

余岩原著，祖述憲編註：《余雲岫中醫研究與批判》，安徽大學出版社，2006 年。

余新忠：〈“良國良相”說源流考論——兼論宋至清醫生的社會地位〉，《天津社會科學》2011 年第 4 期。

余新忠：〈從避疫到防疫：晚清因應疫病觀念的演變〉，《華中師範大學學報（人文社會科學版）》2008 年第 2 期。

余英時：《論天人之際——中國古代思想起源試探》，中華書局，2014 年。

余雲岫：《古代疾病名候疏義》，人民衛生出版社，1953 年。

余雲岫：〈我國醫學革命之破壞與建設〉，載余岩原著，祖述憲編註《余雲岫中醫研究與批判》，安徽大學出版社，2006 年。

俞鳳（風）賓：《花柳病之陷溺個人與危害群說》，上海進德會，1921 年。

惲鐵樵：《群經見智錄》，學苑出版社，2007 年。

惲鐵樵：《藥盦醫學叢書》，章巨膺醫家發行，1948 年。

張邦煒：〈兩宋時期的性問題〉，載鄧小南主編《唐宋女性與社會》，上海辭書出版社，2003 年。

張大慶：《中國近代疾病社會史（1912—1937）》，山東教育出版社，2006 年。

張岱年、成中英等：《中國思維偏向》，中國社會科學出版社，1991 年。

張雷：〈秦漢簡牘藥名叢考〉，上海市社會科學界第十四屆學術年會論文，2016 年 11 月。

張雷：〈鄉土醫神：明清時期淮河流域的華佗信仰研究〉，《史學月刊》2008 年第 4 期。

張嘉鳳：〈"疫病"與"相染"——以《諸病源候論》為中心試論魏晉至隋唐之間醫籍的疾病觀〉，載李建民主編《生命與醫療》，中國大百科全書出版社，2005 年。

張箭：〈梅毒的全球化和人類與之的鬥爭——中世晚期與近代〉，《自然辯證法通訊》2004 年第 2 期。

張如青：〈絲綢之路醫藥研究的回顧與展望〉，《"絲路醫藥"學術論壇暨〈中醫藥文化〉第二屆工作坊論文集》，2017 年 11 月。

張文：〈地域偏見和族群歧視：中國古代瘴氣與瘴病的文化學解讀〉，《民族研究》2005 年第 3 期。

張蜀蕙：〈馴化與觀看——唐、宋文人南方經驗中的疾病經驗與國族論述〉，《東華人文學報》2005 年第 7 期。

章太炎：《章太炎醫論》，人民衛生出版社，1957 年。

張蔭麟：《中國史綱》，中華書局，2009 年。

張哲嘉：〈官方醫學分科與醫學發展：以北宋疾病分類與傷寒研究為綫索〉，"疾病的歷史"會議論文，2000 年 6 月。

張宗棟：〈醫生稱謂考〉，《中華醫史雜誌》1990 年第 3 期。

趙璞珊：《中國古代醫學》，中華書局，1997 年。

甄志亞：《中國醫學史》（修訂版），上海科學技術出版社，2017 年。

鄭阿財：〈敦煌寫卷《呼吸靜功妙訣》試論〉，《九州學刊》1993 年第五卷第四期。

鄭金生：〈中國歷代藥王及藥王廟探源〉，《中華醫史雜誌》1996 年第 2 期。

鄭學檬：《中國古代經濟重心南移和唐宋江南經濟研究》，岳麓書社，1996 年。

鄭岩：《魏晉南北朝壁畫墓研究》，文物出版社，2002 年。

鄭志敏：《細說唐妓》，文津出版社，1997 年。

中國大百科全書編輯委員會：《中國大百科全書·中國傳統醫學卷》，中國大百科全書出版社，1992 年。

中國考古學會編：《中國考古學年鑒（2005）》，文物出版社，2006 年。

中國科學院考古研究所西安唐城發掘隊：〈唐代長安城考古紀略〉，《考古》1963 年 11 期。

中國社會科學院歷史研究所、中國敦煌吐魯番學會敦煌古文獻編輯委員會、倫敦大學亞非學院合編：《英藏敦煌文獻（漢文佛經以外部分）》，四川人民出版社，1995 年。

中醫研究院醫史研究室調查，馬堪溫執筆：〈內丘縣神頭村扁鵲廟調查記〉，《中華醫史雜誌》1955 年第 2 期。

周瓊：《清代雲南瘴氣與生態變遷研究》，中國社會科學出版社，2007年。

周紹良主編，趙超副主編：《唐代墓誌彙編》，上海古籍出版社，1992年。

朱青生、鄭岩主編《古代墓葬美術研究》（第二輯），湖南美術出版社，2013年。

朱偉常：〈孫思邈與龍宮方──《千金方》中的佛教醫學〉，《上海中醫藥大學學報》1999年第1期。

朱越利：〈太上感應篇與北宋末南宋初的道教改革〉，《世界宗教研究》1983年第4期。

祝平一：〈宋明之際的醫史與儒醫〉，《"中央研究院"歷史語言研究所集刊》2006年第77本第3分。

祝平一：〈藥醫不死病，佛度有緣人：明、清的醫療市場、醫學知識與醫病關係〉，《"中央研究院"近代史研究所集刊》2010年第68期。

莊佳華：〈試論北宋醫者的社會地位之轉變〉，台北師範學院社會科教育學系94級歷史組專題研究論文，2005年。

鄒翔：〈中世紀晚期與近代早期英國醫院的世俗化轉型〉，《史學集刊》2010年第6期。

鄒翔：〈近代早期英國政府醫療救助問題探析〉，《齊魯學刊》2007年第6期。

左鵬：〈宋元時期的瘴疾與文化變遷〉，《中國社會科學》2004年第1期。

左鵬：〈漢唐時期的瘴與瘴意象〉，載榮新江主編《唐研究》第8卷，北京大學出版社，2002年。

外文及譯著

〔匈〕A. Rona Tas：〈敦煌藏品年表簡註〉，《匈牙利東方學雜誌》第21卷，1968年。

〔日〕阪出祥伸：〈冥界の道教的神格──「急急如律令」をめぐって〉，載《東洋史研究》2003年第62卷第1號。

〔美〕本傑明‧史華茲（Benjamin I. Schwartz）著，程鋼譯：《古代中國的思想世界》，江蘇人民出版社，2008年。

〔法〕伯希和著，耿昇譯：《伯希和敦煌石窟筆記》，甘肅人民出版社，2007年。

〔德〕布式克（Buschke）、雅各生（Jacobsohn）著，董秋斯譯：《性健康知識》，生活‧讀書‧新知三聯書店，1991年。

〔日〕池田溫著，李濟滄譯：〈敦煌寫本偽造問題管見〉，《中國史研究》2009年第3期。

〔日〕池田溫著，龔澤銑譯：《中國古代籍帳研究》，中華書局，1984年。

〔英〕Christopher Cullen, "Patients and Healers in Late Imperial China: Evidence from the *Jinpingmei*", *History of Science 31* (1993).

〔日〕丹波元胤著，郭秀梅、〔日〕岡田研吉校譯：《醫籍考》，學苑出版社，2007年。

〔日〕丹波康賴：《醫心方》，學苑出版社，2001年。

〔日〕丹波康賴撰，趙明山等註釋：《醫心方》，遼寧科學技術出版社，1996年。

〔英〕丹皮爾著，李珩譯，張今校：《科學史及其與哲學和宗教的關係》，商務印書館，1975年。

〔日〕道端良秀：〈中國的佛教醫學〉，《宗教研究》1965年第7期。

〔日〕道端良秀著，關世謙譯：《中國佛教與社會福利事業》，佛光出版社，1981 年。

〔日〕德橋曜編著：《環境と景観の社會史》，文化書房博文社，2004 年。

〔土耳其〕Erdal Marcel, "Uigurica from Dunhuang", BSOAS 51, Gabain, Annemarievon, 1988.

〔美〕費俠莉著，甄橙主譯：《繁盛之陰——中國醫學史中的性（960－1665）》，江蘇人民出版社，2006 年。

〔美〕Frederick F. Cartwright, *A Social History of Medicine*, London and New York: Longman, 1977.

〔美〕弗雷德里克·F. 卡特賴特、邁克爾·比迪斯著，陳仲丹等譯：《疾病改變歷史》，山東畫報出版社，2004 年。

〔日〕富士川游：《日本醫學史》，日新書院，1941 年。

〔日〕岡本天晴、櫻庭和典：〈醫療與中國佛教〉，《醫學與哲學》1994 年第 2 期。

〔日〕岡西為人：《宋以前醫籍考》，人民衛生出版社，1958 年。

〔日〕高瀬奈津子：〈唐代悲田養病坊的變遷及其成立背景〉，《佛教史學研究》2002 年第 45 卷第 1 期。

〔美〕韓森著，包偉民譯：《變遷之神——南宋時期的民間信仰》，浙江人民出版社，1999 年。

〔美〕賀蕭（Gail B. Hershatter）著，韓敏中、盛寧譯：《危險的愉悅——20 世紀上海的娼妓問題與現代性》，江蘇人民出版社，2003 年。

〔法〕J. 哈密爾頓著，牛汝極、王菲譯〈敦煌回鶻文寫本的年代〉，《西域研究》1993 年第 3 期。

〔法〕J. R. Hamilton: *Manuscrits ouïgours du IXe-Xe siecle de Touen-Houang*, Tome I, Paris, 1986, p.58.

〔美〕James Maxwell, "Some Notes on Syphilis among the Chinese", *Chinese Medical Journal*, 1913.

〔日〕加藤繁：〈宋代都市的發展〉，原載 1931 年《桑原博士還曆紀念東洋史論叢》，後見錄於加藤繁著，吳傑譯：《中國經濟史考證》第一卷，商務印書館，1959 年。

〔加〕Jee hee Hong and T. Hinrichs, "Unwritten Life (and Death) of a 'Pharmacist' in Song China: Decoding Hancheng 韓城 Tomb Murals", *Cahiers d Extrême-Asie*, 2015.

〔日〕鈴木雅隆：〈鎮墓文の系譜と天師道との関係〉，《史滴》第 25 號，早稻田大學東洋史懇話會，2003 年。

〔日〕柳獺喜代志：〈韓湘子故事的源流——二十世紀國際八仙研究論叢〉，載吳光正主編《八仙文化與八仙文學的現代闡釋》，黑龍江人民出版社，2006 年。

〔日〕滝川勉：〈東アジア農業における地力再生産を考える——糞尿利用の歷史的考察〉，《アジア経済》45（3），2004 年。

〔美〕羅伊·波特（Roy Porter）等編著，張大慶等譯：《劍橋醫學史》，吉林人民出版社，2000 年。

〔美〕瑪格納（N. Magner Lois）著，劉學禮譯：《醫學史》，上海人民出版社，2009 年。

穆根來、汶江、黃倬漢譯：《中國印度見聞錄》，中華書局，2001 年。

〔美〕Nathan Sivin, "Traditional Medicine in Contemporary China", Vol.2, *Science, Technology, and Medicine in East China*, Ann Arbor: Center for Chinese Studies, The University of Michigan, 1987.

〔美〕Norma, Diamond, "The Miao and Poison: Interactions on China Southwest Frontier", *Ethnology*, 1988.

〔德〕Paul U. Unschuld: *Medecine in China: A History of Pharmaceutics*, California: University of

California Press, 1986.

〔日〕山本德子：〈中國中世における醫者の地位について〉，《日本醫史學雜誌》，1976 年第 22 卷第 1 號。

〔日〕山田慶兒：〈夜鳴之鳥〉，劉俊文主編，杜石然等譯：《日本學者研究中國史論著選譯》第十卷，中華書局，1992 年。

〔美〕施密特著，汪曉丹、趙巍譯：《基督教對文明的影響》，北京大學出版社，2004 年。

〔日〕石田幹之助著，錢婉約譯：《長安之春》（增訂版），清華大學出版社，2015 年。

〔日〕石野智大：〈唐令中にみえる藥材の採取・納入過程について——天聖醫疾令所收唐令の檢討〉，《法史學研究會會報》2007 年第 12 號。

〔日〕桑原騭藏：〈歷史上所見的南北中國〉，劉俊文主編，黃約瑟譯：《日本學者研究中國史論著選譯》第一卷，中華書局，1992 年。

〔法〕蘇遠鳴：〈中國避諱述略〉，《法國漢學》第 5 輯 "敦煌學專號"，中華書局，2000 年。

The Evolution of the Pharmacopoeia, *the British Medical Journal*, 1898.

〔美〕威廉・麥克尼爾（William H. McNeill）著，余新忠、畢會成譯：《瘟疫與人》，中國環境科學出版社，2010 年。

〔美〕維廉・魯濱孫（W. J. Robinson）原著，味辛譯述、章錫琛校訂：《女子之性的知識》，商務印書館，1927 年。

〔日〕小林茂：《日本屎尿問題源流考》，明石書店，1983 年。

〔日〕小野四平：〈呂洞賓傳說考〉，原載《東方宗教》第 32 期，1968 年 11 月，後收入《八仙文化與八仙文學的現代闡釋——二十世紀國際八仙研究論叢》，黑龍江人民出版社，2006 年。

〔日〕小野澤精一、福永光司、山井湧編，李慶譯：《氣的思想——中國自然觀與人的觀念的發展》，上海人民出版社，2007 年。

〔日〕熊沢徹：〈江戶の下肥值下げ運動と領々惣代〉，《史學雜誌》1985 年 94 編。

〔美〕Xue Yong, "Treasure Nightsoil As If It Were Gold: Economic and Ecological Links between Urban and Rural Areas in Late Imperial Jiangnan" in *Late Imperial China*, Volume 26, Number 1, June, 2005.

〔日〕岩本篤志：〈《敦煌本新修本草》校註〉，《資料學研究》2007 年第 4 號。

〔日〕岩本篤志：〈文字と紙背から見た敦煌における《新修本草》—コンピュータによる用字整理を通して〉，《唐代史研究》2006 年第 9 號。

〔日〕岩本篤志：〈唐《新修本草》編纂と "土貢"——中國國家図書館藏斷片考〉，《東洋學報》2008 年第 90 卷第 2 號。

〔日〕岩本篤志：〈唐朝の醫事政策と《新修本草》〉，《史學雜誌》2005 年 114 編 6 號。

余英時著，侯旭東等譯：《東漢生死觀》，上海古籍出版社，2005 年。

〔美〕約翰・伯納姆（John Burnham）著，張大慶註、顏宜葳譯：《什麼是醫學史》，北京大學出版社，2010 年。

〔英〕詹・喬・弗雷澤著，徐育新等譯：《金枝》，大眾文藝出版社，1998 年。

從疾病到人心——中古醫療社會史再探

簡體版後記

　　本書最終交稿的時候，新型冠狀病毒肺炎正在肆虐。疫情對人心的激盪有目共睹，原有的生活節奏猶如被按了暫停鍵，幾乎每個階層都有了與以往截然不同的心境。面對疾病考驗的時候，人性得以最真實地展現，身邊的一切得以被重新認知。疾病與醫療能夠集中展現人與社會的方方面面，雖然不是永遠，但卻經常不以我們自己的意志為轉移。此時此刻我們也更加體會到，在摸索人與社會甚至人性的基本規律的時候，醫療與疾病是一個絕佳的窗口。

　　中國的史學脫胎於政治史，目前在整個史學框架中醫療與疾病似乎只是一個點綴。人最關心自己，生老病死是人類面臨的永恆問題，由生死問題衍生出人類的世界觀和宗教，進而衍生出政治、社會、思想、學術、貿易、戰爭等諸多問題，短時段的因素被重視，長時段的"病"如何能在歷史因素的剖析中被忽視？政治、經濟、制度問題，有時不過是冰山之尖峰而已。古人受限於認知能力忽視地理環境、氣候條件、疾病以及疾病應對思想對歷史進程的影響，我們則受限於古人所寫的史料的視角，實際上該跳出這個圈子了。歷史地理學和環境史學已經著人先鞭，而疾病和"疾病應對"（包含但不限於醫療）對歷史進程的影響也值得強調。

　　這方面的例子不勝枚舉，我們直覺能夠想到的當然是東漢末大瘟疫、明末大鼠疫那樣直接影響王朝興衰的顯性事例，但實際上潛移默化者更多，掛一漏萬，試舉一二：例如宗教無不以回答生死問題為己任，中國本土的宗教的誕生除了一般性的禳災辟邪，對付疾病是根本任務之一，疾病反過來幫助了本土宗教的發展，東漢後期長期的疫病幫助了五斗米道和太平道的興起，太平道以符咒治病統轄信眾，以擬國家化組織來對抗世俗政權，五斗米道以祛病為號召，以三官書等儀軌統治民眾，在與世俗政權的對抗失敗之後，道教大改革又轉而以長生成仙為追求之目的，迎合上層社會，這是影響歷史發展的重要因素，而服食煉丹作為其副產品也是導致很多非理性歷史因素產生的重要原因。再例如國家所挪用的祭天地與大儺儀式，其實就是由君主獨佔禳災祛病的權利，完成君權與國家大祭司之間的融合，而世俗統治權與宗教統治權的合二為一，毫無疑問也是中國與西方走上不同歷史道路的重要原因之一。

現代史學常常將幾乎所有政治人物假設為“理性人”，總要為他們的所有行為尋找“深層次”的政治、經濟動機，這有時是合理的，有時則是不合理的，因為不符合人性的特點。人的行為一方面有理性，一方面又有各種非理性甚至“不可理喻”，而這種非理性行為形成的原因則是多種多樣的，有來自性格的，有來自生長環境的，有來自宗教信仰的，當然也有來自疾病的。非得抱以了解之同情，才能理解他們的思維模式和行為動機，否則我們面對的就不是人，而是機器。至於基層民間，他們日常生活的軌跡、希冀、恐懼莫不與疾病密切相關。除了理性因素，非理性因素也非常值得重視，醫療社會史毫無疑問不應該缺席，因為人的精神、健康狀況、疾病以及應對會影響到人的情緒、思維，甚至人生觀。這幾乎是每個人的生活經驗都多少可以證明的。尤其在眼下這個時刻。

疾病比很多因素更能長遠影響人類歷史。細菌、病毒、螺旋體、衣原體、支原體、原蟲們自人類不存在的時代就已經生存在地球上，它們必然伴隨人類之始終，與氣候、地理一起構成了人類的外部環境，人類只有不斷改變自己來應對它們，這種改變會體現在人類社會的每一個方面，尤其是思維模式和世界觀。對疾病、醫療歷史的研究，就是對影響歷史發展深層次因素的研究。

謝謝諸位讀者。

2020 年 2 月 4 日於長安光鹽齋

簡體版再版要說的話

感謝諸位讀者的抬愛，讓這本書能夠短時間內再版。身為學者自然會為再版而高興，但究其原因，卻是百味雜陳。

雖然有很多師友對本書的價值予以充分肯定，但是筆者深知，本書以及近期其他醫療社會史著作之所以受到重視，與全球疫情的繼續蔓延密切相關。歷史學者終究是關懷現實的，疫情不僅帶來健康的威脅，更撕裂世界，使得全球化浪潮進一步受到遏制，讓過去的生活節奏被打亂，也帶來思想的波折。其實，疫情距今僅僅有兩年的歷史，它能帶來什麼樣的結果，最終走向如何，有待觀察。雖然從醫學史角度，筆者對於病毒未來發展方向持較為樂觀的態度，但是正如我們所看到的以及本書所論述的，左右疫病發展的因素不僅僅有病原體，各種利益訴求、各種建構、民族思維模式以及民族性格都在 "疫病" 這個窗口內得到展示，同時也和疫病產生互動關係。瘟疫從來都是複雜的存在，而不僅僅是純粹的科學技術問題，這是歷史可以告訴我們的。

歷史還在發展，還不到總結的時候。我們可以看到的，是再一度的 "從疾病到人心"。

願地球家園安寧。

2021 年 11 月 23 日於長安光鹽齋

繁體版後記

　　拙作《從疾病到人心——中古疾病醫療史再探》繁體版由香港三聯書店出版了。漢語圈內，醫療社會史（或稱醫療史）的興起不過是最近三十多年的事情，發軔之地就是中國台灣和香港。中國港台的醫療社會史研究，不僅起步早，而且水平高，名家輩出，尤其是形成多種理論框架，梳理了重大問題，這對於史學研究來說至關重要。我本人也受益良多。

　　在醫療社會史興起之前，於歷史研究而言，政治史、制度史、經濟史、文獻學等被視為"主流"，博學如陳垣等，也是淺涉醫學史後轉而從事"主流"研究，即便是社會史研究者，也少有涉及醫療、疾病。但是，疾病和醫療與人的一生息息相關，不應被冷落；就醫學史研究而言，在醫療社會史興起之前，醫學史只把相關研究視為自然科學史的一部分（儘管現在醫學的科學定位如何還是個爭論不休的話題），但是與物理化學不一樣的是，疾病、醫療和每一個人的命運息息相關，所以在醫療領域內，社會因素廣泛介入，尤其是近代，公共衛生機制被視為國家近代化的象徵，又被視為國家管理能力的衡量標準，那麼政治、社會各方面的介入紛至沓來，對疾病的認知、治療、干預所受到的影響是"四面八方"的，疾病尤其是重大疫情，是影響歷史發展的重要因素，這不是學科自然發展可以解釋的，所以說，疾病與醫療問題絕不像其他自然學科那般"簡單""純粹"，它幾乎涉及當時當世一切歷史要素。所以本書原後記云："面對疾病考驗的時候，人性得以最真實地展現，身邊的一切得以被重新認知……在摸索人與社會甚至人性的基本規律的時候，醫療與疾病是一個絕佳的窗口。"

　　身在香港的讀者，其實舉目望去就能看到疾病對一地歷史的巨大影響，例如港島的垂直佈局就與 1843 年的一場瘟疫息息相關。鴉片戰爭之後，英國殖民者的城市發展計劃是水平佈局，首任總督璞鼎查（Sir Henry

Pottinger）原計劃將港島北部沿岸連為一體，建成沿海狹長帶狀城市。但是 1843 年 5 月開始的一場席捲英軍軍營的致命疫病打亂了這一切。這場瘟疫當時被稱為香港熱病（Hong Kong Fever），實際上就是惡性瘧疾。正如本書所論述的，惡性瘧曾經是中國古代"瘴氣"傳說的重要組成部分之一，令人談虎色變，影響著北方對南方的認知，也影響著南方的發展和文化塑造。而此時，惡性瘧又開始影響香港的城市計劃。1843 年時候，瘧原蟲尚未被發現，全世界醫學界對瘧疾的發病原因還處於較為懵懂的狀態，與中國古代南方地方官憑藉經驗所總結的觀點一致，港英當局也意識到，較為低窪潮濕的地段"熱病"盛行，較為高爽的地段則發病率相應降低，由此，以海軍醫院建設為發端，歐洲人開始向山上發展，同時也伴隨著對高處地段原住華人的驅逐和歧視，哥倫比亞大學建築歷史博士 Christopher Cowell 指出："香港島本應沿著海岸線水平發展。一場疾病將殖民者趕上山，奠定了城市垂直發展格局。此後富人們慣於向天空爭奪健康空間，佔據半山和頂峰的高度，才成為高尚階層的特權。"[1] 香港島的基本格局由此奠定。縱觀整個中國南方發展史，包括瘧疾在內的眾多疾病就是這樣潛移默化影響著歷史發展。2019 年開始的新冠疫情更是鮮明的例證，疫情可以結束，但它對於世界格局、地緣政治、全球化和每個國家乃至每個人的影響還遠未真正結束，這一切都需要時間來消化和審視。這點相信每個人都感同身受。

繁體版後記

　　我的希望是通過本書，能幫助更多的讀者從疾病和醫療的角度來看待歷史，同時幫助讀者將眼光跳出近現代窠臼。每個國家、每個民族的未來都離不開它的歷史的影響，歷史塑造國民性，塑造一個民族的思維模式和價值觀，所以近現代史的一切都需要追根溯源，疾病醫療問題概莫能外，本書著眼於中古時段，就是希望能夠為這種追根溯源提供線索。目前漢語圈內醫療社會史研究，80% 以上的研究課題都集中在近現代史領域，但我們有必要放眼古代，尋找這棵大樹的根脈。

2024 年 2 月 29 日於長安光鹽齋

1　以上參考 *Modern Asian Studies*, Vol. 47, No. 2 (March 2013), pp. 329-364, Cambridge University Press，譯文參照《空間行動》朱逸蕾編輯整理版本。

責任編輯　　　王　穎

書籍設計　　　a＿kun

書籍排版　　　伺秋雪

書　　名　　**從疾病到人心 —— 中古醫療社會史再探**

著　　者　　于賡哲

出　　版　　三聯書店（香港）有限公司

　　　　　　香港北角英皇道 499 號北角工業大廈 20 樓

　　　　　　Joint Publishing (H.K.) Co., Ltd.

　　　　　　20/F., North Point Industrial Building,

　　　　　　499 King's Road, North Point, Hong Kong

香港發行　　香港聯合書刊物流有限公司

　　　　　　香港新界荃灣德士古道 220-248 號 16 樓

印　　刷　　美雅印刷製本有限公司

　　　　　　香港九龍觀塘榮業街 6 號 4 樓 A 室

版　　次　　2024 年 7 月香港第 1 版第 1 次印刷

規　　格　　16 開（170 mm × 240 mm）336 面

國際書號　　ISBN 978-962-04-5444-8

　　　　　　© 2024 Joint Publishing (H.K.) Co., Ltd.

　　　　　　Published & Printed in Hong Kong, China.

本書中文繁體字版本由北京中華書局授權三聯書店（香港）有限公司在中國內地以外
地區獨家出版、發行。